全国高等学校药学类专业研究生规划教材

高等药物分析学

主　　编　毕开顺

副 主 编　胡泽平　李　清　许风国

编　　者　（以姓氏汉语拼音为序）

毕开顺（沈阳药科大学）

顾景凯（吉林大学药物代谢研究中心）

胡泽平（清华大学药学院）

李　清（沈阳药科大学）

李佐静（沈阳药科大学）

廖琼峰（广州中医药大学）

沈振铎（绿叶生命科学集团）

王嗣岑（西安交通大学药学院）

肖　伟（江苏康缘药业股份有限公司）

许风国（中国药科大学）

杨春娟（哈尔滨医科大学）

人民卫生出版社

·北　京·

图书在版编目（CIP）数据

高等药物分析学 / 毕开顺主编 . —北京：人民卫
生出版社，2021.6
　ISBN 978-7-117-31049-9

　Ⅰ.①高…　Ⅱ.①毕…　Ⅲ.①药物分析 —研究生 —教
材　Ⅳ.①R917

中国版本图书馆 CIP 数据核字（2021）第 004172 号

人卫智网　**www.ipmph.com**	医学教育、学术、考试、健康，
	购书智慧智能综合服务平台
人卫官网　**www.pmph.com**	人卫官方资讯发布平台

高等药物分析学
Gaodeng Yaowu Fenxixue

主　　编：毕开顺
出版发行：人民卫生出版社（中继线 010-59780011）
地　　址：北京市朝阳区潘家园南里 19 号
邮　　编：100021
E - mail: pmph @ pmph.com
购书热线：010-59787592　010-59787584　010-65264830
印　　刷：人卫印务（北京）有限公司
经　　销：新华书店
开　　本：850×1168　1/16　印张：14
字　　数：424 千字
版　　次：2021 年 6 月第 1 版
印　　次：2021 年 7 月第 1 次印刷
标准书号：ISBN 978-7-117-31049-9
定　　价：78.00 元

打击盗版举报电话：**010-59787491**　**E-mail: WQ @ pmph.com**
质量问题联系电话：**010-59787234**　**E-mail: zhiliang @ pmph.com**

出版说明

研究生教育是高等教育体系的重要组成部分,承担着我国高层次拔尖创新型人才培养的艰巨使命,代表着国家科学研究潜力的发展水平,对于实现创新驱动发展、促进经济提质增效具有重大意义。我国的研究生教育经历了从无到有、从小到大、高速规模化发展的时期,正在逐渐步入"内涵式发展,以提高质量为主线"的全新阶段。为顺应新时期药学类专业研究生教育教学改革需要,深入贯彻习近平总书记关于研究生教育工作的重要指示精神,充分发挥教材在医药人才培养过程中的载体作用,更好地满足教学与科研的需要,人民卫生出版社经过一系列细致、广泛的前期调研工作,启动了国内首套专门定位于研究生层次的药学类专业规划教材的编写出版工作。全套教材为国家卫生健康委员会"十四五"规划教材。

针对当前药学类专业研究生教育概况,特别是研究生课程设置与教学情况,本套教材重点突出如下特点:

1. 以科学性为根本,展现学科发展趋势 科学性是教材建设的根本要求,也是教材实现教学载体功能的必然需求。因此,本套教材原则上不编入学术争议较大、不确定性较高的内容。同时,作为培养高层次创新人才的规划教材,本套教材特别强调反映所属学术领域的发展势态和前沿问题,在本领域内起到指导和引领作用,体现时代特色。

2. 以问题为导向,合理规划教材内容 与本科生相比,研究生阶段更注重的是培养学生发现、分析和解决问题的能力。从问题出发,以最终解决问题为目标,培养学生形成分析、综合、概括、质疑、发现与创新的思维模式。因此,教材在内容组织上,坚持以问题为导向,强调对理论知识进行评析,帮助学生通过案例进行思考,从而不断提升分析和解决问题的能力。

3. 以适用性为基础,避免教材"本科化" 本套教材建设特别注重适用性,体现教材适用于研究生层次的定位。知识内容的选择与组织立足于为学生创新性思维的培养提供必要的基础知识与基本技能。区别于本科教材,本套教材强调方法与技术的应用,在做好与本科教材衔接的同时,适当增加理论内容的深度与广度,反映学科发展的最新研究动向与热点。

4. 以实践性为纽带,打造参考书型教材 当前我国药学类专业研究生阶段人才培养已经能与科研实践紧密对接,研究生阶段的学习与实验过程中的知识需求与实际科研工作中的需求具有相通性。因此,本套教材强化能力培养类内容,由"知识传授为主"向"能力培养为主"转变,强调理论学习与实际应用相结合,使其也可以为科研人员提供日常案头参考。

5. 以信息平台为依托，升级教材使用模式　为适应新时期教学模式数字化、信息化的需要，本套教材倡导以纸质教材内容为核心，借用二维码的方式，突破传统纸质教材的容量限制与内容表现形式的单一，从广度和深度上拓展教材内容，增加相关的数字资源，以满足读者多元化的使用需求。

作为国内首套药学类专业研究生规划教材，编写过程中必然会存在诸多难点与困惑，来自全国相关院校、科研院所、企事业单位的众多学术水平一流、教学经验丰富的专家教授，以高度负责的科学精神、开拓进取的创新思维、求真务实的治学态度积极参与了本套教材的编写工作，从而使教材得以高质量地如期付梓，在此对于有关单位和专家教授表示诚挚的感谢！教材出版后，各位老师、学生和其他广大读者在使用过程中，如发现问题请反馈给我们（renweiyaoxue2019@163.com），以便及时更正和修订完善。

人民卫生出版社

2021 年 1 月

主编简介

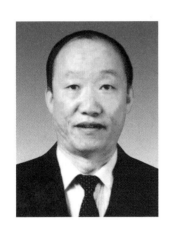

毕开顺，我国首位药物分析学博士，博士生导师，二级教授，沈阳药科大学原校长。国务院学位委员会第七届药学学科评议组召集人、国务院政府特殊津贴获得者、国家药典委员会委员、中国药学会第七届药物分析专业委员会副主任委员、国家药品监督管理局仿制药质量和疗效一致性评价专家委员会委员、全国高等学校药学类专业第五届教材评审委员会主任委员、全国高等医学教育学会常务理事、辽宁省优秀专家。《沈阳药科大学学报》的主编，《药学学报》《中草药》和《药物分析杂志》等多个学术期刊的副主编或编委。

毕开顺教授是辽宁省重点学科——药物分析学科带头人，是药物分析国家级教学团队、药物分析国家级精品课程负责人，中药质量控制技术国家地方联合工程实验室负责人。主编《实用药物分析》《药学导论》和《医药统计学》等教材。长期致力于药品质量标准、中药现代化、代谢组学和药学信息学研究，先后主持和完成国家自然科学基金联合基金重点支持项目，国家"十五""十一五""十二五"科技重大专项，国家"863"计划项目，国家药典委员会、国家中医药管理局等国家和省部级科研项目 50 余项，校企合作项目数十项。曾获国家级教学成果二等奖 2 项和辽宁省科技进步奖多项。发表文章 1 200 余篇，其中 SCI 收载 350 余篇。申请专利 49 项，授权 13 项。

前　言

　　长期以来,我国高等学校药学类专业研究生教育缺乏教材,而教材作为课程教学的载体,具有传授知识和培养学生创新思维的双重功能,对研究生培养具有重要作用。药物分析学是药学庞大科学体系中一个重要的分支学科,为药学及其相关学科发展提供了重要的技术支撑;同时,药学及其相关学科的迅猛发展,生命科学与药学的日趋融合,又对药物分析学提出了新的要求,推动了药物分析学的发展。因此面对研究生知识与技能培养要求,亟须一本与之相适应的《药物分析学》教材,引导学生对相关知识进行深入学习,提高其科研素养。

　　本教材正是在这样的背景下,本着紧跟学科前沿、创新标准理念的编写方针组织编写的,力求做到深入浅出,通俗易懂,有较强的实用性,并尽可能反映药物分析学的新思维和新进展。本书主要作为药学类专业研究生教材,兼顾医药工作者生产、检验和监管需要,解决其学习和实际工作中的疑难问题。

　　本教材共分9章,第一章绪论介绍药物分析学在药学中的作用、药品质量管理法规和药物分析学的发展趋势;第二章、第三章介绍药品质量标准体系和药品生产质量管理体系;第四章、第五章介绍样品的取样方法和预处理方法;第六章至第八章介绍药物分析学的新技术、新方法与新领域等;第九章介绍药学统计学在药物分析学中的应用,体现了药物分析学和药学统计学的交叉融合。

　　由于编者水平有限,加之时间仓促,教材中难免有疏漏、错误和不当之处,恳切希望应用本教材的广大师生和读者指正。

毕开顺

2021年2月

目　录

第一章 绪 论

一、药物分析学在药学中的作用

药学(pharmacy)是研究药物的一门科学,是揭示药物与人体或者药物与各种病原生物体相互作用与规律的科学。药学也是研究药物的来源、成分、性状、作用机制、用途、分析鉴定、加工生产、经营、使用及管理的一门科学。药学发展至今已成为一个庞大的科学体系,它包含生药学、微生物与生化药学、药物化学、药理学、药剂学、药物分析学和制药工程等学科。

药物分析学是药学庞大科学体系中一个重要的分支学科。1980年我国药物分析学奠基人之一安登魁先生在其主编的人民卫生出版社出版的《药物分析》一书中提出,药物分析主要利用化学、物理化学或其他有关化学的手段来研究化学结构已经明确的合成药物或天然药物及其制剂的质量问题。此后,药物分析的定义在不断完善和发展中,2007年《药物分析》(第6版)提出药物分析主要研究化学结构已经明确的合成药物或天然药物及其制剂的质量控制方法,也研究中药制剂和生物制品及其制剂有代表性的质量控制方法;2008年曾苏等提出药物分析是运用物理学、化学、物理化学、微生物学、信息学等方法,通过研发、制造和临床使用等过程的各个环节,全面保证和控制药品质量;2016年《药物分析》(第8版)提出,药物分析是利用分析测试手段,发展药物的分析方法、研究药物的质量规律、对药物进行全面检验与控制的科学。

药物分析学是药学一级学科下的二级学科,为药学及其相关学科的发展提供重要的技术支撑,如在药物化学研究中,药物分析学为药物的化学结构确定、生产工艺优化、分子设计与合成提供分析技术与方法;在药理学研究中,药物分析学为其提供药物理化性质与药理作用关系,药物体内生物转化规律与机制等;在药剂学研究中,药物分析学为剂型设计、药物体内过程、药品生产过程分析、制剂的稳定性与生物利用度等提供分析手段和理论支撑。同时药学及其相关学科发展又对药物分析学提出了新的要求,推动了药物分析学的发展,可见,药物分析学与药学及其相关学科相互渗透与支撑,促进了彼此的交叉融合与协同发展。

二、药品质量管理法规

药品的质量直接关系到人民群众的身体健康和生命安全,必须走专业化的监管道路,大力发展监管科学,构建更加科学的药品质量管理体系,强化技术支撑,努力做到科学、权威,以面对复杂的国际竞争环境和国民不断增长的药品消费需求。

改革开放40年以来,《中华人民共和国药品管理法》(简称《药品管理法》)经历了从无到有,不断完善的演进历程。每一次制订、修订、修正等立法活动都在药品监管发展史上留下了深深的印记,法律制度创新与药品监管改革密不可分。2019年12月1日起施行的《药品管理法》共十二章一百五十五条,对药品的研制和注册、药品上市许可持有人、药品生产、药品经营、医疗机构药事管理、药品价格和广告、药品储备和供应、药品监督管理等方面做出明确规定,是药品研究机构、药品生产与经营企业、药品使用单位和药品监督管理部门必须遵守的法律。

目前,我国药品质量管理方面的法律法规有《药品管理法》《中华人民共和国药品管理法实施条例》(简称《药品管理法实施条例》)、《中华人民共和国中医药法》《中华人民共和国疫苗管理法》《麻醉药品和精神药品管理条例》《中药品种保护条例》《放射性药品管理办法》《医疗用毒性药品管理办法》和《野生药材资源保护管理条例》等。

同时,国家药品监督管理部门还制定了质量管理规范用于控制药品质量,这些质量管理规范适用于药品生命周期的不同阶段。

1. 药品研制阶段　药品研制阶段的法律法规有《药品注册管理办法》《药物非临床研究质量管理规范》(good laboratory practice,GLP)《药物临床试验质量管理规范》(good clinical practice,GCP)等。《药品注册管理办法》是为规范药品注册行为,保证药品的安全、有效和质量可控而制定的药品注册管理规章,现行版于 2020 年 1 月 15 日经国家市场监督管理总局 2020 年第 1 次局务会议审议通过,自 2020 年 7 月 1 日起施行。GLP 适用于为申请药品注册而进行的非临床研究,规定了非临床研究机构和人员、实验设施设备和材料、操作规程、研究的实施以及资料档案的管理等内容。GCP 对临床试验全过程做出标准规定,包括方案设计、组织实施、监查、稽查、记录、分析总结和报告等。

2. 药品生产阶段　药品生产阶段的法律法规有《药品生产监督管理办法》《药品生产质量管理规范》(good manufacturing practice,GMP)、《药用辅料生产质量管理规范》等。《药品生产监督管理办法》是为加强药品生产监督管理,规范药品生产活动而制定的药品生产监督管理规章,现行版自 2020 年 7 月 1 日起施行。GMP 对药品的生产过程和质量控制做出明确具体的规定,主要包括质量管理、机构与人员、厂房设施设备、物料与产品、确认与验证、文件管理、生产管理、质量控制与质量保证、委托生产与委托检验、产品发运与召回、自检等内容。此外根据各类药品的不同特性,还分别对无菌药品、原料药、生物制品、血液制品、中药制剂做了规定。

3. 药品流通阶段　药品流通阶段的法律法规有《药品流通监督管理办法》《药品经营许可证管理办法》《药品经营质量管理规范》(good supply practice,GSP)等。其中 GSP 规定了药品采购、储存、销售、运输等环节的质量控制措施,并对药品批发和药品零售分别进行规定。药品批发的质量管理包括质量管理体系、组织机构与质量管理职责、人员与培训、质量管理体系文件、设施与设备、校准与验证、计算机系统、采购、收货与验收、储存与养护、销售、出库、运输与配送、售后管理等内容;药品零售的质量管理包括质量管理与职责、人员管理、文件、设施与设备、采购与验收、陈列与储存、销售管理、售后管理等内容。

此外,我国还制定了《中药材生产质量管理规范》(good agriculture practice,GAP)和《医疗机构制剂配制质量管理规范》(good preparation practice,GPP),分别对中药材种植和医院自制制剂的质量控制做了规定。目前我国药品质量管理体系的结构已基本形成,其内容基本包括了药品从研发到生产、经营、使用的各个环节,为保证药品质量奠定了基础。

在药品市场全球化日益凸显的趋势下,仅遵守我国的药品质量标准体系认证还不够,取得国际认证的质量管理和质量保证是我国制药企业打破技术和贸易壁垒的必要方式。ISO9000 族标准是国际标准化组织为适应国际经济技术交流和国际贸易发展的需要,吸取世界各国先进的质量管理经验,结合现代管理理念进行归纳、补充、完善而形成的质量管理和质量保证标准,强调的是从产品的设计、生产、售后等整个环节建立的质量体系,通过完善、科学、有效的质量体系运作达成质量管理,最终确保质量。ISO9000 族标准从 1987 年发布以来,在全球引起了强烈反响和良好效应,已被世界上大部分国家和地区所接受。企业通过执行 ISO9000 族标准能够取得强化质量管理、消除国际贸易壁垒等成效。因此,很多企业采用 ISO9000 族标准在企业内部建立质量管理体系,并申请 ISO9000 质量体系认证。ISO9001是 ISO9000 族标准所包括的质量管理体系核心标准之一,也是认证检查的主要依据。目前,全世界已有 100 多个国家和地区正在积极推行 ISO9000 族标准。

在 ISO9000 颁布实施之前,GMP 已广泛应用于制药行业,但早期的 GMP 仅着眼于操作人员、机器设备、原辅材料、工艺方法、环境条件等方面的规范,并没有重视整个企业运行的全过程。而随着 GMP

的不断发展,事实上已经吸收了许多 ISO9000 的思想和方法。ISO9000 的文件系统分三个层次,第一层是上层文件,主要是质量手册;第二层是程序文件,主要是企业的综合性文件;第三层是工作文件,主要是具体的操作性文件。ISO9000 充分运用现代管理系统性原理,强调各部门、各工作程序间的协调性。明确提出质量管理体系的四层次框架结构,结构采取四大板块结构的过程方法模式:管理职责、资源管理、产品实现和测量、分析和改进四大过程,体现了 P-D-C-A 的循环过程,具有适用性广、通用性强,对与质量有关的活动进行系统控制的优点,在现有的药品监管机制的基础上,引入现代管理理念,可将公共执法和公共服务保障能力纳入规范化管理之中,构建更为系统化的管理机制。

为了严格管理药品,必须对药品的研制、开发、生产等进行审批,形成了药品的注册制度。但由于不同国家对药品注册要求各不相同,这不仅不利于患者用药的安全和有效,也不利于药物的国际贸易及技术交流,同时还造成制药工业和科研部门人力与物力的浪费。因此,由欧洲联盟、日本和美国三方的政府药品注册部门和制药行业在 1990 年发起的人用药品注册技术要求国际协调会(International Conference on Harmonization of Technical Requirements for Registration of Pharmaceuticals for Human Use)应运而生,经过 2015 年的改革,现已演变成为一个技术性非政府国际组织,名称改为国际人用药品注册技术协调会(International Council for Harmonization,ICH)。ICH 遵循从患者利益出发的原则,尊重科学技术规律,通过协商对话使三方对药品注册的技术要求取得共识,制定出质量、安全性和有效性的共同技术文件,并已在三方的药品审评中得到应用,以应对药品开发日益全球化的趋势。作为全球药品监管协调的核心平台、药品监管领域国际规则的制定者,ICH 已起草发布了近 70 项技术指导原则,分为四个系列,即质量(包括稳定性、验证、杂质、规格等,以 Q 表示)、安全性(包括药理、毒理、药代等,以 S 表示)、有效性(包括临床试验中的设计、研究报告、GCP 等,以 E 表示)和综合类(包括术语、电子代码、共同技术文件、药品词典等,以 M 表示),这些指导原则已成为代表国际标准的药品注册技术要求。

2017 年 6 月 1 日,我国国家食品药品监督管理总局(CFDA)成为 ICH 正式监管成员,这对于进一步推动我国药品注册技术要求与国际接轨,并深度参与药品监管领域国际规则的制定,以更好地服务于我国公众健康需求和医药产业发展具有重要的意义。

我国已发布实施的部分化学药品、生物制品药学研究技术指导原则,在起草中已参考了 ICH 相关指导原则,在基本原则、核心技术要求上与 ICH 指导原则基本一致,质量(Q 系列)相关的指导原则在中国的实施基础最好,包括 Q1、Q2、Q3、Q7 等。ICH 的 E 系列除了 E6(与 GCP 相关),其他各指导原则在我国的实施经验有限。ICH 的 M 系列和 S 系列则是仅有少数几个指南为国内制药企业所熟知。但是,我国可以充分利用 ICH 已颁布实施的多个指南,采用国际通行的文件申报格式和内容帮助企业熟悉药品研发的各项科学性要求。中国加入 ICH 对药品监管机构提出更高的要求,也给中国的制药产业带来了巨大的机遇和挑战。把挑战落实为机遇,相信在监管机构和医药产业的共同努力下,我国的药品质量将不断提高,我国的药品产业链不仅能服务中国人民,更能造福全球患者。

三、药物分析学的发展趋势

20 世纪以来,由于现代科学技术的发展,分析化学新技术、新方法不断涌现,为药物分析学提供了更快速、灵敏、准确的分析手段,同时药学信息学在药物分析学中广泛应用,进一步促进了药物分析学的深入发展。随着药学及其相关学科的迅猛发展,生命科学与药学的融合日趋显著,药物分析学又面临新的挑战和机遇,呈现如下发展趋势。

1. 分析对象更趋多样化　传统的药物分析学多集中在药品的质量控制,随着药品种类不断丰富,药物分析学研究的药品对象不断增加,包括化学结构已明确的合成药物、天然药物、中药、生物制品、生物药等,药物分析学的分析对象不仅局限于简单体系,也逐渐过渡到了复杂体系。随着药学的不断发展,药物分析学研究的广度和深度不断拓展,在传统药物分析学基础上,又深入到"药物 - 机体"相互作用领域,分析对象也拓展到体内药物、机体内环境中小分子与大分子物质。

2. 分析新技术与新方法在药物分析学中应用更广泛　分析对象的多样化对药物分析学中使用的

技术与方法提出了新的要求,使新技术与方法应运而生,并在药物分析学中得以应用。近年来,药物分析学的技术朝着自动化、高通量、快速、微量、经济、环境友好、在线分析等方向发展,在样品前处理中,超临界流体萃取、固相萃取、分散液相微萃取、浊点萃取、微波萃取、加速溶剂萃取等技术相继出现;在分析检测中,各种药物性质表征技术不断涌现,DNA 条形码技术逐步应用,色谱及其联用技术不断完善与发展。这些新技术与新方法的出现,进一步丰富了药物分析学的内容,促进了药物分析学飞速发展。

3. 多学科交叉融合日趋显著　药物分析学通过与化学、医学、生物学、纳米技术、信息技术、光电子技术等高新领域相融合,已逐步从静态分析发展到动态分析,从体外分析发展到体内分析,从简单体系分析发展到复杂体系分析,从小样本分析发展到高通量分析,从单一技术发展到联用多维技术,从人工分析发展到智能分析,正在突破"方法性服务学科"的传统模式,不断探索"多学科融合性支撑学科"的现代模式,在药物源头发现、药学开发、临床研究与合理用药等领域正发挥着重要的支撑作用,形成了新的技术创新体系。

（毕开顺）

第二章　药品质量标准体系

第一节　我国药品质量标准体系

一、药品质量标准的意义

药品是特殊商品,其质量的优劣直接影响药品的安全性和有效性,关系到人民健康与生命安危。药品质量研究的目的就是制定药品质量标准,加强对药品质量的控制及监督管理,保证药品的质量均一并达到用药要求,保障用药的安全、有效。为了加强对药品质量的控制及行政管理,必须有一个统一的药品质量标准。药品质量标准是国家对药品质量、规格及检验方法所做的技术规定,是药品生产、供应、使用、检验和药政管理部门共同遵循的法定依据,是保证人民用药安全、有效,促进药品生产发展的一项重要措施,对我国的医药科学技术、生产管理、医学教育、经济效益和社会效益产生良好的影响。

药品质量标准不仅是药品现代化生产和质量管理的重要组成部分,也是药品生产和临床用药水平的重要标志。药品质量标准只是控制产品质量的有效措施之一,药品的质量还要靠实施《药品生产质量管理规范》及工艺操作规程进行生产过程的控制加以保证。只有将质量标准的终点控制和生产的过程控制结合起来,才能全面地控制药品的质量。

二、药品质量标准的分类

药品质量标准是用以检测药品质量是否达到用药要求并衡量其质量是否稳定均一的技术规定。药品从研发到成功生产与使用,是一个动态过程,主要包括临床前研究(非临床研究)、临床试验和生产上市三个阶段。药品质量标准的制定要经历研究起草、复核和注册的过程。药品质量标准分为国家药品标准和企业药品标准两种。而关于中药材质量标准,因其保留了部分地方标准,本部分将单独进行介绍。

1. 国家药品标准　为加强药品监督管理,保证药品质量,保障人体用药安全,维护人民身体健康和用药的合法权益,我国制定了《药品管理法》,于1984年9月20日第六届全国人民代表大会常务委员会第七次会议通过,2001年2月28日第一次修订,2013年12月28日第一次修正,2015年4月24日第二次修正,2019年8月26日第二次修订,并明确规定:"药品应当符合国家药品标准",即国家药品标准为我国法定药品标准。

第十三届全国人民代表大会常务委员会第十二次会议审议通过并于2019年12月1日施行的《药品管理法》进一步明确:国家药品标准是指国务院药品监督管理部门颁布的《中华人民共和国药典》(简称《中国药典》)和药品标准。

首先,《中国药典》是我国记载药品标准及规格的法典,由国家药典委员会组织编纂,并由国务院药品监督管理部门批准颁布实施,具有法律约束力。主要收载我国临床常用、疗效肯定、质量稳定、质控标准较完善的品种。对于不同厂家、不同生产工艺的个性化控制指标难以体现在同一个质量标准中。《中国药典》主要体现了药品的共性要求,即体现共性的指标。因此,《中国药典》标准为药品的最基本要求,是国家对不同生产企业生产的同一产品的最基本要求。

其次,国务院药品监督管理部门颁布的药品标准还包括:

(1) 药品注册标准:是指针对特定注册申请人的特定申请而批准的质量标准,是由国家药品监督管理局(National Medical Products Administration,NMPA)组织药品审评中心和技术专家对申请人申报的药物研究资料进行安全性、有效性和质量可控性审查后批准产品上市执行的药品质量控制标准。该标准综合了所注册药物具有的性质与药物特定工艺条件的研究制定,既体现了药物共性化特征,又体现了药品的个性化要求,更强调个性化和针对性指标的制定是企业执行的唯一标准。对于相同品种,《中国药典》标准不能代替药品注册标准。药品注册标准不得低于《中国药典》的规定。此外,药品注册标准的项目及其检验方法的设定,应当符合《中国药典》的基本要求、NMPA 发布的技术指导原则与国家药品标准编写原则。

(2) 临床研究用药品质量标准:根据我国《药品管理法》和《药品注册管理办法》的规定,研制新药必须按照国务院药品监督管理部门的规定如实报送研制方法、质量指标、药理及毒理实验结果等有关资料和样品,经过国务院药品监督管理部门批准后,方可进行临床试验。为了保证临床用药的安全和临床研究结论的可靠,还需要有一个由新药研制单位制定并由国家药品监督管理局批准的临时性的质量标准,即所谓的临床研究用药品质量标准。该标准仅在临床试验期间有效,并且仅供研制单位与临床试验单位使用。

2. 企业药品标准 由药品生产企业研究制定并用于其药品质量控制的标准,称为"企业药品标准"或"企业内部标准"。它仅在本企业的药品生产质量管理中发挥作用,属于非法定标准。企业药品标准必须高于法定标准的要求,否则其产品的安全性、有效性和质量可控性不能得到有效的保障,不得销售和使用。企业药品标准在提高产品的质量、增加产品竞争力、优质产品自身保护,以及严防假冒等方面均可发挥重要作用。国内外很多医药企业在药品的生产和管理中均有企业药品标准,并对外保密。

依照《药品管理法》,药品按照国家药品标准和国务院药品监督管理部门批准的生产工艺进行生产,生产记录必须完整准确。药品生产企业改变影响药品质量的生产工艺,必须报原批准部门审核批准。禁止生产(包括配制)、销售、使用假药、劣药。

有下列情形之一的,为假药:①药品所含成分与国家药品标准规定的成分不符;②以非药品冒充药品或者以他种药品冒充此种药品;③变质的药品;④药品所标明的适应症或者功能主治超出规定范围。

有下列情形之一的,为劣药:①药品成分的含量不符合国家药品标准;②被污染的药品;③未标明或者更改有效期的药品;④未注明或者更改产品批号的药品;⑤超过有效期的药品;⑥擅自添加防腐剂、辅料的药品;⑦其他不符合药品标准的药品。

禁止未取得药品批准证明文件生产、进口药品;禁止使用未按照规定审评、审批的原料药、包装材料和容器生产药品。

我国的药品管理与药品质量标准经历了六次主要的变更。第一次是 1978 年 7 月 30 日颁发的《药政管理条例》,首次将药品标准分为三类:第一类国家标准即《中国药典》;第二类卫生部标准;第三类地方标准。第二次是 1985 年 7 月 1 日实施的《药品管理法》,将药品标准分为两类:第一类为国家药品标准;第二类为省、自治区、直辖市药品标准。第三次是 2002 年 12 月 1 日实施的《药品管理法》,将药品标准归为一类即国家药品标准(仅中药材仍保留地方标准),取消了药品地方标准,使得同品种不同标准的混乱状况得到改善。第四次是 2007 年 10 月 1 日实施的《药品注册管理办法》,取消了药品试行标准。第五次为 2015 年 4 月 24 日第十二届全国人民代表大会常务委员会第十四次会议通过对《药品管理法》的修订并施行,明确规定国务院药品监督管理部门颁布的《中国药典》和药品标准为国家药品标准,药品必须符合国家药品标准;中药饮片必须按照国家药品标准炮制,国家药品标准没有规定的,必须按照省、自治区、直辖市人民政府药品监督管理部门制定的炮制规范炮制,省、自治区、直辖市人民政府药品监督管理部门制定的炮制规范应当报国务院药品监督管理部门备案。第六次为 2019 年 8 月 26 日,十三届全国人民代表大会常委会第十二次会议审议通过新修订的《药品管理法》,并于 2019 年 12 月 1 日起施行,新增了"药品上市许可持有人"和"药品储备和供应"两章。

3. 中药材质量标准 2002 年实施的《药品管理法》取消了药品地方标准,仅中药材仍保留地方标准。我国目前中药材质量标准有国家和地方两级标准。《中国药典》、部颁或局颁标准及进口药材标准作为中药材的国家标准,收载了包括藏、蒙、维等多个民族的药材标准及相关的进口药材标准。同时,为满足不同地区的临床习用需求,我国 31 个省(市、区)均颁布了中药材的地方标准。《药品管理法》规定:中药饮片应当按照国家药品标准炮制;国家药品标准没有规定的,应当按照省、自治区、直辖市人民政府药品监督管理部门制定的炮制规范炮制。省、自治区、直辖市人民政府药品监督管理部门制定的炮制规范应当报国务院药品监督管理部门备案。中药材的地方标准,是指地方药品监督管理部门依据《药品管理法》组织制定和颁布实施的地方中药材标准,它在制定时往往会结合本地区中药材资源和用药实际,收载的品种为国家标准未收载的,且该地区习用并已经形成商品药材的品种,具有本地区性的约束力。

中药材的地方标准是国家药品标准体系的重要组成部分,在满足临床的地区性用药特色需求,保障用药安全方面发挥了积极作用,但也出现了将引种自国外且尚未批准进口的药用植物及国内新发现的药材收载入地方标准、地方标准与国家标准之间存在同名异物现象等问题。为严格地方标准管理,保障用药安全,禁止下列情形收载入地方标准:①无本地区临床习用历史的品种;②已有国家标准的中药材;③国内新发现的中药材;④中药材新的药用部位;⑤从国外进口、引种或引进养殖的非我国传统习用的动物、植物、矿物等产品;⑥经基因修饰等生物技术处理的动植物产品;⑦其他不适宜收载入地方标准的品种。

三、药品质量标准研究的主要内容

(一) 药品质量标准制定的基础

根据《药品管理法》的规定,药品的生产须经药品监督管理部门批准许可后方能进行。药品必须按照一定标准或者规范,并按照批准的生产工艺进行生产,生产记录必须完整准确。生产药品所需的原料、辅料,必须符合药用要求。药品质量的优劣直接影响药品的安全性和有效性,关系用药者的健康与生命安危。

为保证药品质量,保障用药的安全、有效,需要对药物的结构、理化性质、杂质与纯度及其内在的稳定性特性进行系统的研究和分析,需要对影响药品质量的生产工艺过程、贮藏运输条件等进行全面的研究和考察,同时还需要充分了解药物的生物学特性,从而制定出有关药品的质量、安全性和有效性的合理指标与限度。所以,药品质量标准制定的基础就是对药物的研制、开发和生产全面分析研究的结果。

(二) 药品质量研究的原则和内容

1. 药品质量研究的原则 药品质量研究与标准的制定,是药物研发的重要基础内容。建立在系统药学研究基础之上的药品质量标准,以保证药品的生产质量可控,药品的使用安全、有效为目的。药品质量标准一经制定和批准,即具有法律效力。所以,药品质量标准的制定必须坚持"科学性、先进性、规范性和权威性"的原则。

(1)科学性:国家药品标准适用于对合法生产的药品质量进行控制,保障药品安全、有效、质量可控。所以,药品质量标准制定首要的原则是确保其科学性。应充分考虑来源、生产、流通及使用等各个环节影响药品质量的因素,设置科学的检测项目,建立可靠的检测方法,规定合理的判断标准或限度。在确保安全、有效和质量可控的前提下,同时倡导药品质量标准应简单实用、经济环保、符合国情。随着科学技术的发展、认识的进步,还应对药品质量标准及时修订和提高。

(2)先进性:药品质量标准应充分反映现阶段国内外药品质量控制的先进水平。对于多企业生产的同一品种,其标准的制定应在科学合理的基础上坚持就高不就低的先进性原则。坚持标准发展的国际化原则,注重新技术和新方法的应用,积极采用国际药品质量标准的先进方法,加快与国际接轨的步伐,促进我国药品质量标准特别是中药质量标准的国际化。同时要积极创新,提高我国药品质量标准中自主创新的技术含量,使我国医药领域的自主创新技术快速转化为生产力,提高我国药品的国际竞争力。

(3)规范性:药品质量标准制定时,应按照国家药品监督管理部门颁布的法律、规范和指导原则的要求,做到药品质量标准的体例格式、文字术语、计量单位、数字符号以及通用检测方法等统一规范。

(4)权威性:国家药品标准具有法律效力。应充分体现科学监管的理念,支持国家药品监督管理的科学发展需要。保护药品的正常生产、流通和使用,打击假冒伪劣,促进我国医药事业的健康发展。

总之,药品质量标准的研究与制定,应着力解决制约药品质量与安全的突出问题,促进药品质量的提高;着力提高药品质量控制的水平,充分借鉴国际先进技术和经验,客观反映我国医药工业、临床用药及检验技术的水平;充分发挥保障药品质量与用药安全、维护人民健康的法律作用。

2. 药品质量研究的内容　药物的质量既受其结构、性质和内在稳定性特征的制约,又受其生产工艺过程、贮藏运输条件等的影响。所以,药品质量研究的内容就是对药物自身的理化与生物学特性进行分析,对来源、处方、生产工艺、贮藏运输条件等影响药物杂质和纯度的因素进行考察,从而确立药物的性状特征,真伪鉴别方法,纯度、安全性、有效性和含量(效价)等的检查或测定项目与指标,以及适宜的贮藏条件,以保障药品质量达到用药要求,并确保其质量稳定和均一。

原料药和制剂质量研究的侧重点略有不同。原料药的质量研究在确证化学结构或组分的基础上进行,更注重于自身的理化与生物学特性、稳定性、杂质与纯度控制。

制剂的质量研究在原料药研究的基础上进行,结合制剂处方工艺,则更注重其原辅料相容性、安全性、有效性、均一性和稳定性。

(三) 药品稳定性试验的目的和内容

稳定性试验的目的是考察原料药或制剂在温度、湿度、光线的影响下随时间变化的规律,为药品的生产、包装、配存、运输条件提供科学依据,同时通过试验建立药品的有效期。稳定性试验包括影响因素试验、加速试验与长期试验。

1. 影响因素试验　用1批原料药或1批制剂进行;如果试验结果不明确,则应加试2个批次样品。此项试验包括高温试验、高湿试验和强光照射试验等。原料药的此项试验是在比加速试验更激烈的条件下进行的,其目的是探讨药物的固有稳定性,了解影响其稳定性的因素及可能的降解途径与降解产物,为制剂生产工艺、包装、贮存条件与建立降解产物的分析方法提供科学依据。药物制剂进行此项试验的目的是考察制剂处方的合理性与生产工艺及包装条件。供试品用1批进行,将供试品如片剂、胶囊剂、注射剂(注射用无菌粉末如为西林瓶装,不能打开瓶盖,以保持严封的完整性),除去外包装,并根据试验目的和产品特性考虑是否除去内包装,置适宜的开口容器中,进行高温试验、高湿试验与强光照射试验。对于需冷冻保存的中间产物或药物制剂,应验证其在多次反复冻融条件下产品质量的变化情况。

2. 加速试验　适用于原料药和药物制剂,要求取供试品3批,市售包装。此项试验是在加速条件下进行。其目的是通过加速药物或药物制剂的化学或物理变化,探讨药物或药物制剂的稳定性,为制剂设计与包装、处方设计、工艺改进、质量研究、包装改进、运输、贮存提供必要的资料。

3. 长期试验　适用于原料药和药物制剂,要求取供试品3批,市售包装。在接近药物的实际贮存条件下(25℃±2℃)进行,其目的是为制定药物的有效期提供依据。

稳定性试验的基本要求包括以下几个方面:①稳定性试验包括影响因素试验、加速试验与长期试验。影响因素试验用1批原料药或1批制剂进行;如果试验结果不明确,则应加试2个批次样品。生物制品应直接使用3个批次。加速试验与长期试验要求用3批供试品进行。②原料药供试品应是一定规模生产的。供试品量相当于制剂稳定性试验所要求的批量,原料药合成工艺路线、方法、步骤应与大生产一致。药物制剂供试品应是放大试验的产品,其处方与工艺应与大生产一致。每批放大试验的规模,至少是中试规模。大体积包装的制剂,如静脉输液等,每批放大规模的数量通常应为各项试验所需总量的10倍。特殊品种、特殊剂型所需数量,根据情况另定。③加速试验与长期试验所用供试品的包装应与拟上市产品一致。④研究药物稳定性,要采用专属性强、准确、精密、灵敏的药物分析方法与有关物质(含降解产物及其他变化所生成的产物)的检查方法,并对方法进行验证,以保证药物稳定性试验结果的可靠性。在稳定性试验中,应重视降解产物的检查。⑤若放大试验比规模生产的数量要小,申报者应承诺在获得批准后,从放大试验转入规模生产时,对最初通过生产验证的3批规模生产的产品仍需进行加速试验与长期试验。⑥对包装在有通透性容器内的药物制剂应当考虑药物的湿敏感性或可能的溶剂损失。⑦制剂质量的"显著变化"通常定义为,含量与初始值相差5%;或采用生物或免疫法测定时效价不符合规定,降解产物超过标准限度要求,外观、物理常数、功能试验(如颜色、相分离、再分散性、粘结、硬度、每揿剂量)等不符合标准要求,pH值不符合规定,12个制剂单位的溶出度不符合标准的规定。

(四)药品质量标准的制定与起草说明

"药品质量标准与起草说明"是一个文件,是标准制定或新药申报资料中的重要部分。其内容和编写顺序由各类"新药申报资料形式要点"确定,具有一定的格式,不同于研究报告,不能以综述性讨论方式书写,需按照规定项目依次说明。

1. 原料药质量标准的起草说明 原料药质量标准的起草说明应包括以下内容。

(1)概况:说明本品的临床用途、我国投产历史、有关工艺改革及重大科研成就、国外药典收载情况、目前国内生产情况与质量水平。

(2)生产工艺:用化学反应式表明合成路线,或用简明的工艺流程图表示,说明精制方法及可能引入的杂质。

(3)标准制定的意见或理由:按标准内容依次说明。①鉴别、检查、含量测定要说明原理、操作中的注意事项、数批样品测定结果、方法选择的理由、限量规定的依据;②名称、性状、物理常数、贮藏条件等要说明描述的依据。

(4)与国外药典或原标准进行对比,并对本标准的水平进行评价。

(5)起草单位及复核单位对本标准的意见(包括尚存在的问题及今后改进意见)。

(6)列出主要参考文献。

2. 制剂质量标准的起草说明 新增制剂质量标准的起草说明还应包括以下内容。

(1)处方:列出附加剂的名称和用量。

(2)制法:列出简要的制备方法。

(3)标准制定的意见和理由:除与原料药要求相同外,还应有对制剂有效期建议的说明。

3. 其他部分说明 对于在制定质量标准研究中所做过的实验都应在起草说明中进行阐述。对于因不完善或失败等因素而暂不能收载于正文的实验,应提供相关资料,阐明理由,以便有关部门判定是否需要进一步研究。

4. 对药典已收载品种的修订说明 随着科学技术和生产水平的不断发展与提高,药品标准也将相应地改善。如果原有的质量标准指标限度不能满足药品不断提高的质量控制水平和要求时,就可以修订某项指标、增删某些项目、补充新的内容,甚至可以改进检验技术。

(王嗣岑)

第二节 国际药品质量标准体系

一、国际人用药品注册技术协调会

国际人用药品注册技术协调会(ICH)汇集了欧洲、日本和美国的药品监管部门及制药行业协会关于医药产品在科学和技术上的问题与要求,其目标是保证新药的质量、安全性、有效性和促进公众健康,同时,在满足产品注册要求的前提下获得更好的协调,从而减少新药研发过程中试验和报告的重复。ICH的创立促进了药品的国际流通、缩短了新药的审批时间、降低了新药研制成本,使新药能及早地应用于患者,也加速了医药产业的全球化。

1. ICH 沿革 ICH 始于 1988 年欧洲联盟委员会(European Commission,EC)和欧洲医药企业代表团访问日本。在本次访问中,人用医药的技术要求差异限制了两个经济区域进一步合作。由于各国的药品监管机构有着相同的责任和义务,医药企业界提出想通过减少机构间的监管差异来降低新药研发的成本。1989 年 10 月,在巴黎 WHO 国际药品监管部门会议上,该提议获得了许可,欧洲共同体、美国和日本的新药在主导地区中的协调计划开始成形。1990 年 4 月,在布鲁塞尔由欧洲制药工业协会联合会举行的会议中成立了 ICH 指导委员会。ICH 指导委员会的第一次会议于 1990 年 10 月在东京举行。除指导委员会以外,ICH 还包括 ICH 协调员、ICH 秘书处和具有同等重要作用的开发与维持指导原则的 ICH 专家工作组。所有人员每年至少集中会面两次,并且在一起协同工作一段时间。

20 多年来,ICH 遵循用药安全和有效的基本原则,在科学技术现代化、标准化的统一思想指导下,通过对话协商,在药品注册的技术要求的许多方面取得了共识,制定出了质量、安全性和临床的共同技术文件及多学科文件,编制出医学专业标准化术语词典,设计出一套用于质量、安全性和有效性技术文件的统一格式(CTD),以现代信息技术对新药进行申报和审批(eCTD)。现已在 ICH 国家内的药品管理和生产研发部门广泛应用,并得到部分非 ICH 国家的认可和推广。

2. ICH 组织机构 ICH 是由欧洲联盟、日本和美国三方的管理部门和生产部门组成,另有 6 个参加单位,分别为:欧洲联盟(European Union,EU,简称欧盟);欧洲制药工业协会(European Federation of Pharmaceutical Industries and Associations,EFPIA);日本厚生劳动省(Ministry of Health,Labour and Welfare,MHLW);日本制药工业协会(Japan Pharmaceutical Manufacturers Association,JPMA);美国食品药品管理局(Food and Drug Administration,FDA);美国药物研究和生产联合会(Pharmaceutical Research and Manufacturers of America,PhRMA)。世界卫生组织(World Health Organization,WHO)和国际制药工业协会(International Federation of Pharmaceutical Manufacturers & Associations,IFPMA)作为观察员参加;此外,还有立法机关或行政机关、区域协调倡议、国际制药工业组织和受 ICH 准则管制或影响的国际组织协助观察。

ICH 分为领导小组、专家工作组和秘书处。

领导小组共 14 名成员,由 6 个参加单位和 IFPMA 各派 2 名代表参加。领导小组主要领导 ICH 会议的准备工作以及进行过程中的协调工作,每年召开 2~3 次会议,分别由主办国的管理部门的代表主持会议,3 个观察员组织可分别派 1 名代表列席领导小组会议。

专家工作组是领导小组的技术顾问,6 个主办单位对每个专题派若干名专家参加,其中一名任专题组长,负责该专题的工作。6 个参加单位还在每组各派一名协调员,分别协调在各组中若干专题的进展。

ICH 秘书处设在 IFPMA 总部。它主要负责领导小组及专家工作组会议的准备工作和有关文件的起草,并负责与各组的协调员联系,以保证将讨论的文件按时发送给有关人员。

3. ICH 指导原则 ICH 指导原则分为四个类别,即质量(包括稳定性、验证、杂质、规格等,以 Q 表示)、安全性(包括药理、毒理、药代等,以 S 表示)、有效性(包括临床试验中的设计、研究报告、GCP 等,以 E 表示)及综合类(包括术语、电子代码、共同技术文件、药品词典等,以 M 表示),见表2-1。

表 2-1　ICH 指导原则

类别	主要内容	ICH 指导原则数
质量指导原则 quality guidelines	化工、医药、质量保证相关指导原则	44
安全性指导原则 safety guidelines	实验室动物实验等临床前研究相关指导原则	16
有效性指导原则 efficacy guidelines	人类临床研究相关指导原则	30
多学科指导原则 multidisciplinary guidelines	内容交叉涉及以上三个分类,不可单独划入任何一类的指导原则	60
总数		150

注:此表格中所列出的 ICH 有关质量、安全性和有效性的指导原则包括指导原则及其问答文件;多学科指导原则中还包括概念文件、工作计划及相关规范性文件等。

4. ICH 任务和职责

(1)任务

1)提供对话场所:为药品管理部门和生产部门对产品在注册上的技术要求存在的不同看法提供一个建议性的对话场所。

2)修改技术要求:在保证安全的前提下,合理地修改技术要求和研究开发新药的程序,以节省人力、动物和资源。

3)提供途径:对新药注册的技术规程和要求的解释和应用,提出切实可行的途径,使管理部门和生产部门达成共识。

(2)职责

1)对在欧盟、美国和日本注册产品的技术要求中存在的不同点,确定注册部门与制药部门对话的场所,以便更及时地将新药推向市场,使患者得到及时治疗。

2)监测和更新已协调一致的文件,使在最大程度上相互接受 ICH 成员国的研究开发数据。

3)随着新技术进展和新治疗方法应用,选择一些课题及时协调,以避免今后技术文件产生分歧。

4)推动新技术和新方法替代现有文件的技术和方法,在不影响安全性的情况下,节省受试患者、动物和其他资源。

5)鼓励已协调技术文件的分发、交流和应用,以达到共同标准的贯彻。

二、《美国药典》

(一)历史沿革

《美国药典》(U. S. pharmacopeia,USP)是目前世界上唯一一部由非政府机构出版的法定药品汇编,现已在 150 多个国家销售,一些没有法定药典的国家通常都采用《美国药典》作为本国的法定药品标准。《美国药典》由美国药典委员会(the United States Pharmacopoeia Convention)编辑出版。19 世纪初,美国开始向工业化和城市化发展,与此同时,美国的医药工业也在迅速发展。为此,不少实业家们为医药质量控制和标准化开始努力。1820 年,11 位来自各州的医师、药剂师及药学院的代表,自发在华盛顿特区召开会议,成立了美国药典委员会,共同制定了 USP,建立了美国第一部药品标准和质量控制系统,这就是 USP 最早的版本。当时的 USP 为药品组成配方和化学物质提供一览表,包括天然(未加工)药物、挥发油,以及其他在传统上由药剂师保管的物质。而后,USP 又增加了确定药品纯度的各项检测项目。随着新药品、新处方、新检测方法的发明和更新,促使药剂师们频繁地对 USP 进行修订。1950 年以后,每 5 年出一次修订版,从 2002 年(USP25 版)开始每年修订出版一次,并同时发行光盘版;后来同时发行印刷版、USB 闪存驱动器格式版和网络版。从 2020 年 2 月 1 日出版的 USP43/NF38 的第一个补充开始,将不再提供印刷品和 USB 闪存驱动器格式。

1888 年,美国药学会出版了第一部国家处方集(national formulary,NF),名称叫《非法定制剂的国家处方集》。NF 自 1896 年起又对那些尚未编入 USP 的药品提供标准规范,并成为药品最终收入 USP 的评审之地。NF 自 1975 年 15 版起开始并入 USP,美国药典委员会将这两个法定药品标准——USP 和 NF——制成合订单行本出版,前面部分为 USP,后面部分为 NF。所以,这本出版物的完整名称为《美国药典 / 国家处方集》(USP/NF)。

USP/NF 目前最新的版本为 USP43/NF38(2020 年 5 月 1 日起开始生效)。

(二)《美国药典》的主要内容

《美国药典》主要分为三部分,凡例(general notice)、各论(monograph)和通则(general chapter)。各论正文药品名录(包括原料药和制剂)分别按法定药名字母顺序排列,各药品条目大都列有药名、结构式、分子式、CAS 号、包装和贮藏等一般信息,另外还包括性状、鉴别、检查、含量(效价)测定等质量控制项目。正文之后的通则列有详细的各种分析测试方法以及要求的通用章节和对各种药物的一般要求。

USP41/NF36 包括凡例(general notice)、通则(general chapter)、试剂(reagent)、参考图表(reference chart)、食品补充剂(dietary supplement)、NF 正文(NF monograph)和 USP 正文(USP monograph)。卷 1 的主要内容为凡例、通则、试剂、参考图表、食品补充剂、NF 正文;卷 2 的主要内容为完整目录、凡例、USP 各论 A~I、完整索引;卷 3 的主要内容为完整目录、凡例、USP 各论 J~Z、完整索引。另外,还包括待发行的增补本 Ⅰ 和 Ⅱ。

1. 凡例　USP 凡例部分分为 10 大项,分别是:①名称与修订;②官方地位和法律认可;③标准一致性;④各论与通则;⑤各论结构;⑥检验程序与过程;⑦试验结果;⑧术语和定义;⑨开处方与配方;⑩保存、包装、贮藏和标签。

2. 各论　USP 中几乎所有的各论都是针对终产品的试验,即不是以生产方法为基础,而是以终产品的质量或处方为基础,其目的是保证各制品在质量上的一致性。USP 中同品种的制品在一般情况下只收载 1 个标准。USP 各论的制定依据主要来自 FDA 提供的技术资料及生产厂家提供的实验方法数据和文献资料,而 USP 药品研究与试验实验室负责复核方法的可行性,主要是鉴别、色谱法检查纯度和含量测定。

USP/NF 是收载原料药及其制剂品种的法定标准。各论部分先列出原料药,然后依次列出其各种制剂品种。原料药标准开头列出正式药品的名称,其后依次给出结构式、分子式、分子量、化学名和化学文摘(CA)登记号,然后是定义。制剂标准直接以定义开头。正文中用符号"》"表示"定义"。本部分说明物质的含量限度,以化学分子式的百分含量计,按干燥品或无水物计算。合成药物的含量限度通常为 98.0%~102.0%。

各论中使用的对照品由美国药典委员会提供。杂质测定一般采用色谱法。原料药的含量测定多采用精密度较高的滴定法,制剂的含量测定多采用专属性较高的高效液相色谱法。抗生素的含量测定趋向于采用高效液相色谱法代替微生物效价测定法,但对于含有多个活性成分的抗生素来说,微生物效价测定法依然是最佳选择。专属性高的生物测定法通常用来测定生物物质、蛋白质和多肽类物质。鉴别项的首选方法是红外吸收光谱法,也采用薄层色谱法和紫外吸收光谱法等方法。对于以盐的形式存在的药物,一般有酸、碱或盐的鉴别试验。有关物质多采用色谱法检查,也有采用专属性好、灵敏度高的光谱法和化学方法。此外,还包括水分测定、限度试验、灼炽残渣等纯度试验方法。依据不同的药物和处方,在各论中写明。某些固体制剂设有溶出度试验,用以反映药物的生物利用度。

3. 通则　USP 通则主要包括 3 部分:一般试验和含量测定方法、一般信息,以及食品补充剂。根据

USP/NF 凡例规定,通则编号 1000 以下的规定,是 FDA 或其他法规制定部门强制实施的,是"法定的"；通则编号 1000 以上的规定,是作为信息发布的；通则编号 2000 以上者,用于食品补充剂。

一般试验和含量测定方法中列出了通则编号为 1~999 的规定。这些规定包括检查和含量测定方法的一般要求、试验和测定用设备、微生物试验、生物学试验和测定、化学试验和含量测定(包括鉴别试验、限度检查、其他试验与含量测定)、物理试验与测定,共 6 大类。其中有关色谱学的方法和系统适用性等内容归在"物理试验与测定 <621>"中。

一般信息中列出了编号为 1000~1999 的规定,涉及药物的一般信息,如生物制剂、细胞和基因治疗产品、分析仪器资质、离子色谱、拉曼光谱、命名法、药物稳定性、处方的药学计算、玻璃仪器的清洁等。

食品补充剂中列出了编号为 2000 以上的规定,共有 7 个通则,分别是微生物计数试验 <2021>、无菌检查法 <2022>、非灭菌营养和食品补充剂的生物学特征 <2023>、植物药补充信息 <2030>、食品补充剂的崩解和溶出 <2040>、重量差异 <2091> 和食品补充剂的生产规范 <2750>。

三、《英国药典》

(一) 历史沿革

《英国药典》(British pharmacopoeia,BP)是英国药典委员会(British Pharmacopoeia Commission)编制出版的英国官方医学法典,是英国药品标准的重要来源,是药品质量控制、药品生产许可证管理的重要依据,为药物的质量控制提供了法律依据和科学参考。自 1816 年英国药学社团开始编制《伦敦药典》后,出版了《爱丁堡药典》和《都柏林药典》,《英国药典》第 1 版出版于 1864 年,是第一次尝试通过合并《伦敦药典》《爱丁堡药典》和《都柏林药典》而达到统一的药品标准。后来,由医学总会(General Medical Council)任命的英国药典委员会根据 1858 年《医疗法》的规定负责制定国家性的药典。19 世纪早期,由于对如何控制药品质量缺乏成熟的研究成果,英国无法对药品掺假予以打击。1850 年英国医师阿瑟·希尔·哈塞尔实现了对药物的系统显微鉴定,在 1875 年《食品和药品销售法》颁布后,法院开始将《英国药典》作为判定掺假药的法定标准。1907 年英国医药协会颁布第 1 版《英国药学药典》(British Pharmaceutical Code),后来其官方地位被《英国药典》所取代。1968 年《药品法》进一步确立了英国药典委员会的法律地位,根据该法第 4 条规定,将《英国药典》作为英国药品标准。英国药典委员会在继续早前工作的同时,负责制定更新《英国药典》,该法还专门对《英国药典》及其出版物作了详细规定。《英国药典》自 1864 年首次出版以来,影响力遍及世界,如今已在 100 多个国家和地区使用。加拿大和澳大利亚是英国本土之外将《英国药典》视为本国药品标准的国家,而韩国等其他国家则将《英国药典》视为一项可接受的国际药品标准。

目前,BP 每年 8 月修订出版,次年 1 月起实施。2020 年版《英国药典》(BP2020)由英国 the Stationary Office 出版社于 2019 年 8 月 1 日出版发行,其法定生效时间是 2020 年 1 月 1 日。2021 年版《英国药典》(BP2021)则于 2020 年 8 月 1 日出版发行,于 2021 年 1 月 1 日法定生效。收载的药品标准中,包括出口到英国的药品标准,更包含《欧洲药典》(EP)的所有药品标准内容。在英国和欧洲推广销售药品及药用辅料,必须符合 BP 与 EP 的要求。

(二)《英国药典》的主要内容

BP 分为 6 卷,第 1 卷和第 2 卷收载医药原料药；第 3 卷收载药用配方制剂；第 4 卷收载草药、草药制剂和草药产品、顺势疗法制剂中所使用的物质、血液制品、免疫制品、放射性药物制剂,以及手术材料；第 5 卷收载凡例、红外对照图谱、附录、补充章节和索引；第 6 卷为兽药典。

1. 凡例 BP 凡例分为 3 部分,第 1 部分为说明 BP 中所收录欧洲药典品种及 ICH 协调的药品标准的标记；第 2 部分为 BP 的凡例规定；第 3 部分为转录的 EP 凡例,内容较第 2 部分更丰富和详尽。

2. 各论 BP 在收载的原料药、辅料、制剂、草药和草药制剂,以及顺势疗法制剂中所使用的原料、血液相关产品、免疫产品、放射性药物制剂、手术材料等内容上提供了各种强制标准。收载原料药质量标准的组成顺序为：英文名、结构式、分子式和分子量、CA 登录号、作用和用途、化学名称、含量限度、性状、鉴别、检查、含量测定、贮藏,并包括可能有的杂质的结构式和名称。

3. 通论 制剂通论收载在 BP 第 3 卷上,列在制剂品种之前。每种制剂通则中分列出定义、生产、检验、贮藏和标签等内容。凡 EP 中收载的制剂通则,注明"符合 EP 的要求",并收录相应内容,不做任何修改。当 BP 对这些制剂有其他要求时,将要求的内容在其后列出。BP 中收载的制剂包括胶囊剂、皮肤用液体制剂、耳用制剂、眼用制剂、药用泡沫剂、颗粒剂、药用咀嚼胶剂、吸入剂、鼻用制剂、口腔黏膜制剂、非肠道制剂、直肠制剂、局部半固体制剂、醑剂、贴敷剂、片剂、药用棉塞、透皮贴剂、阴道制剂、芳香水剂等。

四、《日本药典》

(一) 历史沿革

根据日本《药事法》的规定:为了标准化并控制药物的性质和质量,日本政府在听取药事管理和食品卫生委员会(PAFSC)的意见后,应确定并发布《日本药典》。《日本药典》(日语:日本薬局方;英语:Japanese pharmacopoeia,简称 JP),由日本药典委员会编纂、厚生劳动省(MHLW)颁布执行。第 1 版于 1886 年出版,1887 年 7 月 1 日开始实施,至第 9 版颁布之前,每 10 年修订一次,从第 9 版开始,每 5 年进行一次大修订;从第 12 版开始,每 5 年进行两次增补,至 2016 年 4 月 1 日已颁布第 17 版,称《第十七改正日本薬局方》(简称"JP XⅦ"或"JP 17")。

(二)《日本药典》的主要内容

《日本药典》第 17 版内容包括通知(notification of MHLW),目录(content),前言(preface),《日本药典》沿革略记(仅日文版),凡例(general notice),生药总则(general rule for crude drug),制剂总则(general rule for preparation),一般测试、流程和设备(general test、process and apparatu),正文各论(official monograph),红外参考光谱(infrared reference spectra),紫外 - 可见参考光谱(ultraviolet-visible reference spectra),总信息(general information),附录(appendix)和索引(cumulative index)。其中通知为 MHLW 对颁布药典所发出的通知。前言归纳整理了现行药典版本与先前药典的修改之处,规定了各论中项目的排列顺序等内容。凡例对药典的正确书写方式、计量单位书写方式及其他质量检定有关的 48 项共性问题做出统一规定。生药总则对生药的适用范围、使用性状及储藏条件等 10 项有关生药检定的共性问题做出统一规定。制剂总则包括了制剂通则、制剂包装通则、制剂各论和生药制剂通则四部分内容,对剂型相关共性问题做出统一规定。测试、流程和设备对化学检定方法、物理检定方法、粒度检定、生物样品检定、生药检定、制剂检定、包装容器及包装材料检定、对照品规格及配制等方面具体检定实验操作内容做出统一规定。在正文各论部分,各个项目按前言规定顺序列出,根据药物性质不同省略部分内容。红外参考光谱是通过使用傅里叶变换红外分光光度计在各个单图中指定的条件下获得。紫外 - 可见参考光谱是通过使用双光束分光光度计测得。总信息对各个实验方法进行整理汇总。附录内容包括原子量表等内容。索引包括药物的日文名索引、英文名索引和拉丁名索引三种。其中拉丁名索引仅用于生药品种。

五、《欧洲药典》

(一) 历史沿革

《欧洲药典》(European pharmacopoeia,EP)是欧洲在药品在研发、生产和销售中用于质量检测的法定标准,是由欧洲药品质量和健康保障局(European Directorate for the Quality of Medicines & Health Care,EDQM)出版的用于质量控制的具有法律效力的标准,在 39 个欧洲国家 / 地区具有法律约束力,适用于药物原料、各类制剂及生产过程中所产生中间体的定性和定量分析。EP 是为确保药品质量、保障公众健康而编制的统一药品标准,是为满足药品生产及流通的质量控制和监督管理要求。它保障了药品在欧盟范围内的市场流通,以及进出口药品及其原料的质量。

EP 第 1 版于 1964 年发行。从 2002 年 EP 第 4 版开始,出版周期固定为每 3 年修订一版,并每年出版 3 期增补本。EP 第 9 版于 2016 年 7 月出版,包括 3 个基本卷,自 2017 年 1 月 1 日生效。EP 第 9 版共有 8 个非累积增补本（EP 9.1~9.8）。EP 第 10 版于 2019 年 6 月出版，自 2020 年 1 月 1 日生效，并在今后 3 年更新 8 个定期增补本（EP 10.1~10.8）。

（二）《欧洲药典》的主要内容

欧洲药典委员会（the European Pharmacopoeia Commission）是《欧洲药典》的决策机构，负责《欧洲药典》内容的拟定和维护。《欧洲药典》是欧盟成员国家管理当局进行药品批准颁发的强制性执行的标准，适用于药品生产者，各论标准作为品种采购的依据。

《欧洲药典》包含将近 3 000 个专著和一般文本，覆盖了所有的治疗领域。第 10 版（包括增补版 10.3）包含 2 434 篇专著（包括剂型）、375 篇一般文本（包括通用专著和分析方法）以及约 2 800 种试剂说明。分为 2 卷，第 1 卷包括前言、绪论、欧洲药典委员会（包括主席、委员、专家及秘书处高级技术人员名单等）、正文内容、通则篇（包括凡例、分析方法、包装容器原材料与包装容器、试剂、通用文本）。通用文本包括微生物学通用文本（general texts on microbiology）、生物制品通用文本（general texts on biological products）、生物学分析和测试结果的统计分析（statistical analysis of results of biological assays and tests）、残留溶剂（residual solvents）、酒精度表（alcoholimetric tables）、干扰素测定（assay of interferons）、《欧洲药典》中提到的放射性核素的物理特性表（table of physical characteristics of radionuclides mentioned in the European Pharmacopoeia）、药典的协调（pharmacopoeial harmonisation）、多态性（polymorphism）。第 2 卷为各论和按字母顺序的索引页。

1. **凡例**　凡例分为 6 个部分。①一般陈述：对本版药典的情况说明。对药典标准的质量体系、各论通则、药典方法确认惯例条款、可互换的方法、控制文件的参考进行说明。②对通用章节和各论部分的其他规定，这些规定包括：对数量的规定、对器械和过程的规定、对水浴的规定、对干燥至恒重或炽灼至恒重的规定、对溶剂的规定、对含量表示方法的规定和对温度的规定等。③通用章节：特别说明对容器的规定。④对各论部分包括的内容予以说明和解释，这些内容包括：标题、相对原子量和相对分子量、化学文摘登录号（CAS）、定义、生产、性状、鉴别、检查和含量测定、贮藏、标签、注意事项、杂质、与功能相关的赋形剂性状、标准物质等。⑤缩写和符号：给出了药典中所有缩写的全拼和符号所代表的意义。⑥药典中国际单位制（SI）与其他单位的等同关系。

2. **各论**　正文品种按品种字母顺序排列，《欧洲药典》只收载原料药，不收载制剂。每个正文品种的右上角标出标准编号，标题为药品名，副标题为药品拉丁名。其后给出的信息为结构式、分子式、分子量、化学文摘登录号。

3. **通则**　《欧洲药典》虽然不收载药物制剂品种，但其收载的制剂通则内容相当丰富，如胶囊剂、加药咀嚼胶囊、耳用制剂、眼用制剂、颗粒剂、皮肤用液体制剂、非肠道制剂等。其中兽医专用制剂包括：兽用乳房注入剂、反刍动物内用装置、兽用子宫内用制剂、兽医药用饲料预混剂、兽用皮肤液体制剂。

（王嗣岑）

第三节　分析方法验证、转移和确认

一、分析方法验证

（一）概述

分析方法验证（analytical method validation）的目的是证明建立的方法是否适合于相应检测要求。ICH 分别在 1994 年和 1995 年发布了 Q2A（*Validation of analytical methods-definitions and terminology*）和 Q2B（*Validation of analytical procedures-methodology*），并于 2005 年将 Q2A 和 Q2B 合并形成 Q2（R1）（*Validation of analytical procedures：text and methodology*）。《美国药典》（USP）22 版首次将分析方法验证（<1225>*Vali-*

dation of compendial methods)载入其附录中,《英国药典》(2007 年版)首次将分析方法验证(*supplement chapter ⅢF：validation of analytical procedures*)载入其附录中。目前《美国药典》《英国药典》和《日本药典》收载的分析方法验证均源于 ICH 的相关文件,只是在内容上,根据各自需求略有增减。

我国《药品质量标准分析方法验证指导原则》参照 ICH Q2(R1),首次收载于 2000 年版《中国药典》二部(附录ⅩⅨ A)。针对中药和化学药的特点,国家药典委员会制定了《中药质量标准分析方法验证指导原则》和《药品质量标准分析方法验证指导原则》,分别收载于 2005 年版《中国药典》一部、二部。2010 年版《中国药典》在 2005 年版《中国药典》基础上,只进行了文字修改,增加了该指导原则的可读性。2015 年版《中国药典》在 2010 年版《中国药典》基础上,参照了 ICH Q2(R1)和 AOAC(*Requirements for single laboratory validation of chemical methods*),将一部、二部中的《中药质量标准分析方法验证指导原则》和《药品质量标准分析方法验证指导原则》合并,并进一步完善了相关内容。2020 年版《中国药典》将《药品质量标准分析方法验证指导原则》改为《分析方法验证指导原则》,并进行了内容修订。

(二) 分析方法验证的适用范围

在建立药品质量标准、变更药品生产工艺或制剂组分、修订原分析方法时,需对分析方法进行验证。方法验证的理由、过程和结果均应记载在药品质量标准起草说明或修订说明中。2020 年版《中国药典》附录中收载的《分析方法验证指导原则》适用于化学药和中药,而在生物制品质量控制中,采用的方法包括理化分析方法和生物学测定方法,其中理化分析方法的验证原则与化学药品基本相同,所以可参照该指导原则进行,但在进行具体验证时还需要结合生物制品的特点考虑;相对于理化分析方法而言,生物学测定方法存在更多的影响因素,因此要参照生物学测定方法验证的内容。

(三) 分析方法验证的项目

分析方法验证的项目有鉴别试验、限量或定量检查、原料药或制剂中有效成分含量测定,以及制剂中其他成分的测定。在药品溶出度、释放度等检查中,其溶出量等的测试方法也应进行必要验证。

(四) 分析方法验证的指标

分析方法验证的指标有专属性、准确度、精密度(包括重复性、中间精密度和重现性)、检测限、定量限、线性、范围和耐用性。

1. 专属性　专属性(specificity)系指在其他成分(如杂质、降解产物、辅料等)可能存在下,采用的分析方法能正确测定出被测物的能力。鉴别反应、含量测定和杂质检查均应考察其专属性。如方法专属性不强,应采用一种或多种不同原理的方法予以补充。

(1)鉴别反应:应能区分可能共存的物质或结构相似的化合物。不含被测成分的供试品,以及结构相似或组分中的有关化合物,应均呈阴性反应。

(2)含量测定和杂质检查:采用的色谱法和其他分离方法,应附代表性图谱,以说明方法的专属性,并应标明诸成分在图中的位置,色谱法中的分离度应符合要求。

在杂质对照品可获得的情况下,对于含量测定,试样中可加入杂质或辅料,考察测定结果是否受干扰,并可与未加杂质或辅料的试样比较测定结果。对于杂质检查,也可向试样中加入一定量的杂质,考察杂质之间能否得到分离。

在杂质或降解产物不能获得的情况下,可将含有杂质或降解产物的试样进行测定,与另一个经验证的方法或 2020 年版《中国药典》方法比较结果。也可用强光照射、高温、高湿、酸(碱)水解或氧化的方法进行强制破坏,以研究可能的降解产物和降解途径对含量测定和杂质检查的影响。含量测定应比对两种方法的结果,杂质检查应比对检出的杂质个数,必要时可采用光电二极管阵列检测和质谱检测,进行峰纯度检查。

2. 准确度　准确度(accuracy)系指用所建立方法测定的结果与真实值或参比值接近的程度,一般用回收率(%)表示。准确度应在规定的线性范围内试验。准确度也可由所测定的精密度、线性和专属性推算出来。

在规定范围内,取同一浓度(相当于 100% 浓度水平)的供试品,用至少 6 份样品的测定结果进行评价;或设计至少 3 种不同浓度,每种浓度分别制备至少 3 份供试品溶液进行测定,用至少 9 份样品的测定结果进行评价,且浓度的设定应考虑样品的浓度范围。两种方法的选定应考虑分析的目的和样品的浓度范围。

(1)化学药含量测定方法的准确度:原料药可用已知纯度的对照品或供试品进行测定,或用所测定结果与已知准确度的另一个方法测定的结果进行比较。制剂可在处方量空白辅料中,加入已知量被测物对照品进行测定。如不能得到制剂辅料的全部组分,可向待测制剂中加入已知量的被测物进行测定,或用所建立方法的测定结果与已知准确度的另一个方法测定结果进行比较。

(2)化学药杂质定量测定的准确度:可向原料药或制剂中加入已知量杂质对照品进行测定。如不能得到杂质对照品,可用所建立的方法与另一成熟方法(如 2020 年版《中国药典》标准方法或经过验证的方法)的测定结果进行比较。

(3)中药化学成分测定方法的准确度:可用已知纯度的对照品进行加样回收率测定,即向已知被测成分含量的供试品中再精密加入一定量的已知纯度的被测成分对照品,依法测定。用实测值与供试品中含有量之差,除以加入对照品量计算回收率。在加样回收试验中须注意对照品的加入量与供试品中被测成分含有量之和必须在标准曲线线性范围之内;加入的对照品的量要适当,过小则引起较大的相对误差,过大则干扰成分相对减少,真实性差。

(4)数据要求:对于化学药应报告已知加入量的回收率(%),或测定结果平均值与真实值之差及其相对标准偏差或置信区间(置信度一般为 95%);对于中药应报告供试品取样量、供试品中含有量、对照品加入量、测定结果和回收率(%)计算值,以及回收率(%)的相对标准偏差(RSD%)或置信区间。样品中待测定成分含量和回收率限度关系可参考表 2-2。在基质复杂、组分含量低于 0.01% 及多成分的分析中,回收率限度可适当放宽。

表 2-2　样品中待测定成分含量和回收率限度

待测定成分含量			待测定成分质量分数 /(g/g)	回收率限度 /%
100%	—	1 000mg/g	1.0	98~101
10%	100 000ppm	100mg/g	0.1	95~102
1%	10 000ppm	10mg/g	0.01	92~105
0.1%	1 000ppm	1mg/g	0.001	90~108
0.01%	100ppm	100μg/g	0.000 1	85~110
0.001%	10ppm	10μg/g	0.000 01	80~115
0.000 1%	1ppm	1μg/g	0.000 001	75~120
—	10ppb	0.01μg/g	0.000 000 01	70~125

注:此表源自 AOAC(*Guidelines for single laboratory validation of chemical methods for dietary supplements and botanicals*)。

3. 精密度　精密度(precision)系指在规定的测定条件下,同一份均匀供试品,经多次取样测定所得结果之间的接近程度。精密度一般用偏差、标准偏差或相对标准偏差表示。

在相同条件下,由同一个分析人员测定所得结果的精密度称为重复性;在同一实验室内的条件改变,如不同时间、不同分析人员、不同设备等测定结果之间的精密度,称为中间精密度;不同实验室测定结果之间的精密度,称为重现性。

含量测定和杂质的定量测定应考察方法的精密度。

（1）重复性：在规定范围内，取同一浓度（分析方法拟定的样品测定浓度，相当于 100% 浓度水平）的供试品，用至少 6 份的测定结果进行评价；或设计至少 3 种不同浓度，每种浓度分别制备至少 3 份供试品溶液进行测定，用至少 9 份样品的测定结果进行评价。采用至少 9 份测定结果进行评价时，浓度的设定应考虑样品的浓度范围。

（2）中间精密度：考察随机变动因素如不同日期、不同分析人员、不同仪器对精密度的影响，应进行中间精密度实验。

（3）重现性：国家药品质量标准采用的分析方法，应进行重现性实验，如通过不同实验室协同检验获得重现性结果。协同检验的目的、过程和重现性结果均应记载在起草说明中。应注意重现性实验所用样品质量的一致性及贮存运输中的环境对该一致性的影响，以免影响重现性实验结果。

（4）数据要求：均应报告标准偏差、相对标准偏差或置信区间。样品中待测定成分含量和精密度 RSD 可接受范围参考表 2-3（可接受范围在给出数值 0.5~2 倍之间）。

计算公式如下：

重复性：$RSD_r = C^{-0.15}$

重现性：$RSD_R = 2C^{-0.15}$

其中，C 为待测定成分含量。

在基质复杂、组分含量低于 0.01% 及多成分的分析中，精密度限度可适当放宽。

参照 AOAC（*Requirements for single laboratory validation of chemical methods*），重复性 RSD 可接受范围可根据公式 $RSD_r = C^{-0.15}$ 计算，重现性 RSD 可接受范围可根据公式 $RSD_R = 2C^{-0.15}$ 计算。AOAC 中还指出 RSD 可接受范围可以在计算值的 0.5~2 倍之间。由于 AOAC 中规定的 RSD 包含了对不同基质中成分的分析，因此，2020 年版《中国药典》按照公式的计算值推荐可接受范围，以此作为参考。同时强调：在复杂基质痕量组分（<0.01%）、超痕量组分（约 0.000 1%）及其多成分的分析中，限度可适当放宽。

表 2-3　样品中待测定成分的含量与精密度可接受范围关系

待测定成分含量		待测定成分质量分数 /(g/g)		重复性 RSD_r/%	重现性 RSD_R/%
100%	—	1 000mg/g	1.0	1	2
10%	100 000ppm	100mg/g	0.1	1.5	3
1%	10 000ppm	10mg/g	0.01	2	4
0.1%	1 000ppm	1mg/g	0.001	3	6
0.01%	100ppm	100μg/g	0.000 1	4	8
0.001%	10ppm	10μg/g	0.000 01	6	11
0.000 1%	1ppm	1μg/g	0.000 001	8	16
—	10ppb	0.01μg/g	0.000 000 01	15	32

4. 检测限　检测限（limit of detection, LOD）系指试样中被测物能被检测出的最低量。检测限仅作为限度实验指标和定性鉴别的依据，没有定量意义。常用的方法如下。

（1）直观法：用已知浓度的被测物，试验出能被可靠地检测出的最低浓度或量。

（2）信噪比法：用于能显示基线噪声的分析方法，即把已知低浓度试样测出的信号与空白样品测出的信号进行比较，计算出能被可靠地检测出的被测物质的最低浓度或量。一般以信噪比为 3：1 时相应浓度或注入仪器的量确定检测限。

（3）基于响应值标准偏差和标准曲线斜率法：按照 $LOD = 3.3\delta/S$ 公式计算。式中，LOD，检测限；δ，响应值的偏差；S，标准曲线的斜率。

δ 可以通过下列方法测得：①测定空白值的标准偏差；②标准曲线的剩余标准偏差或是截距的标准偏差来代替。

（4）数据要求：上述计算方法获得的检测限数据须用含量相近的样品进行验证。应附测定图谱，说明试验过程和检测限结果。

5. 定量限　定量限（limit of quantitation，LOQ）系指试样中被测物能被定量测定的最低量，其测定结果应符合准确度和精密度要求。对微量或痕量药物分析、定量测定药物杂质和降解产物时，应确定方法的定量限。常用的方法如下。

（1）直观法：用已知浓度的被测物，试验出能被可靠地定量测定的最低浓度或量。

（2）信噪比法：用于能显示基线噪声的分析方法，即将已知低浓度试样测出的信号与空白样品测出的信号进行比较，计算出能可靠地定量测定的被测物质的最低浓度或量。一般以信噪比为 10∶1 时相应浓度或注入仪器的量确定定量限。

（3）基于响应值标准偏差和标准曲线斜率法：按照 LOQ=10δ/S 公式计算。式中，LOQ，定量限；δ，响应值的偏差；S，标准曲线的斜率。δ 测定方法与检测限中的规定相同。

（4）数据要求：上述计算方法获得的定量限数据须用含量相近的样品进行验证。应附测试图谱，说明测试过程和定量限结果，包括准确度和精密度验证数据。

6. 线性　线性（linearity）系指在设计的范围内，测定结果与试样中被测物浓度直接呈比例关系的程度。

应在设计的范围内测定线性关系。可用同一对照品贮备液经精密稀释，或分别精密称取对照品，制备一系列对照品溶液的方法进行测定，至少制备 5 份不同浓度的供试样品。以测得的响应信号作为被测物浓度的函数作图，观察是否呈线性，再用最小二乘法进行线性回归。必要时，响应信号可经数学转换，再进行线性回归计算，或者可采用描述浓度 - 响应关系的非线性模型。例如采用 HPLC 法，使用蒸发光检测器时，其响应值与被测物质的量通常呈指数关系，一般需要经对数转换后进行分析；采用离子色谱法抑制型电导测定胺类物质，在需要较宽的测定浓度范围时，推荐使用二次曲线拟合。

数据要求：应列出回归方程、相关系数、残差平方和、线性图（或其他数学模型）。

7. 范围　范围（range）系指分析方法能达到精密度、准确度和线性要求时的高低限浓度或量的区间。

范围应根据分析方法的具体应用及其线性、准确度、精密度结果和要求确定。原料药和制剂含量测定，范围一般为测定浓度的 80%~120%；制剂含量均匀度检查，范围一般为测定浓度的 70%~130%，特殊剂型，如气雾剂和喷雾剂，范围可适当放宽；溶出度或释放度中的溶出量测定，范围一般为限度的 ±30%，如规定了限度范围，则应为下限的 −20% 至上限的 +20%；杂质测定，范围应根据初步实际测定数据，拟订为规定限度的 ±20%。如果含量测定与杂质检查同时进行，用峰面积归一化法进行计算，则线性范围应为杂质规定限度的 −20% 至含量限度（或上限）的 +20%。

在中药分析中，范围应根据分析方法的具体应用和线性、准确度、精密度结果及要求确定。对于有毒的、具特殊功效或药理作用的成分，其验证范围应大于被限定含量的区间。溶出度或释放度中的溶出量测定，范围一般为限度的 ±30%。

8. 耐用性　耐用性（robustness）系指在测定条件有小的变动时，测定结果不受影响的承受程度，为所建立的方法用于常规检验提供依据。开始研究分析方法时，就应考虑其耐用性。如果测试条件要求苛刻，则应在方法中写明，并注明可以接受变动的范围，可以先采用均匀设计确定主要影响因素，再通过单因素分析等确定变动范围。典型的变动因素有：被测溶液的稳定性、样品的提取次数、时间等。液相色谱法中典型的变动因素有：流动相的组成和 pH 值、不同品牌或不同批号的同类型色谱柱、柱温、流速等。气相色谱法变动因素有：不同品牌或批号的色谱柱、不同类型的担体、载气流速、柱温、进样口和检测器温度等。经试验，测定条件小的变动应能满足系统适用性试验要求，以确保方法的可靠性。

ICH 在检验项目和验证指标关系表中，并没有要求验证耐用性，但在耐用性项下指出：在分析方法建立过程中需要对耐用性进行考察,如果测定结果对分析条件的变动敏感时,应该对分析条件进行适当控制并说明注意事项。USP、BP、JP 的验证内容和验证项目关系表与 ICH 一致。2020 年版《中国药典》在检验项目和验证指标关系表中,建议在建立分析方法时均要验证耐用性。

二、分析方法转移

分析方法转移(analytical method transfer),是一个文件记录和实验确认的过程,目的是证明一个实验室在采用另一实验室建立并经过验证的非法定分析方法检测样品时,该实验室有能力使用该方法,其检测结果与方法建立实验室检测结果一致。分析方法转移是保证不同实验室之间获得一致、可靠和准确检测结果的一个重要环节,同时也是对实验室检测能力的一个重要评估。目前,国内外关于药品分析方法转移的相关指导原则和技术文件很少;国内很多药品监管机构、实验室质量控制人员以及广大药品检验人员对分析方法转移概念理解混乱,不知道分析方法转移的具体内容和适用范围。

最早关于分析方法转移的一个公开文件是 2009 年《美国药典》(USP)附录专家委员会在 USP 论坛上发表了一篇题为《分析方法转移——新附录的建议》(*Transfer of analytical methods——a proposal for a new general information*)的文章,后来 Agilent 公司的 Ludwig Huber 博士在《分析方法验证》一书中也对分析方法转移有简短的阐述,目前关于分析方法转移的唯一的公开性指导文件是 USP 从 35 版开始收载的"附录 <1224> 分析方法转移"。该文件的适用范围是化学药品分析方法转移,不包括生物分析方法和微生物检测方法。

(一) 转移类型

分析方法转移可通过多种途径实现。最常用的方法是相同批次均一样品的比对试验或专门制备用于测试样品的检测结果的比对试验。其他方法包括:实验室间共同验证、接收方对分析方法进行完全或部分验证和合理的转移豁免。分析方法转移实验、转移范围和执行策略制订要依据接收方经验和知识、样品复杂性和特殊性、分析过程的风险评估。

1. 比对试验 比对试验是分析方法转移时最常用的方法,需要接收方和转移方共同对预先确定数量的同一批次样品进行分析。也可以采用其他方法,如在样品中加入某个杂质的回收率实验,接收方能够达到预先制定的可接受标准。分析时要依据已被批准的转移方案,此方案包括明确列出的细节、使用的样品、预先制定的验收标准和可允许的偏差。检测结果符合预先制订的可接受标准是确保接收方有资格运行该方法的必要条件。

2. 两个或多个实验室间共同验证 执行分析方法验证的实验室要具备运行该分析方法的资格。转移方可与接收方一起进行实验室间的共同验证工作,包括接收方可作为转移方分析方法验证团队的一部分,从而获得重现性评估数据。共同验证要按照预先批准的转移或验证方案进行,方案中需说明具体方法、所使用样品和预定的可接受标准。2020 年版《中国药典》9101《分析方法验证指导原则》对分析方法验证指标选择提供了指导意见。

3. 再验证 分析方法转移的可接受方法还包括再验证或部分验证。再验证时应对 2020 年版《中国药典》9101《分析方法验证指导原则》中收载的可能在转移中受到影响的验证指标进行说明。

4. 转移豁免 在某些特定的情况下,常规的分析方法转移可豁免。此时接收方使用转移方分析方法,不需要比对实验室间数据。转移豁免的情况如下:

(1)新的待测定样品的组成与已有样品的组成类似和 / 或活性组分的浓度与已有样品的浓度类似,并且接收方有使用该分析方法的经验。

(2)被转移的分析方法收载在药典中,并无改变,此时应采用分析方法确认。

(3)被转移的分析方法与已使用方法相同或相似。

(4)转移方负责方法开发、验证或日常分析的人员调转到接收方。

如果符合转移豁免,接收方应根据豁免理由形成文件。

（二）转移要素

2020 年版《中国药典》9101《分析方法转移指导原则》推荐了能够成功进行分析方法转移的一些要素,这些要素也可能存在关联性。实施分析方法转移前,转移方应对接收方进行培训,或者接收方需在转移方案批准前进行预实验以发现可能需要解决的问题。培训要有记录。

转移方,通常是方法开发方,负责提供分析方法过程、对照品、验证报告和必需文件,并在分析方法转移的过程中根据接收方需要提供必要的培训和帮助。接收方可能是质量控制部门、公司内部的其他部门或其他公司(如委托研发机构)。在分析方法转移前,接收方应提供有资质的人员或适当人员培训,确保设施和仪器根据需要被正确校正并符合要求,确认实验室体系与执行法规和实验室内部管理规程相一致。转移方和接收方应比较和讨论转移的实验数据以及转移过程的方案偏差。双方应充分讨论转移报告及分析方法中任何必要的更正或者更新,以便能够在接收方重现该方法。

分析方法转移可选择一个批次样品,因为转移目的与生产工艺无关,是为了评价接收方是否具备使用该方法的能力。

（三）转移方案

分析方法转移前,双方通过讨论达成共识并制定文件形成转移方案。文件要表达双方的一致意愿与执行策略,并包含各方的要求和职责。建议方案要包含以下内容:转移的目的、范围、双方责任、使用的材料和仪器、分析方法、试验设计和在分析方法转移中使用的可接受标准。根据验证数据和验证过程知识,转移方案应明确需要评价的验证指标和用于评价可接受的转移结果的分析(见 2020 年版《中国药典》9101《分析方法验证指导原则》和 9099《分析方法确认指导原则》)。

根据分析方法的类型和已获得的测定数据所建立的分析方法转移可接受标准应包括所有研究地点的试验结果的比对标准。这些标准可以用统计学方法制定,其原则一般基于双方均值差异以及拟定的范围来计算,并应提供变异估计(如每个试验场所的相对标准偏差 RSD%),特别是接收方的中间精密度 RSD% 和 / 或用于对比含量和含量均匀度试验均值的统计学方法。在杂质检查时,精密度一般较差(如痕量杂质检查),可使用简便的描述性方法。溶出度可通过使用 f_2 因子或比较特定时间点的溶出数据进行评价。对于未评价的分析方法验证指标,双方实验室应说明原因。对所使用的材料、对照品、样品、仪器和仪器参数也要逐一说明。

应慎重选择并评估失效、久置或加标样品,从而明确采用不同设备制备样品的差异所导致的潜在问题,并评估对已上市产品的潜在异常结果的影响。转移方案的文件应包括报告的格式,以确保可持续记录检验结果,并提高实验室间的一致性。该部分还应包含实验结果的其他信息,如样品的色谱图和光谱图、误差的相关信息。方案中还应说明如何管理可接受标准的偏差。当转移失败,对转移方案发生的任何变更,须获得批准后才能收集新数据。

（四）转移方法

应详细阐述分析方法的细节并进行明确的指导说明,以保证培训后的分析人员能够顺利实施该方法。分析方法转移前,为了说明并解决分析方法转移中的相关问题,转移方和接收方可以召开会议,讨论相关事宜。如果有完整验证或部分验证数据,应同实验实施技术细节一并提供给接收方。在某些情况下,转移现场有参与初始方法开发或验证的人员将有助于分析方法转移。使用液相色谱或气相色谱时,应明确规定重复次数和进样序列。在进行溶出度试验时,应明确规定每种剂量的试验次数。

（五）转移报告

当分析方法转移成功后,接收方应起草分析方法转移报告,报告应提供与可接受标准相关的实验结果,确认接收方已具备使用所转移分析方法的资格。应对方案中的所有偏差进行完整记录并说明理由。如果实验结果符合制订的可接受标准,则分析方法转移成功,并且接收方具备了实施该方法的资质。否则不能认为分析方法转移已完成,此时应采取有效的补救措施使其符合可接受标准。通过调查研究,可以提供关于补救措施性质和范围的指导原则,依据不同的实验过程,补救措施可以是再培训,也可以是对复杂检测方法的清晰阐述。

三、分析方法确认

分析方法确认(analytical method verification)是指首次使用法定分析方法时,由现有的分析人员对分析方法中关键的验证指标进行有选择性的考察,以证明方法对所分析样品的适用性,同时证明分析人员有能力使用该法定分析方法。分析方法的确认并不是重复验证过程。

目前国内外和分析方法学有关的指导原则和技术文件主要阐述分析方法验证的内容,很少有专门阐述分析方法确认的文件。第一次完整提出分析方法确认概念的是 USP,USP32 版附录 <1226> 首次收载了《药典分析方法确认指导原则》,对分析方法确认的概念进行了详细阐述,但并没有详细说明分析方法确认具体内容。AOAC 在 2007 年发布了 1 个指导原则 *How to meet ISO 17025 requirements for method verification*,是目前为止最为详细的叙述分析方法确认需要考察内容的指导性文件。目前 USP《药典分析方法确认指导原则》仅对确认定义、确认过程和确认要求进行了简单阐述,该文件的适用范围是化学药品分析方法,不包括生物分析方法和微生物检测方法。

(一) 确认过程

分析方法的确认过程是指应用法定方法对药物及其制剂进行测定时,评价该方法能否达到预期的分析目的。

分析人员应具备一定的药物分析经验和知识,经培训后能够理解和执行法定方法。分析方法确认应当由上述分析人员开展,以确保法定方法能够按预期顺利实施。

如果法定分析方法确认失败,并且相关工作人员(或起草人员)未能协助解决失败的问题,也可能是该方法不适用于在该实验室测定待分析的样品。

(二) 确认要求

1. 确认原则　分析方法确认无须对法定方法进行完整的再验证,但是需要将《分析方法验证指导原则》中列出的分析方法验证的指标用于方法的确认。分析方法确认的范围和需验证的指标取决于实验人员的培训和经验水平、分析方法种类、相关设备或仪器、具体的操作步骤和分析对象等。分析方法确认需验证的指标和检验项目(鉴别、杂质分析、含量测定等)有关,不同的检验项目,方法确认所需验证的指标也不同。

2. 考察指标　分析方法确认应包含对影响方法的必要因素进行评估。对于化学药,分析方法确认应考虑原料药的合成路线和制剂的生产工艺等因素;对于中药,分析方法确认应考虑中药材种类、来源、饮片制法和制剂的生产工艺等因素,从而评价法定方法是否适用于原料药和制剂基质。

在原料药和制剂含量测定时,方法专属性是确认法定分析方法是否适用的关键验证指标。如在色谱法中,可以用系统适用性的分离度要求进行专属性确认,但是,不同来源的原料药可能含有不同的杂质谱,同时不同来源的制剂辅料的差异很大,可能会对分析方法产生干扰,也可能生成法定方法中尚未说明的杂质。此外,药物含有不同的辅料、抗氧化剂、缓冲剂、容器组分,这些都可能会影响药物在基质中的回收率,对法定方法具有潜在的干扰。针对上述情况,可能需要更加全面的基质效应评估,以证明该法定方法对于特定药物及其制剂的适用性。其他分析方法确认的验证指标,如杂质分析的检测限、定量限、精密度也有助于说明法定方法在实际使用条件下的适用性。

3. 确认豁免　如果没有特别说明,药典收载的通用检测方法无须确认。这些通用检测方法包括但不仅限于干燥失重、炽灼残渣、多种化学湿法和简单的仪器测试(如 pH 值测定法)。然而,首次将这些通用检测方法应用于各品种项下时,建议充分考虑不同的样品处理或溶液制备需求。

(李　清)

第三章 药品生产质量管理体系

第一节 药品生产质量管理相关法规

为了有效保障公众的用药权益,维护公众健康,同时保证合法企业的正当权益,建立并维护健康的药品市场秩序,美国、欧盟、日本、中国等国家和地区围绕药品质量这一重大问题,针对药品的全生命周期质量管理制定了较为完善的法律法规,以及指导药品生产企业贯彻执行的实施条例或实施指南,分别以法规和指南的形式供药品生产企业执行和参考,在制药行业的生产质量管理中发挥了重要作用,如我国的《药品管理法》《药品生产质量管理规范》(GMP)、《中国药典》《药品注册管理办法》《药品生产监督管理办法》《药品临床试验管理规范》《药品经营质量管理规范》《中药材生产质量管理规范》等;国际上美国的《联邦食品、药品和化妆品法令》、欧盟的《人用和兽用医药产品生产质量管理规范》、ICH的《质量系统》(Q10)、国际医药品稽查协约组织(PIC/S)的《医药产品良好制造指南》、国际制药工程协会(ISPE)的《良好自动化生产实践指南》、美国注射剂协会(PDA)的《药品和生物制品生产操作的质量风险管理实施》等。这些法律法规、指南,规定了药品在研制、生产、流通和使用过程中须遵循的基本准则和行为规范,形成了科学且系统的药品质量安全保障制度。目前,国际上主要国家(地区)及行业组织对于药品质量管理的理念趋于统一,技术标准所关注的重点也基本相同,国际药品检查互认工作有了更大发展。一些国际组织、协会等于此也发挥了重要作用,如 ICH、PIC/S、ISPE、PDA 等,所发布的一系列规范、指南或技术指导,被全球制药行业广泛采用,使得不同国家在制药质量管理、技术规范方面逐渐趋同。在我国,随着 GMP、《药品管理法》《药品生产监督管理办法》《药品注册管理办法》等法律法规的陆续修订,标志着我国药政管理工作进入了法制化的新阶段,并与国际主流的药品质量管理相关的法律法规接轨,将更有利于加强国际药品检查合作,加快 GMP 国际互认步伐,敦促国内制药企业参与国际竞争,促使国内药品质量与国际标准一致,保障人民用药安全。

第二节 药品生产质量管理系统

一、质量系统

(一) 质量部门、质量受权人与职责

1. 质量部门职能   为贯彻实施 GMP,通过加强生产全过程质量管理,塑造产品的质量品牌,打造产品质量优势,建立和完善质量管理体系,药品生产企业质量部门应具备以下职能:

(1)建立符合药品质量管理要求的质量目标和方针,将药品注册的有关安全、有效和质量可控的所

有要求,系统地贯彻到药品生产、控制及产品放行、贮存、发运的全过程中,确保所生产的药品符合预定用途和注册要求。

(2)确保原辅料、包装材料、中间产品、待包装品和成品符合经注册批准的要求及质量标准。

(3)负责产品放行前完成对批记录的审核。

(4)负责物料、中间体、成品放行前完成所有必要的检验。

(5)负责审核物料、成品、工艺规程内控质量标准,负责批准中间体质量标准、取样方法、检验方法等与 GMP 有关的文件。

(6)审核和批准所有与质量有关的变更。

(7)负责组织企业产品质量有关的标准化管理工作。

(8)负责所有重大偏差和检验结果超标的调查并及时处理。

(9)批准并监督委托检验。

(10)监督厂房和设备维护,以保证其良好的运行状态。

(11)负责各种必要的验证和确认工作,审核和批准确认或验证方案和报告。

(12)负责按照批准的程序定期进行 GMP 自检。

(13)负责评估和批准物料供应商。

(14)负责所有与产品质量有关的投诉的调查,并及时正确地进行处理。

(15)制订并完成产品持续稳定性考察计划,根据稳定性考察数据,确定产品有效期。

(16)确保完成产品质量回顾分析。

(17)制订质量保证和质量控制人员的培训计划,确保所有人员经过上岗前培训和继续培训并考核合格,并根据实际需要及时调整培训内容。

(18)负责不合格品的审核,监督不合格品处理。

2. 质量受权人职责　质量受权人是指具有相应专业技术资格和工作经验,并经企业的法定代表人授权,全面负责本企业药品生产质量管理的人员。质量受权人是药品生产企业质量管理体系中的关键人员,应当具有牢固的药品质量意识和责任意识,能以实事求是、坚持原则的态度履行相关职责,始终把公众利益放在首位,保证企业生产的药品安全。质量受权人主要职责:

(1)参与企业质量体系建立、内部自检、外部质量审计、验证,以及药品不良反应报告、产品召回等质量管理活动。

(2)承担产品放行的职责,确保每批已放行产品的生产、检验均符合相关法规、药品注册要求和质量标准。

(3)在产品放行前,质量受权人必须规定出具产品放行审核记录,并纳入批记录。

(4)质量受权人其他职责是应当了解以下工作:持续稳定性考察的结果;纠正和预防措施的相关信息;所有投诉、调查的信息;委托生产的合同应当详细规定质量受权人批准放行每批药品的程序;药品召回处理情况。

质量受权人必须独立履行其职责,企业负责人及其他任何人员不得干扰质量受权人履行职责,质量受权人有权拒绝任何干扰其履行职责的人员和行为。

(二) 人员培训

人员是药品生产各项活动的管理者和执行者,是实施 GMP 的核心要素。因此应建立员工培训管理规程,规范员工的培训管理并对员工的培训效果进行评估。

质量部或其他部门负责培训工作的总体组织协调,如培训需求征询、培训计划制订、培训通知及场地协调、组织协调考核、培训师管理、培训档案建立、培训回顾总结等。

与药品生产质量有关的年度培训计划由培训部门负责召集生产等部门共同制订,一般每年年底制订下一年度的培训计划。年度培训计划内容至少包括培训目的、培训内容(必要的理论、实践、工作职责和必要的工作技能培训)、培训目标、培训评估、考核方式、培训记录等培训管理的控制要点。培训计划的制订依据有：

(1)对各个部门培训需求的征询结果。

(2)GMP、相关药品法律法规的变更情况及其对培训的要求。

(3)企业组织机构、厂房、设施设备、关键人员、GMP文件等的变更情况。

(4)上一年度培训效果评估报告，即实施取得的成效、不足及纠正预防措施的落实情况。

(5)企业对员工技能巩固提升等需求。

根据上述各项情况，由培训部门负责总结、分析、制订出下一年度各个部门及关键岗位的培训内容的草案，再经相关部门补充完善后形成下一年度的培训计划。培训主要包括岗前培训、继续培训、提高性培训、调岗培训和专门培训。

(三) 人员健康

新招聘的员工必须进行全面的身体检查。直接接触药品的生产、质量管理及质量检验人员，以及有特殊要求的岗位人员每年必须按体检项目的各项内容体检一次。只有体检合格者方可继续从事相关工作。体检不合格者必须立即停止工作，调离现任工作岗位。凡有下列疾病者均不能从事药品生产工作：

(1)传染病及隐性传染病：肝炎、结核病、伤寒、痢疾、带癣皮肤病及化脓性皮肤病。

(2)精神病及过敏性疾病。

(3)在洁净区从事药品生产和其他从事直接接触药品生产的人员除达到上述标准外，体表还不得有伤口及其他有可能造成药品污染的疾病。

(4)从事灯检工作的人员除达到上述标准外，远距离和近距离视力测验，均应为4.9或4.9以上（矫正后视力应为5.0或5.0以上），应无色盲，辨色力正常（工艺员、QC、QA、包装材料检验人员等）。

(5)食堂工作人员及工厂其他从事非药品生产工作的人员，不得患有传染病、隐性传染病及精神病。

1. 员工健康异常报告程序　所有员工均有义务并且必须及时主动向直接负责人报告自己的身体变化情况。特别是当健康标准中有不允许的疾病发生时，或者由于健康状况变化可能导致微生物污染风险增大时，尤其是无菌灌装等关键岗位员工，必须立即报告，其他操作人员及管理人员也应主动观察员工状况并报告，以确保药品的安全、有效。有关管理人员在接到人员健康异常的报告后，必须及时向主管领导及主管部门报告，以便立即采取有效措施，防止造成药品污染和其他人员的感染。

2. 健康异常情况处理　有关管理人员必须把人员健康作为监控的一项重要内容，随时关注每位员工的身体状况及精神状态，如有疑问有权要求员工立即停止工作，到医务室（或医院）进行体检，以确保岗位上每位员工的身体达到规定的健康水平。

对患病员工应要求其立即停止工作，调离岗位，休息治疗。员工患病情况要载入员工健康档案。员工康复后要求上岗，必须到指定的医院或疾病控制中心进行体检，体检合格方可上岗。有传染病发生的岗位，凡与之有关、可能感染的人员均应进行体检，并且在潜伏期后再次体检，防止人员带菌或传染病蔓延。对产生传染病患者的岗位环境、设备、设施、用具等立即采取有效的消毒措施，并且对人员、环境、设备、设施、用具等进行特殊强化的监控，以便有效地防止传染病的蔓延。

(四) 质量体系文件

1. GMP文件体系　GMP文件体系的架构见图3-1。

2. 文件管理

(1)文件起草要求：文件标题要明确，能够确切表明文件的性质，且内容简洁、易于理解；文件的内容文字应条理清楚，用词确切，标准量化，数据可靠，术语规范，保证文件可以被正确理解和使用，必要时可附流程图或图片等；文件要包括所有必要的项目及参数；文件格式按文件格式标准管理规程的要求执行；每份文件要有专用的能够识别文件类别的编码，文件编码按文件分类编码管理规程执行；起草人完成文件起草后，由质量部门文件管理员给定文件编号。

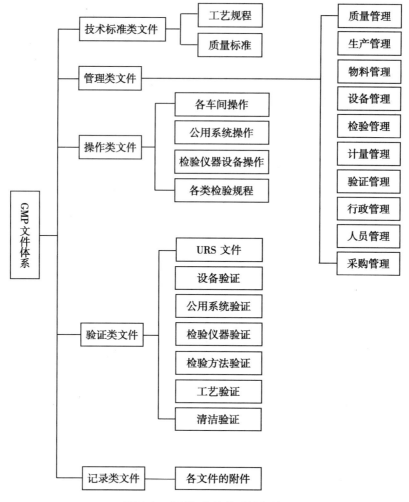

图 3-1 GMP 文件体系的架构

(2)文件的修订:有关法规政策、法定标准发生变化,企业组织机构发生变化,以及其他关联文件发生变化;设施、设备、仪器、厂房发生变更;工艺、原辅料、与药品直接接触的包装材料、生产工艺等发生变化;根据产品用户所提的意见、回顾性验证、产品质量回顾结果、偏差等需要对文件进行修订。

(3)文件的复制:文件经批准后由质量部门文件管理员负责复印,按文件分发部门复印相应份数,原件一律在质量部门存档。

(4)文件的分发:复印后的文件应与原件校正无误后,加盖文件"控制"章后方可分发使用。并在收文部门栏加盖收文部门编号即可发放,质量部门文件管理员按应发放的部门及数量复印文件分发至相关部门,由相关部门的文件管理员核对接收,并在"文件分发记录"签名。

使用部门如出现现场文件丢失、损坏的情况,可提交"文件补发申请单",经质量部门批准后补发。

文件的版本更新后,新版本文件生效时,应收回被替换或撤销的老版本文件,质量部门文件管理员做好"文件收回记录"。

因技术改造、设备更新、注销药品批准文号的产品、物料变更等原因,导致一些文件不再需要的,由质量部门下发文件废止通知,各部门将该类文件及相关的附件全部收回并整理上交至质量部门文件管理员处,确保现场文件为最新版本文件,过期或废止的文件不得留在现场。

3. 文件的回顾性修订 质量部门牵头,一般可每两年对文件进行一次回顾修订,发回顾审核通知到各部门,通过回顾及时发现实际工作的变化情况,或法规的变化情况,以便及时修订文件。

4. 电子文件的管理 用电子方法修订的文件及记录,应发放至可控电脑进行修订,并根据加密权限进行操作,防止随意打开、拷贝、传递等。用电子方法保存的文件及记录,应当采用磁带、缩微胶卷、纸质副本或其他方法进行备份保存,存档的电子文件应有保密措施,防止随意打开、拷贝、传递等。当记录版本变更时,及时更新。

(五) 偏差管理

偏差指偏离已批准的程序(指导文件)或标准的任何情况,包括药品生产的全过程和各种相关影响因素。生产过程为广义的生产过程,指与药品生产有关的从原辅料、包装材料的购进、接收、入库管理、放行使用到车间生产过程、成品入库与在库管理、放行销售,以及在这整个过程中与之相关的硬件设施、人员、操作、文件、管理等。

1. 偏差分类

(1)轻微偏差:确认不足以影响最终产品质量的偏差。

(2)次要偏差:确认可能影响产品质量的偏差。

(3)重大偏差:确认可能导致产品报废、返工或重新加工的偏差。

2. 偏差范围

(1)包材、原料、辅料缺陷:包装设计缺陷;原辅料及包材质量缺陷;或原辅料 / 包装材料虽检验合格,但在使用过程中发现异常。

(2)设备设施故障、生产过程中断:因设备设施故障导致产品质量缺陷或潜在威胁,生产中断;因动力原因(停电、汽、气、水)导致流程中断,或对设备、设施、系统的监测未能如期执行,监测结果超标等。

(3)环境、生产条件监测不合格:与药品生产相关的空调系统、厂房设施的防尘、捕尘设施、防止蚊虫和其他动物进入设施、照明设施的故障,以及洁净区尘埃粒子检测超限,生产车间人员、空气、地面、墙面环境监测环控指标超限,温湿度控制超限,压差超限等。

(4)未按工艺、程序执行:违反批准的程序、生产指令、生产工艺,生产过程时间控制超出工艺规定范围,生产过程工艺条件发生偏移、变化,收率或物料平衡超出规定范围。

(5)过期物料、产品、设备:原辅料、包装材料、中间体、半成品超过程序规定的储存期限;使用了超出校验期的设备。

(6)人为失误导致产品质量问题:未能按正常程序执行,违反 SOP 进行操作,未经批准修改工艺参数,记录填写、修改不规范,以及记录因污染、损坏需要更换等。

(7)潜在污染、外来异物:如不能正确清除,可能导致产品的污染;在原辅料、包装材料、成品或生产包装过程中发现的异物。

(8)文件、记录缺陷:使用过期文件,记录不规范,文件丢失;现有的 SOP、质量标准、批记录等存在缺陷。

(9)物料存放、发放:储存条件未按要求,不符合规定;标签及标签类管理的包材实用数与领用数发生差额。

(10)校验与预防维修:设备仪器校验不能按计划执行,或在校验过程中发现计量结果超出要求范围;预防维修未按计划准时执行或在预防维修中发现设备关键部位问题影响已生产产品质量的情况。

(11)混淆 / 清场失败:清场不彻底,导致混淆、污染。

(12)现场 QA 检查缺陷:中间体控制项目检查超出标准要求。

(13)不合格物料、产品:物料、产品在贮存、运输或使用过程中发现不符合质量标准的。

(14)其他异常情况。

3. 偏差处理程序　偏差处理过程见图 3-2。

偏差的发现可能是在偏差发生的同时或者之后发现,如在工作结束后的回顾检查或者审核记录时发现的,或者质量问题投诉后发现的,都属于之后发现的情况。

偏差发现的人员应立即采取应急措施,并控制偏差发生时涉及的物料和产品,防止偏差影响的进一步扩大。偏差发现的人员报告管理人员或部门领导以及现场 QA。发生部门填写"偏差报告单"中的基本信息和偏差描述内容,报质量部门,质量部门及相关的部门进行调查分析和评估,根据偏差等级、偏差原因,制订纠正预防措施进行整改。偏差处理须在规定时间内完成。

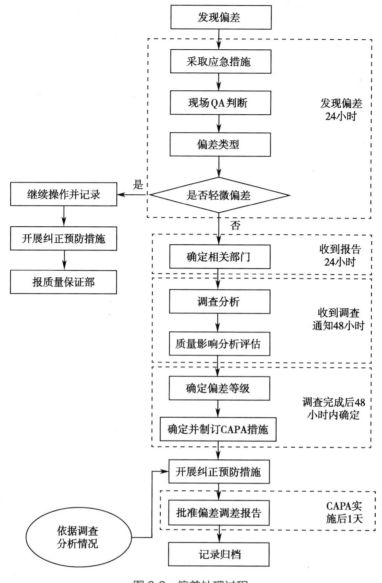

图 3-2 偏差处理过程

偏差调查应从人、机、料、法、环等方面全面进行,并根据分析需要,向前追溯;根据调查情况分析确定原因或可能原因;质量影响分析是依据调查,说明是否影响产品质量,并说明影响的程度;依据调查、分析和质量影响情况,给出纠正预防措施的建议。发生部门调查完成后,其上级部门应根据调查情况在24小时内给出意见,并可对原因和纠正预防措施进行补充完善。

偏差管理员将偏差描述发至相关部门通知进行调查,相关部门的调查分析主要针对该偏差涉及本部门的相关方面展开,并将原因调查、原因分析、质量影响分析及建议措施进行报告。

偏差管理员综合各部门偏差调查、分析、质量影响情况,依据偏差等级规定,确定偏差等级,同时根据调查分析情况,制定纠正预防措施。

4. 实施纠正预防措施 按照批准的纠正预防措施,由责任部门负责实施,偏差管理员对纠正预防措施实施情况进行跟踪、评价,确定是否可以关闭。

(六)变更控制

变更指已上市药品在生产过程中,有关的厂房设施、设备、仪器、物料、处方工艺、质量标准与检验方法、供应商、操作方法、文件、计算机软件、人员等或药品注册批件相应内容发生的改变。

1. 变更的分类 根据变更的性质、范围、对产品质量的潜在影响程度,将变更分为重大变更、次要变更和轻微变更三种类别;根据变更的时效性分为临时变更和永久变更两种类型。

(1)轻微变更:指对质量没有影响的变更。轻微变更包括但不限于下述内容:生产工艺过程中检测项目的增加,或不影响产品质量的参数的改变;由于《中国药典》升级改版或注册标准提高而进行的更改;修改物料的分析方法;企业机构和非关键部门人员的变化;缩小参数限度,但变更后的参数在原参数的范围内;设备零部件的更换;质量保证体系升级的变更;外包装材料材质、印刷内容或样式的变更;对产品质量没有不利影响的操作方法或工作程序的变更;其他不影响产品质量的变更。

(2)次要变更:指可能对产品的质量产生一定影响的变更,但不影响放行产品质量标准的符合性。次要变更主要包括但不限于下述内容:关键工序进行的同类型或相似原理的设备变更;非关键工艺条件和参数的变更;中间产品、待包装产品或成品分析方法的变更;生产辅助设备(动力中心、计量器械)的变更;产品发运方法的变更;非关键原辅料供应商的变更;原辅料、半成品、成品以及过程分析设备的变更;其他对产品的质量、工艺、生产能力产生一般影响的变更。

(3)重大变更:对半成品或成品质量有较大影响的变更。重大变更一般包括但不限于下列内容:主要工艺参数及原料、辅料成分(原辅料配比)的改变;使用的起始物料和关键原料的改变(包括关键供应商的变更);生产设施和设备的改型;产品内包材的变更;关键工艺条件和参数的改变;关键原材料、半成品、成品以及过程产品分析方法作重大增补、删除或修改;产品质量标准的变更;产品有效期(复验期)的变更;厂房或生产地址的变更(生产工艺不发生变化);其他对半成品或成品质量有较大影响的变更。

以上列出的各类型变更包含的情况不是全部的,不排除有其他情形,同时分类也是按照常规情况进行区分的,在实际执行中还须根据具体情况对产品质量的影响程度来确定类别,根据实际评估,以上各类所列项目可以在不同类别中转换。

2. 变更管理程序　变更处理过程见图 3-3。

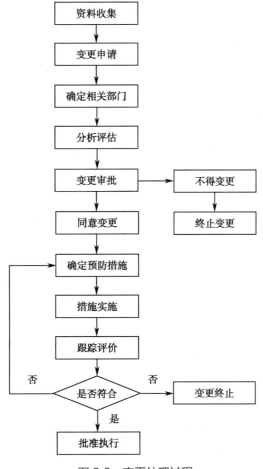

图 3-3　变更处理过程

提出变更部门应在变更申请提出前,收集与变更相关的资料,以证明变更的必要性和可行性;变更涉及文件、记录起草和修订的,文件版本号升级,在文件名称后面备注"试行",原版本文件继续有效。在变更批准执行后将试行版本文件升级为正式版本。如最终变更终止,则试行版本文件作废,仍执行原文件。

变更申请部门填写"变更申请表",说明变更项目与变更内容、变更原因及依据;由变更申请部门负责人签字后提交质量部门。变更管理员根据变更情况和涉及范围,组织相关部门进行分析评估。评估主要从质量影响分析、连带变更、建议措施三个方面进行;质量影响分析应从利弊两个方面分别进行。

质量部门综合各分析评估结论,确定变更登记及可行性,并提出预防措施。

确定的措施,由各相关部门负责实施,质量部门对实施情况进行跟踪、评价,确保变更措施有效实施,变更风险可控,且未导致新的风险产生。

变更涉及药品法规的,需按照相关法规要求,向药监部门申请,获得批准后方可执行。

(七) 用户投诉

用户质量投诉指用户或他人反馈产品的质量缺陷,包括书面、电话、口头和网络投诉等。

1. 用户质量投诉分类　一般根据投诉问题可能产生危害的严重程度,对投诉进行分类,常见的分类有严重投诉、重要投诉和轻微投诉。

2. 投诉处理程序　投诉处理过程见图 3-4。

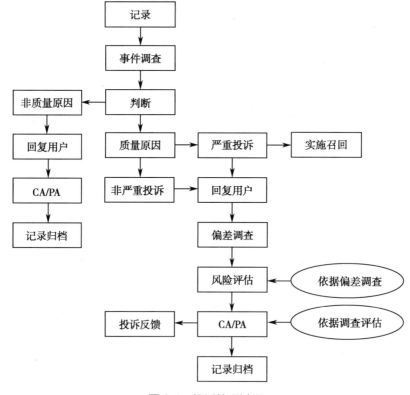

图 3-4　投诉处理过程

用户投诉的处理一般由质量部门负责,常规的处理流程为:投诉登记、产品确认、投诉情况了解、进行内部调查分析、反馈用户并处理、内部整改。

用户投诉重点关注用户的诉求,对用户负责,保障用户权益及身心安全,必要时需采取应急措施,避免或降低不良影响;以及内部的调查分析与改进,避免重复发生。

（八）质量回顾

应建立操作规程,每年对所有生产的药品按品种进行产品质量回顾分析,以确认工艺稳定可靠,以及原辅料、成品现行质量标准的适用性,及时发现不良趋势,确定产品及工艺改进的方向。回顾时,应当考虑以往回顾分析的历史数据,还应当对产品质量回顾分析的有效性进行自检。

当有合理的科学依据时,可按照产品的剂型分类进行质量回顾,如固体制剂、液体制剂和无菌制剂等。

产品质量回顾应有回顾分析报告。

应当对回顾分析的结果进行评估,提出是否需要采取纠正和预防措施或进行再确认或再验证的评估意见及理由,并及时、有效地完成整改。

药品委托生产时,委托方和受托方之间应当有书面的技术协议,规定产品质量回顾分析中各方的责任,确保产品质量回顾分析按时进行并符合要求。

1. 回顾内容　,至少应当对这些情形进行回顾分析:各部门和人员进行相关信息、数据收集、汇总与统计分析,找出关键影响因素。回顾的内容至少包括以下项目:

(1)产品所用原辅料的所有变更,尤其是来自新供应商的原辅料。

(2)关键中间控制点及成品的检验结果。

(3)所有不符合质量标准的批次及其调查结果与结论。

(4)所有重大偏差(包括不符合要求)及相关的调查与结果、所采取的整改措施和预防措施的有效性。

(5)生产工艺或检验方法的所有变更。

(6)已批准或备案的药品注册的所有变更。

(7)稳定性考察的结果及任何不良趋势。

(8)所有因质量原因造成的退货、投诉、召回及其当时的调查。

(9)与产品工艺或设备相关纠正措施的执行情况和效果。

(10)新获得注册批准的药品和注册批准有变更的药品上市后质量状况。

(11)相关设备和设施,如空调净化系统、制药用水系统、压缩空气或惰性气体等确认状态。

(12)对委托生产或检验技术合同的回顾分析,以确保内容更新。

2. 产品质量回顾报告内容

(1)简要介绍年度产品质量回顾的开展情况。

(2)质量回顾的产品或剂型范围及回顾周期。

(3)上一年度产品质量回顾结论中需要采取的纠正或预防措施的落实情况。

(4)产品基本信息,如品名、规格、包装、有效期等。

(5)所用原辅料情况的回顾,包括原辅料的供应厂家、质量回顾周期中的到货批次、合格批次、不合格批次与不合格项目、不合格原因与最终处理、关键项目的趋势分析。

(6)回顾周期中每种产品所有生产批次的信息,如产品批号、生产日期、成品收率统计及分析、不合格批次与不合格项目、不合格原因与最终处理。

(7)生产过程关键控制及检测结果分析,包括关键控制项目的检测结果、不合格批次与项目、偏差统计、关键项目的趋势分析。

(8)成品检验结果回顾分析,包括定性项目检查结果、定量项目检测结果及趋势分析、不合格批次与不合格项目、偏差的统计、关键项目的趋势分析。

(9)异常情况的处理,包括产品相关不符合事件的统计分析(包括内容、原因、措施及结果)、不合格产品与返工产品的统计分析、退回或召回产品的统计分析、产品相关客户投诉与不良反应的统计分析、重大偏差的调查处理。

(10)变更情况,包括相关变更的统计分析(如变更内容、申请时间及执行情况),产品及其原辅料质量标准及分析方法变更,产品相关的生产设施、设备、批量及处方工艺的变更,与产品相关的原辅料、包装材料的变更。

(11)验证情况,包括关键设备和设施,如关键生产设备、检验设备、空调净化系统、制药用水系统、压缩空气或惰性气体等确认状态。

(12)产品稳定性考察结果及关键项目的趋势分析,包括试验数据、趋势分析、异常点分析。

(13)委托生产或检验的技术合同的回顾分析。

(14)产品质量回顾报告分析,包括质量情况及其受控状况、存在问题、纠正或预防措施。

3. 质量回顾工作程序 产品质量回顾涉及与产品有关的人、机、料、法、环各个方面,一般为多部门协作完成,主要过程包括数据收集汇总、数据分析、形成回顾分析报告、制订纠正预防措施、实施整改。

(九) 返工、重新加工

返工指将某一生产工序生产的不符合质量标准的一批中间产品或待包装产品、成品的一部分或全部返回到之前的工序,采用相同的生产工艺进行再加工,以符合预定的质量标准。

重新加工指将某一生产工序生产的不符合质量标准的一批中间产品或待包装产品的一部分或全部,采用不同的生产工艺进行再加工,以符合预定的质量标准。

1. 返工流程 常见返工处理过程见图3-5。

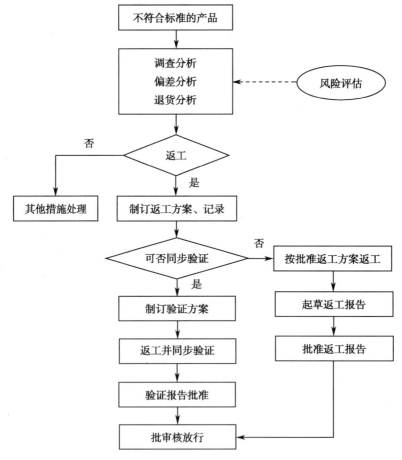

图3-5 返工处理过程

不符合质量标准的产品应按照生产过程偏差处理管理规程进行调查分析,退货产品应按照产品退货管理规程进行调查分析,并根据需要按照质量风险管理规程进行风险评估。分析评价的内容应包括返工对注册的影响,首次返工应进行验证,对产品的质量、安全性、稳定性、鉴别和纯度的影响,可能引入的新降解产物和杂质的风险,返工后产品的均一性,其他额外的补充检测项目需要及其检测方法的适用性,对下道工序的影响等。如尚未查出造成不合格的根本原因或未能确定退货过程以及在市场储存过程中对产品质量的影响因素,无法据此对返工的风险进行有效评估时,不得返工。只有当原因清楚,风险明确,并且评价确定通过返工处理可以保证返工后的产品质量不低于正常生产的产品质量时,才可进行返工。

根据偏差调查、退货产品分析及风险评估结果,可以进行返工的,生产部门制订返工方案及所需记录。根据风险评估、退货产品分析及偏差调查需要进行试验的,生产部门应先开展小试工作,并依据小试结果制订返工方案及记录。返工方案经生产部门、质量部门审核、批准后,方可实施返工。

生产部门组织人员按照批准的返工方案进行返工,并做好返工记录及相关记录。返工过程中,质量部门应按照返工方案中的中间控制点及措施进行中间控制,并进行记录。返工后的产品应进行留样,并进行稳定性考察(更换外包装的除外)。返工的产品应根据评估进行降解物质的分析,以及其他的额外检验。

如果是首次返工且未进行同步验证的,返工结束后,在完成正常检验以及额外的测试后,生产部门应起草返工报告,对返工过程、中间控制、执行情况等进行分析总结,并对结果进行评估,返工报告须经质量部门批准。

如果由于同样的原因失败而产生足够多的待返工产品,可以满足至少三个批次的返工,应进行同步验证;生产部门在制订返工方案时应一并起草验证方案,并提交质量部门审批后实施。验证方案经批准后,在返工时实施同步验证。验证结束后生产部门起草验证报告,评估验证结果,验证报告应经过质量部门审批。

质量部门和生产部门应对返工的产品进行充分评价,确定返工的产品质量不低于正常生产出的产品质量时方可放行。质量部门应对返工产品相关的记录进行最终审核,审核内容包括偏差调查报告、退回产品分析评价记录、风险评估报告、返工方案、返工记录、验证资料、返工报告、中间控制及最终产品检测记录、补充测试记录等;通过审核全部符合预定要求的,由质量部门批准放行。

2. 重新加工流程　常见重新加工处理过程见图3-6。

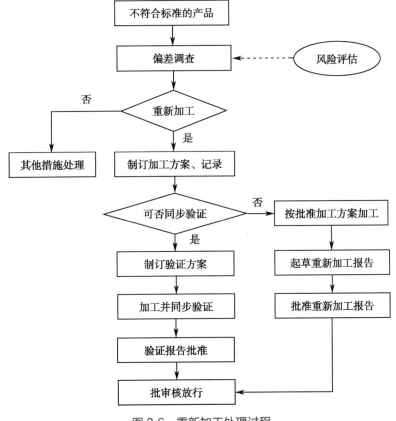

图 3-6　重新加工处理过程

当发现不符合质量标准的产品时,应按照生产过程偏差处理管理规程进行调查分析,并根据需要按照质量风险管理规程进行风险评估。

分析评价的内容应包括重新加工工艺对注册的影响,首次重新加工应进行验证,对产品的质量、安全性、稳定性、鉴别和纯度的影响,可能引入的新降解产物和杂质的风险,重新加工后产品的均一性,其他额外的补充检测项目需要及其检测方法的适用性,对下道工序的影响等。如尚未查出造成不合格的根本原因,无法据此对重新加工的风险进行有效评估时,不得重新加工。只有当原因清楚,风险明确,并且评价确定通过重新加工可以保证重新加工后的产品质量不低于正常工艺生产的产品质量时,方可进行重新加工。

根据偏差调查及风险评估结果,不能进行重新加工的,应按照偏差调查和风险评估确定的措施进行处理,如返工、销毁等。根据偏差调查及风险评估结果,可以进行重新加工的,生产部门制订重新加工方案及所需记录。根据风险评估及偏差调查需要进行试验的,生产部门应先开展小试工作,并依据小试结果制订重新加工方案及记录。

重新加工方案经生产部门经理审核后,报质量部门审批,经质量部门批准后方可实施重新加工。生产部门组织人员按照批准的重新加工方案进行重新加工,并做好加工记录及相关记录。重新加工过程中,质量部门应按照重新加工方案中的中间控制标准及措施进行中间控制,并进行记录。

重新加工后的产品应进行留样,并进行稳定性考察。重新加工的产品应根据评估进行降解物质的分析,以及其他的额外检验。如果未进行同步验证的,加工结束后,在完成正常检验以及额外的测试后,生产部门应起草重新加工报告,对加工过程、中间控制、执行情况等进行分析总结,并对结果进行评估,重新加工报告须经质量部门批准。如果由于同样的原因失败而产生足够多的不符合标准的产品,可以满足至少三个批次的重新加工,应进行同步验证;生产部门在制订重新加工方案时应一并起草验证方案,并提交质量部门审批后实施。验证方案经批准后,在重新加工时实施同步验证。验证结束后生产部门起草验证报告,评估验证结果,验证报告应经过质量部门审批。

质量部门和生产部门应对重新加工的产品进行充分评价,确定重新加工的产品质量不低于正常工艺生产出的产品质量时方可放行。质量部门应对重新加工产品相关的记录进行最终审核,审核内容包括偏差调查报告、风险评估报告、重新加工方案、重新加工记录、验证资料、重新加工报告、中间控制及最终产品检测记录、补充测试记录等;通过审核全部符合预定要求的,由质量部门批准放行。

(十) 退货与召回

退货指企业发往市场后因某种原因被退回的产品。

1. 分类　根据形成退货原因,退货分为以下情况:

(1)超有效期导致的退货。

(2)近有效期(超过产品有效期三分之二)的退货。

(3)由于商业之间的流转出现破损、污染、包装变形等导致的退货。

(4)产品从企业配送至商业单位的运输过程中出现包装变形、破损导致的退货。

(5)商业公司更换或暂停销售导致的退货。

(6)有效期内由于质量问题导致的退货。

(7)由于错发、误发产品导致的退货。

(8)由于滞销或落标等原因导致药品在有效期内的退货。

(9)其他原因导致的退货。

2. 退货产品处理流程　常见退货产品处理过程见图3-7。

退货产品运至工厂后,由仓库保管员核对相关资料,并对退货产品进行检查,复核内容包括品名、批号、规格、数量、退货单位、运输条件的记录或证明材料,根据获取的信息填写"退货产品登记表",并核对退货产品与经批准的"产品退货申请表"信息的一致性,填写退货产品货位卡和台账,挂退货产品状态标志。

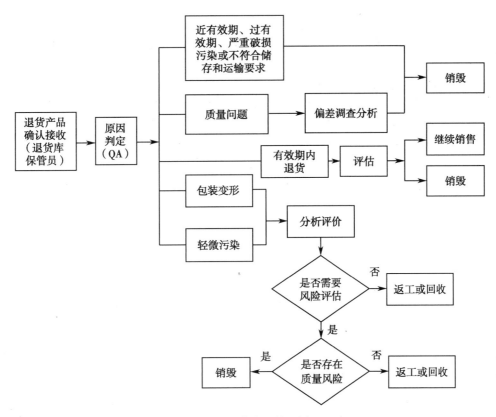

图 3-7 退货产品处理过程

同一产品同一批号不同渠道和不同时间的退货均应分别记录、存放和处理。

退回产品到达退货库后,QA 人员到现场对退货情况进行检查确认是否为本单位生产的产品,必要时通过鉴别试验确定。如非本企业生产的产品,应封存实物,并向药品监督管理部门报告。

确认为本企业产品后,QA 对退货给出初步处理意见:

(1)近有效期、过有效期、严重破损污染或不符合储存和运输要求应按照不合格品管理规程作销毁处理。

(2)符合质量退货要求的产品,质量部门按照偏差处理程序对涉及批次产品进行偏差调查。

(3)有效期内且符合储存和运输要求,包装变形、轻微污染退货产品,进行分析评价,由 QA 对退回产品质量情况进行评价,必要时可进行相关项目检测。如果存在不明确的风险则应进行风险评估,评估的因素包括药品性质、所需储存条件、药品现状、历史、发运与退货的时间间隔、检验情况等。

根据分析、评价结果,质量部门制订处理措施,如销毁、继续销售、更换包装后销售等。

经检查、检验、分析、评价,证明退货产品质量未受影响,并经质量部门批准的,退货产品方可重新销售,或更换外包装后重新销售。更换包装的操作不得影响药品质量。

经分析、评价通过回收或返工能够符合预定质量标准要求的退货产品,分别按照回收管理规程和返工管理规程进行回收或返工处理,并按照最早生产的一批确定有效期。

近有效期、过有效期、严重破损污染或不符合储存和运输要求以及有效期内经检查、分析、评价有潜在质量风险且不能返工或回收处理的退货产品,应按照不合格品管理规程作销毁处理。

(十一)不合格品管理

不合格品指经检查、检验和调查不符合质量标准的原辅料、包装材料、中间产品、待包装产品和成品。

1. 不合格原辅料的处理

(1)因供应商原因造成不合格的原辅料,作退回供应商处理。

(2)因本工厂储存、使用不当造成不合格的原辅料,由物料部门填写销毁申请,经质量部门审核后,报送分管领导批准,在质量部门监督下销毁,并填写销毁记录,记录销毁方式、销毁地点、销毁日期、销毁人、监督人等。

(3)生产过程中发现因供应商原因导致的原辅料出现异常,由车间发起偏差流程,根据偏差调查、风险评估等结果进行处理,退回物料部门,由物料部门发起销毁流程,进行销毁。

2. 不合格包装材料的处理

(1)因供应商原因造成不合格的包装材料,印刷性包装材料应书面通知供应商,并在本企业进行销毁,销毁流程同原辅料的销毁程序,只是在销毁时可以有供应商人员共同在现场;非印刷性包装材料退回供应商。

(2)因保管或使用等原因造成包装材料不合格的,由物料部门填写销毁申请,经质量部门审核后,报送分管领导批准,在质量部门监督下销毁,销毁须进行记录。

3. 不合格中间产品、待包装产品和成品的处理　不合格的中间产品、待包装产品和成品根据偏差调查、风险评估等结果进行处理,可以返工、回收的,按照返工管理规程、回收管理规程的规定组织返工或回收。不能返工或回收的,车间或部门填写销毁申请,经质量部门审核批准后,在质量部门监督下销毁。已经在库的成品由物料部门发起销毁申请实施销毁。

（十二）验证管理

验证管理指证明任何操作规程(或方法)、生产工艺或系统能够达到预期结果的一系列活动。

1. 验证管理制度　企业应建立验证管理制度,对验证的总体组织安排、项目验证的技术要求等进行明确,每年制订验证总计划,专人负责实施。各项目应有项目验证计划和方案。常见验证管理制度如下:

(1)空调净化系统验证管理规程。

(2)工艺用水及纯蒸汽系统验证管理规程。

(3)压缩空气或氮气系统验证管理规程。

(4)设备验证管理规程。

(5)设备清洁验证管理规程。

(6)产品生产工艺验证管理规程。

(7)计算机系统验证管理规程。

(8)无菌工艺模拟试验验证管理规程。

(9)用户需求技术标准管理规程。

(10)厂房设施确认与验证管理规程。

(11)确认与验证总计划。

2. 验证流程　指药品生产过程中的厂房、设施、设备和检验仪器要经过确认,采用经过验证的生产工艺、操作规程和检验方法进行生产、操作和检验,并保持持续的验证状态。

质量部门组织制定年度确认与验证总计划。确认与验证的关键要素都要在验证总计划或同类文件中详细说明。验证总计划应当至少包含以下信息:

(1)确认与验证的基本原则。

(2)确认与验证活动的组织机构及职责。

(3)待确认或验证项目的概述。

(4)确认或验证方案、报告的基本要求。

(5)总体计划和日程安排。

(6)在确认与验证中偏差处理的管理。

(7)保持持续验证状态的策略,包括必要的再确认和再验证。

(8)所引用的文件、文献(注明出处、版本号、文件编码等便于查阅的信息)。

(9)验证总计划的附录。

对于大型和复杂的项目(如新建生产车间、新增剂型、技术改造等),可制订单独的项目验证总计划。

验证活动结束后,及时汇总分析获得的数据和结果,撰写确认或验证报告。验证小组要在报告中对确认或验证过程中出现的偏差进行评估,必要时进行彻底调查,并采取相应的纠正措施和预防措施;变更已批准的确认或验证方案,要进行评估并采取相应的控制措施。确认或验证报告应当经过领导小组成员的书面审核,验证领导小组组长批准。当确认或验证分阶段进行时,只有当上一阶段的确认或验证报告得到批准,或者确认或验证活动符合预定目标并经批准后,方可进行下一阶段的确认或验证活动。当验证结果不符合预先设定的可接受标准时,要进行记录并分析原因。若对原先设定的可接受标准进行调整,需进行科学评估,得出最终的验证结论。

3. 工艺验证 工艺验证应当证明一个生产工艺按照规定的工艺参数能够持续生产出符合预定用途和注册要求的产品。工艺验证应当包括首次验证、影响产品质量的重大变更后的验证、必要的再验证,以及在产品生命周期中的持续工艺确认,以确保工艺始终处于验证状态。

产品质量标准中确定产品的关键质量属性,产品工艺规程中确定关键工艺参数、常规生产和工艺控制中的关键工艺参数范围,根据对产品和工艺知识的理解进行更新,并将更新的内容以概述的方式写入验证方案中。采用新的生产处方或生产工艺进行首次工艺验证应当涵盖该产品的所有规格。可以根据风险评估结果采用简略方式进行后续的工艺验证,如选取有代表性的产品规格或包装规格、最差工艺条件进行验证,或适当减少验证批次。工艺验证批的批量应当与预定商业批的批量一致。

工艺验证前至少应当完成以下工作:

(1)厂房、设施、设备经过确认并符合要求,分析方法经过验证或确认。

(2)日常生产操作人员应当参与工艺验证批次生产,经过适当的培训并经考核合格。

(3)用于工艺验证批次生产的关键物料应当由批准的供应商提供,否则需评估可能存在的风险。

要根据质量风险管理原则确定工艺验证批次数和取样计划,以获得充分的数据来评价工艺和产品质量。通常应当至少进行连续三批成功的工艺验证。对产品生命周期中后续商业生产批次获得的信息和数据,进行持续的工艺确认。如企业从生产经验和历史数据中已获得充分的产品和工艺知识并有深刻理解,工艺变更后或持续工艺确认等验证方式,经风险评估可进行适当的调整。

工艺验证方案至少包括以下内容:

(1)工艺的简短描述(包括批量等)。

(2)关键质量属性的概述及可接受限度。

(3)关键工艺参数的概述及其范围。

(4)应当进行验证的其他质量属性和工艺参数的概述。

(5)主要设备、设施清单及校准状态。

(6)成品放行的质量标准。

(7)相应的检验方法清单。

(8)中间控制参数及其范围。

(9)拟进行的额外试验测试项目的可接受标准和已验证的用于测试的分析方法。

(10)取样方法及计划。

(11)记录和评估结果的方法(包括偏差处理)。

(12)职能部门和职责。

(13)建议的时间进度表。

4. 持续工艺确认 在产品生命周期中,要进行持续工艺确认,对商业化生产的产品质量进行监控和趋势分析,以确保工艺和产品质量始终处于受控状态。在产品生命周期中,考虑到对工艺的理解和工艺性能控制水平的变化,要对持续工艺确认的范围和频率进行周期性的审核和调整。

持续工艺确认要按照批准的文件进行,并根据获得的结果形成相应的报告。必要时,要使用统计工具进行数据分析,以确认工艺处于受控状态。持续工艺确认的结果可以用来支持产品质量回顾分析,确认工艺验证处于受控状态。当趋势出现渐进性变化时,要进行评估并采取相应的措施。

5. 运输确认 对运输有特殊要求的物料和产品,其运输条件要符合相应的批准文件、质量标准中的规定或企业的要求。运输确认应当对运输涉及的影响因素进行挑战性测试,且应当明确规定运输途径,包括运输方式和路径。长途运输还应当考虑季节变化的因素。委托具有资质的物流企业运输低温贮藏的产品时,须对冷链运输设施的温度控制性能进行确认。

除温度外还应当考虑和评估运输过程中的其他相关因素对产品的影响,如湿度、震动、操作、运输延误、数据记录器故障、使用液氮储存、产品对环境因素的敏感性等。在产品运输过程中可能会遇到各种不可预计的情况,运输确认应当对关键环境条件进行连续监控。

6. 清洁验证 为确认与产品直接接触设备的清洁操作规程的有效性,进行清洁验证。要根据所涉及的物料,合理地确定活性物质残留、清洁剂和微生物污染的限度标准。

在清洁验证中,不能采用反复清洗至清洁的方法。目视检查是一个很重要的标准,但通常不能作为单一可接受标准使用,可增加擦拭、清洁剂的 pH、电导率等检查项目。清洁验证的次数应当根据风险评估确定,通常应当至少进行连续三次。清洁验证计划完成需要一定的时间,验证过程中每个批次后的清洁效果需及时进行确认。必要时,在清洁验证后要对设备的清洁效果进行持续确认。

验证应当考虑清洁方法的自动化程度。当采用自动化清洁方法时,要对所用清洁设备设定的正常操作范围进行验证;当使用人工清洁程序时,要评估影响清洁效果的各种因素,如操作人员、清洁规程详细程度(如淋洗时间等),对于人工操作而言,如果明确了可变因素,在清洁验证过程中应当考虑相应的最差条件。活性物质残留限度标准要基于毒理试验数据或毒理学文献资料的评估建立。如使用清洁剂,其去除方法及残留量要进行确认。可接受标准应当考虑工艺设备链中多个设备潜在的累积效应。如一些产品无法检索到毒理试验数据或毒理学文献资料时,可以先按照分析方法客观能达到的灵敏度(如浓度限度 1/1 000 000),以及生物活性的限度(治疗剂量的 1/1 000)制定清洁验证的残留限度标准。应当在清洁验证过程中对潜在的微生物污染进行评价,如需要,还应当评价细菌内毒素污染(一般指无菌制剂)。设备使用后至清洁前的间隔时间以及设备清洁后的保存时限对清洁验证的影响要进行验证确认。

当采用阶段性生产组织方式时,综合考虑阶段性生产的最长时间和最大批次数量,以作为清洁验证的评价依据。当采用最差条件产品的方法进行清洁验证模式时,要对最差条件产品的选择依据进行评价,当生产线引入新产品时,需再次进行评价。如多用途设备没有单一的最差条件产品时,最差条件的确定应当考虑产品毒性、允许日接触剂量和溶解度等。每个使用的清洁方法都应当进行最差条件验证。在同一个工艺步骤中,使用多台同型设备生产,可在评估后选择有代表性的设备进行清洁验证。如无法采用清洁验证的方式来评价设备清洁效果,则产品应当采用专用设备生产。

7. 再确认或再验证 对设施、设备和工艺,包括清洁方法应当进行定期评估,以确认它们持续保持验证状态。关键的生产工艺和操作规程应当定期进行再验证,确保其能够达到预期效果。采用质量风险管理方法评估变更对产品质量、质量管理体系、文件、验证、法规符合性、校准、维护和其他系统的潜在影响,必要时,进行再确认或再验证。

当验证状态未发生重大变化,可采用对设施、设备和工艺等的回顾审核,来满足再确认或再验证的要求。当趋势出现渐进性变化时,应当进行评估并采取相应的措施。若在验证周期内主要组件进行了更换,重要部件发生了更换就需要重新进行确认或验证。

(十三)质量风险管理

质量风险管理是在整个产品生命周期中采用前瞻或回顾方式,对质量风险进行评估、控制、沟通、审核的系统过程,旨在将风险降低到可接受的程度,最终保证产品质量。

1. 质量风险管理可应用范围

(1)确定和评估产品生产过程或流程的偏差或产品投诉对产品质量和药品相关法规造成的潜在的影响,包括对市场的影响。

(2)处方工艺、原辅料、关键设备设施、操作方法等的变更对产品质量影响的评估。

(3)评估和确定内部的和外部的质量审计范围。

(4)厂房设施、设备、建筑材料、公用工程及预防性维护项目或计算机系统新建或改造的评估。

(5)确定确认、验证活动的范围和深度。

(6)评估质量体系,如物料、产品放行、标签管理或批审核的有效性或变化。

(7)供应商引进、供应商审计或供应商等级划分等。

(8)新产品研发的工艺筛选、剂型确定、临床研究等。

(9)其他与产品质量有关工作的应用。

2. 风险管理流程 对于工作中发现或怀疑存在风险的事件或现象,各部门或人员应及时以书面形式提出,并提供相关的证据、信息等资料,一并提交给质量部门,以便及时开展评估。

质量部门在收到风险事件或现象及相关资料数据后,应进行初步判断,对需要风险评估的,组建风险评估小组,启动风险评估,风险评估小组成员应为与本次评估对象有关的部门人员,并熟悉风险事件或现象所涉及的相关工作要求。

质量部门应召集相关人员对提出的风险事件或现象进行判断,并组织收集相关资料、依据,通过历史数据、理论分析、经验、成型的意见等识别风险信息,确定风险的可能来源及风险发生的可能后果。在风险信息识别中应综合考虑包括对患者的风险、产品不符合标准要求的风险、法规不符合的风险等;确定风险信息后,启动风险管理;确定风险评估小组,风险评估小组成员应为本次评估对象有关部门人员,并且对相关工作较为熟悉。

风险评估小组对所确定的可能风险进行分析,初步判断这种风险发生的可能性、发现这种风险的严重性和风险的检测性。风险评估小组对已经确定和分析的风险进行评价,将其与预先确定的可接受标准进行比较,通过量化打分和定性过程确定风险的程度;对风险评估的记录进行整理,起草风险评估报告,风险评估报告须经质量部门批准。

根据风险评估报告,按纠正预防措施管理规程,制订纠正措施与预防措施,以降低风险或防止风险的发生;将纠正预防措施分发到相关部门或人员实施。对纠正预防措施实施的情况及结果进行跟踪,确认达到可接受标准的,对实施结果予以确认。

对事件的整个处理过程及各项记录进行回顾,确认达到可接受标准的,并且没有引入新的风险的,确认结果,风险管理完结;如不符合或引入了新的风险,应重新进行风险的评估与风险控制。

(十四)纠正预防措施

纠正措施指为消除已发现的不符合或其他不期望情况的原因所采取的措施,以降低或消除不符合事件导致的不利影响。

预防措施指为消除潜在不符合或其他潜在不期望情况的原因所采取的措施,以防止不利情况的发生。

常见的纠正预防措施过程见图3-8。

根据获得的信息、问题解释、数据资料等确定存在的或潜在的问题,问题来源如下:

(1)投诉、召回及退货。

(2)偏差、超标结果。

(3)内部自检与外部检查。

(4)工艺性能和质量监测趋势以及其他来源的质量数据

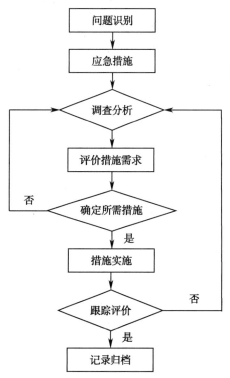

图3-8 纠正预防措施过程

分析。

(5)产品年度质量回顾分析。

(6)各种变更。

(7)验证结果不符合。

(8)供应商审计。

(9)风险管理。

(10)新技术、新设备、新方法等引入。

(11)其他来源的不符合或可能潜在的不符合。

(十五)物料与产品审核放行

物料与产品审核放行由质量受权人或转质量受权人负责,物料与产品放行前由 QA 人员对产品批生产记录、批检验记录和检验报告进行全面审核,审核结果报质量受权人或转受权人批准,决定是否放行。

物料与产品到库后,仓库管理员和仓库 QA 人员按照规定的程序和要求对物料包装的完整性和密封性,供应商的资质和检验报告等进行初步验收,验收合格后,仓库管理员填写物料验收记录、物料验收单及请验单,同时通知质量部门取样员取样。

取样员根据物料类别,按照取样原则和取样操作要求,进行现场取样,取样时,须核对请验单、物料验收单、供应商的检验报告等信息与物料的一致性。样品须贴标识,并交质量部门等待检验。取样应具有代表性。

QC 人员按照检验规程进行检测,检验过程及记录需经过第二人复核,检验结束后,发检验报告。检验记录经 QA 人员审核无误后,经质量受权人批准后,可以放行。

(十六)自检

自检是指制药企业内部对药品生产实施 GMP 情况的检查,是企业执行 GMP 中一项重要的生产质量保证措施。即对本企业完善生产质量保证体系的自我检查,通过 GMP 自检,监控企业 GMP 的实施情况,评估企业是否符合 GMP 规范要求,发现执行 GMP 过程中存在的缺陷产生的原因,对产生缺陷的原因与相关的风险进行分析,通过提出并实施必要的纠正预防措施而持续改进,落实实施部门与责任人,提高 GMP 执行的持续性、符合性、有效性和实效性,稳步提升 GMP 的实施水平。

(1)全面自检:依据 GMP 规范、药品的相关法律法规及企业 GMP 文件,对企业药品生产、质量工作中涉及的各个环节进行的全面检查。

(2)部分自检(或称非周期性自检):指依据 GMP 规范、药品的相关法规以及企业 GMP 文件,对药品生产质量工作中涉及的部分项目进行有针对性的自检,包括对某个新建项目和改造项目进行的针对性自检,或对某个方面进行的专项自检,如对水系统的专项自检。

全面自检一般每年不少于一次。

非周期性自检要求如下:

(1)因变更等异常情况或改进所需等进行的自检:根据实际情况随时进行自检。

(2)新建、扩建或改建项目:根据项目进度及时安排全面自检或专项自检。

(3)发生重大变更时:通过风险评估必要时开展针对性自检。

(4)其他。

二、设备设施系统

(一)厂房设施

药品生产企业厂房设施主要包括厂区建筑物实体(含门、窗)、道路、绿化草坪和围护结构等;生产厂房附属公用设施包括照明、消防喷淋和给排水管网等;公用系统包括净化空调和除尘装置、纯化水系统、注射用水系统、纯蒸汽系统、惰性气体及压缩空气系统等。

药品生产厂房宜选择在大气含尘、含菌浓度低,无有害气体,自然环境好的区域,如无明显异味,无空气、土壤和水的污染源等。药品生产厂房要远离铁路、码头、机场、交通要道以及散发大量粉尘和有害气体的工厂、贮仓、堆场等严重空气污染、水质污染、振动或噪声干扰的区域。如不能远离严重空气污染区时,则应位于其最大频率风向的上风侧,或全年最小频率风向的下风侧。

厂区总体布局应符合 GB 50187—2012《工业企业总平面设计规范》,同时应满足 GMP 的相关要求。医药工业洁净厂房应布置在厂区内环境清洁、人流物流不穿越或少穿越的地方,并应考虑产品工艺特点,合理布局,工艺顺畅,间距恰当。兼有原料药和制剂生产的药厂,原料药生产区应位于制剂生产区全年最大频率风向的下风侧。三废无害化处理、锅炉房等有严重污染的区域应置于厂区的最大频率风向的下风侧。青霉素类高致敏性药品生产厂房应位于厂区其他生产厂房全年最大频率风向的下风侧。动物房的设置应符合 GB 14925—2010《实验动物环境及设施》的有关规定。

(二) 空调净化系统

空调净化系统是一个能够通过控制温度、相对湿度、空气运动与空气质量(包括新鲜空气、气体微粒和气体)来调节环境系统的总称。空气净化系统能够降低或升高温度、减少或增加空气湿度和水分、降低空气中颗粒烟尘污染物的含量。空气净化系统的这些功能被利用来为工作人员以及产品提供保护和舒适的环境。

制药企业的空调净化系统相比于其他普通空调系统,它的控制要求更为严格,不仅对空气的温度、湿度和风速有严格要求,还对空气中所含尘埃粒数、细菌浓度等均有明确限制,同时还需控制不同等级区域间的压差,以保证内部洁净空气不被污染。

(三) 制药用水系统

药品生产工艺中使用的水包括饮用水、纯化水、注射用水。

(1)饮用水:通常为自来水公司供应的自来水或深井水,又称原水。

(2)纯化水:为原水经蒸馏法、离子交换法、反渗透法或其他适宜的方法制得的制药用水,不含任何附加剂。纯化水可作为配制普通药物制剂的溶剂或试验用水。

(3)注射用水:为符合 2020 年版《中国药典》注射用水项下规定的水。注射用水为蒸馏水或去离子经蒸馏所得的水,故又称重蒸馏水。

纯化水的制备应以饮用水作为原水,并采用合适的单元操作或组合的方法。常用的纯化水制备方法包括蒸馏法、离子交换、反渗透法等。

(四) 惰性气体系统

药品在生产过程中需要使用各种工艺气体,如压缩空气、氮气、氧气、二氧化碳、燃气、真空等。按照其用途可分为两类:工艺用气和仪表用气。工艺用气一般与工艺流接触,有可能影响到产品质量,为直接影响系统,需要重点关注;仪表用气则主要是给设备运行提供动力,属于间接影响系统。

GMP 中没有对气体的质量标准进行定义,只规定进入无菌生产区的生产用气体(不包括可燃性气体)均应经过除菌过滤。用于无菌生产的公用介质(如压缩空气、氮气)的除菌过滤器和呼吸过滤器的完整性应定期检查。

工艺气体的质量标准是由用户根据其具体用途和使用环境而决定的,当气体被用作辅料、工艺助剂或是药品制备过程中的一部分时,用户应评估其对产品的潜在影响。为了评估影响,可进行风险分析,通过各种风险分析程序和方法来识别和评估关键质量属性和关键工艺参数。

(五) 制药用蒸汽

蒸汽广泛应用于制药工艺中加热、加湿、动力驱动、干燥等步骤。蒸汽是良好的灭菌介质,纯蒸汽具有极强的灭菌能力和极少的杂质,主要应用于制药设备和系统灭菌。

按照蒸汽的制备方法、工艺用途等因素,制药用蒸汽大致分为工业蒸汽和纯蒸汽。

1. 工业蒸汽　主要用于非直接接触产品的加热,为非直接影响系统。由市政用水软化后制备的蒸汽,用于非直接接触产品工艺的加热和非直接接触产品设备的灭菌和废液废料的灭活,一般只需考虑系统如何防止腐蚀。

2. 纯蒸汽 主要用于最终灭菌产品的加热和灭菌,也常用于洁净厂房的空气加湿,属于直接影响系统,纯蒸汽通常是通过纯蒸汽发生器或多效蒸馏水机的第一效蒸发器制备产生的。

三、物料系统

(一)物料供应商管理

物料供应商指为药品生产提供原料、辅料、包装材料的生产商、经销商或代理商。

1. 物料供应商的分类 根据物料性质分类:中药材、中药饮片、中药提取物、化学原料药、辅料、包装材料、进口中药材/饮片、进口化学原料药、进口辅料、进口包装材料等物料供应商。根据使用物料相关产品的质量风险高低,可分为 A、B、C 类供应商,以便于分别管理,如:

(1)A 类物料供应商:注射剂品种和原料药生产所用的化学原料药、辅料、中药材、中药饮片、中药提取物、直接接触药品的包装材料物料供应商。

(2)B 类物料供应商:口服制剂品种和原料药(非注射剂级别)主要化学原料药、用量较多的辅料、中药材、中药饮片、中药提取物、直接接触药品的包装材料的物料供应商。

(3)C 类物料供应商:中药材(非基地)、口服制剂品种处方中用量较少的辅料、进口物料和非直接接触药品包装材料的物料供应商。

2. 物料供应商的资质要求 物料供应商均应提供相关资质且必须加盖公章,要求如下:

(1)中药材供应商需提供的资质有营业执照或其他相关证明文件;如有必须提供的额外资质也应提供(如第三方检测报告)。

(2)中药饮片生产商需提供的资质有营业执照、药品生产许可证、药品 GMP 证书(或 GMP 符合性证明)。

(3)中药提取物供应商需提供的资质有营业执照、药品生产许可证、药品 GMP 证书(或 GMP 符合性证明)、药品注册证/批件(或登记证明)、质量标准。

(4)实施备案管理的提取物供应商需提供营业执照、中药提取物生产备案表或回执、质量标准,以及申请中药提取物备案的相关资质。

(5)原料供应商需提供营业执照、药品生产许可证、药品 GMP 证书、药品注册证/批件(及相关批件)、质量标准。

(6)辅料供应商需提供营业执照、药品生产许可证、药品注册证/批件(或登记证明)、质量标准。

(7)无批准文号的供应商需提供营业执照、全国工业产品生产许可证(或其他的生产相关的资质证明)、质量标准;如有必须提供的额外资质也应提供药品生产许可证、药品 GMP 证书(或 GMP 符合性证明)、其他体系认证证书、获得荣誉情况、近期第三方检测报告。

另外,经销商不仅需提供生产商的全套资质,也需提供营业执照、药品经营许可证、GSP 认证证书等。

3. 物料供应商的引进 根据产品特性,采购部门依据已掌握的物料供应商资料,选择产品质量可靠、社会信誉度高、口碑良好的厂商作为备选对象,应优先考虑通过 GMP(或能提供 GMP 符合性证明)、GSP 或其他体系认证的物料供应商,范围如下:

(1)原药材:应持有包括药材经营的企业法人营业执照。

(2)中药饮片:应持有企业法人营业执照、药品生产许可证、GMP 认证证书(或 GMP 符合性证明)。

(3)化学原料药:应持有企业法人营业执照、药品生产许可证、GMP 认证证书(或 GMP 符合性证明)、药品注册批件(或登记证明)。

(4)内包装材料:应持有企业法人营业执照、印刷经营许可证(印刷类包材)、药品包装材料注册批件(或登记证明)。

(5)外包装材料:应持有企业法人营业执照、印刷经营许可证(印刷类包材)。

4. 物料供应商资格的取消　在供应商无法保障供应物料质量,可能对药品生产造成较大质量影响或市场风险时,应取消相应供应商资格,如:

(1)化学原料药、辅料、中药提取物:供应 1 年内,累计 x 次供应的单一品种物料不符合质量标准要求的。

(2)中药材/中药饮片:供应 1 年内,有故意掺伪、掺杂、增重、染色等行为,且无改进措施的。

(3)直接接触药品的包装材料:供应 1 年内,累计 x 次供应的单一品种物料不符合质量标准,且无改进措施的。

(4)非直接接触药品的包装材料:供应 1 年内,累计 x 次供应的单一品种物料不符合质量标准,且无改进措施的。

(5)现场审计过程中有重大缺陷项目,或者无法正常生产的。

(6)对审计缺陷疏于整改,持应付态度的。

(7)资质文件过期 2 个月内不能主动提供合格资质文件的。

(8)经分析评价,应取消供应商资格的其他情况。

(二)物料接收、入库、储存、发放、退回

所有药品生产过程中使用到的物料及生产出的产品,都需要经过接收、入库、储存、发放及退回管理。

1. 物料的接收　入库物料必须有外包装且完整,每件外包装应有入库物料的品名、数量、来源、产地、规格、批号、供货单位、日期等标签,验收时应逐件核对上述内容,以确认物料的正确性并记录。入库物料外包装应完好,无破损、潮渍、霉变和虫蛀鼠咬现象。检查入库物料是否有生产商(含法定机构的委托检验)出具的检验合格报告。

仓库物料验收员验收合格的物料,由库工清洁所收物料的外包装,做好计数称量工作,卸入各库,仓库管理员挂货位卡及待验标识。物料验收员验收合格后及时填写物料验收记录,并向质量部门提出检验申请,按批取样及检验。

2. 物料的入库　物料经检验合格,发放合格报告,并被批准放行后,办理入库手续,更换合格状态标识,在放行前,按照待验管理。

经检验不合格或者经评价不能放行的物料,按不合格品管理制度处理。

3. 物料的储存　在库物料,需根据物料类别分库或分区存放,如原药材库、中药饮片库、内包装材料库、外包装材料库、辅料库、标签库、危险品库等。

根据物料的性质,不同物料应分别储存于常温库、阴凉库、冷库等。

库存物料应放置于地板上,不宜直接放置在地面上,批次之间保持距离,保证物料与仓库的地面、顶棚、墙壁保持适当距离,且不同批次之间有间距隔开,便于区分和搬运。

存放区无鼠、无虫、无霉,保持整洁。

4. 物料的发放　车间依据生产指令或包装指令填写领料单到仓库领料,仓库核对无误后按"先进先出、零头先出"的原则发料。

在物料接收、入库、储存、发放及车间退回过程中,尽可能使用原包装。

5. 物料的退回　车间生产结束后,核对剩余物料的品名、批号、数量,核查无误后填写退料单,将剩余物料退回仓库,退回物料应标明名称、批号、数量等信息。

洁净区退出的物料,物料出洁净区时应双层包装,内外袋应分别封口,内外袋上均应贴有物料标识,标识上应注明品名、批号、规格、重量等物料信息。

(三)物料状态标识管理

仓库所有的物料、产品均应贴有货位卡和状态标志。

1. 货位卡　根据物料、产品的类别和来源等情况,货位卡分为包装材料货位卡、原辅料货位卡和成品货位卡、药材货位卡,用以表明物料的有关信息及其来源和去向。

2. **状态标识**　在库物料均应有货位卡和状态标识,标明物料的名称、规格、批号、数量等基本信息,及其所处的质量状态,如待验、合格、不合格。

(四)物料储存期管理

物料的储存条件应符合药品和物料标准的要求。物料储存期以物料有效期为依据,标明有效期的物料,储存期限不得超过有效期。超过有效期的物料不得使用。储存期到期的物料应重新复检,检验合格后重新制定储存期。

四、生产系统

(一)工艺规程管理

工艺规程指为生产特定数量的成品而制定的一个或一套文件,包括生产处方、生产操作要求和包装操作要求,规定原辅料和包装材料的数量、工艺参数和条件、加工说明(包括中间控制)、注意事项等内容。

每种药品的每个生产批量均应当有经企业批准的工艺规程,不同药品规格的每种包装形式均应当有各自的包装操作要求。工艺规程的制定应当以注册批准的工艺为依据。工艺规程不得任意更改。如需更改,应当按照相关的操作规程修订、审核、批准。

(二)状态标识管理

生产状态标识按使用对象不同分为设备状态标识、工器具状态标识、物料状态标识、操作间状态标识四类。分别用于标明设备状态(如运行、清洁合格、停用)、工器具状态(如清洁合格、待清洁等)、物料状态(如待验、合格、不合格)、操作间状态(如运行、清场合格、待清场)。

(三)称量复核

称量的范围包括购进原辅料、包装材料的验收、车间领料、不同车间之间物料交接、车间内部不同岗位或工序之间物料或中间体交接和车间配料等操作时,应由第二个人对称量情况进行复核。

(四)物料平衡与收率控制

物料平衡指产品或物料实际产量或实际用量及收集到的损耗之和与理论产量或理论用量之间的比较,并适当考虑可允许的正常偏差范围。关键工序如固体制剂的制粒、注射剂的灌装等应进行物料平衡计算。

五、包装和标签系统

包装材料的设计必须符合《药品管理法》《药品说明书和标签管理规定》以及国家发布的药品质量标准、相关说明书和标签管理规定。文字内容、特殊标识及特殊用语必须按质量部门管理专员根据产品注册信息、国家相关法规确定的文字、特殊标识及特殊用语为依据。说明书和包装标签样式及使用的图案、注册商标、企业标识等按产品营销需求进行设计和采用。标签应计数发放。

六、实验室控制系统

(一)取样、分样、留样

1. **取样**　取样人员应经质量部门授权,并经过相应培训。

取样前应准备好洁净的取样器、样品盛装容器和辅助工具,核对物料品名、产地、规格等级及包件式样,检查包装的完整性、清洁程度以及有无水迹、霉变或其他物质污染等情况,包装条件不符合要求的,应拒绝取样,物料退回供应商或根据具体情况决定是否销毁,核对无误的物料,根据总件数计算取样件数,进行取样,样品应进行标识。原辅料(不含药材)、直接使用的内包装材料,取样环境须与生产环境的洁净级别一致,其他物料可在一般区环境下取样。

2. **分样**　取样人员将样品交给分样人员,分样人员根据需要,将样品分发给相应的检验室、留样室,分样须进行登记。

3. 留样 留样的目的是观察原辅料在贮存过程中外观等变化情况,当中间产品、待包装产品或成品出现质量问题时追查原因或复检用。用于药品生产的原辅料(不包括生产过程中使用的溶剂、气体或制药用水)和与药品直接接触的包装材料的留样,一般保存至成品有效期后一年。

(二) 检验结果超标控制

质量控制实验室应当建立检验结果超标调查的操作规程,任何检验结果超标都必须按照操作规程进行完整的调查,并有相应的记录。

超出标准(out of specification)的结果指任何不符合标准限度(定性或定量)规定的化验室检验结果(包括要求平行测定中的单个点的数据);超出趋势(out of trend)的结果指结果虽然在质量标准规定限度之内但仍然比较反常,与长期观察到的趋势或者预期结果不一致;异常数据(abnormal data)指超出标准与超出趋势外的异常数据或来自检测过程中的异常数据或事件;实验室差错(laboratory error)指因仪器故障和实验室操作相关的失误而产生的差错,一般有计算错误,称量错误,使用了错误的、过期的或其他有缺陷的标准,操作错误,未按书面的方法操作,使用未经验证的或未经充分验证的方法,使用未经批准的方法或修订方法等。

1. 错误类别

(1)分析错误:造成分析结果与真值偏差的原因是实验室进行中的错误。此错误可分为两类:表面的(可重复性的)错误与非表面的(不可重复性的)错误。前者可归结于执行分析错误(文件错误、非正确的计算、不正确的标准等),后者可归结于以前从未检出过的潜在错误(分析方法的不精确性等)。

(2)产品问题:造成分析结果与真值偏差的原因是生产过程偏差引起产品质量的缺陷。分为以下两种:与生产流程无关(不正确的配料称重、不正确的操作等),与生产流程有关(验证工作的不足、不精确或不正确的生产配方)。

(3)样品错误:造成分析结果与真值偏差的原因是样品准备的错误(取样、不正确的标识、混淆等)。

(4)未知错误:造成分析结果与真值偏差的原因不能被定义为以上三种,是偶然发生的,不可控的。

2. 处理原则 一旦出现异常结果,必须调查,找出原因,并评估该产品的其他批次以及其他产品是否受到影响。在调查中,对出现的任何错误都马上采取相应的措施预防和整改。原因很简单且完全可解释,如计算错误、笔误或抄写错误,则分析员在检验记录中写下错误原因及正确的数值,室主任签字确认即可,不需做进一步调查。

结果调查必须及时开展,优先权应高于其他工作。调查应在规定时限内完成(如已上市产品的调查应在 1 天内开展,并于 3 天内完成),及时追踪调查进展与结果,并评估风险。

确认属于实验室明显错误的情况,可以停止实验,视结果无效,做好相关记录和调查,执行检验偏差处理规程,重新进行实验以获取有效结果。对于分析结果是平均值的时候,不应把超标结果和其他结果平均得到一个合格结果,应对任何超标结果都要进行调查;对于显示产品各异值的结果(溶出度、含量均匀度等)也不可平均。每次实验相关物品(试液、移液管等)应在实验结束后方可处理,以备出现异常调查之用。所有的重复取样、重复检验都应经过批准方可执行,不可擅自行动。

结果调查后,都应由 QA 进行评估,并提出整改及预防措施,且监督实施情况。

(三) 检验方法验证与确认

1. 方法验证 方法验证的目的是证明采用的方法适合于相应检测要求。符合下列情形之一的,应当对检验方法进行验证:

(1)采用新的检验方法。

(2)检验方法需变更的。

(3)采用 2020 年版《中国药典》及其他法定标准未收载的检验方法。

(4)法规规定的其他需要验证的检验方法。

通常情况下,检验方法需进行方法验证。对于仅需按照实验室日常测试操作步骤即可测定的检验项目不需进行方法验证,如外观、崩解时限、密度、重量、pH、灰分、装量等。方法验证的内容应根据检验项目的要求,结合所采用分析方法的特点确定。同一检验方法用于不同的检验项目会有不同的验证要求。

2. 方法验证的检验项目　检验项目是为控制药品质量,保证药品安全有效而设定的测试项目。根据检验项目设定目的和验证内容的不同,应将需验证的检验项目分类如下:

(1)鉴别试验。

(2)杂质的定量检查。

(3)杂质的限度检查。

(4)含量测定。

鉴别的目的在于判定被分析物是目标化合物,而非其他物质。用于鉴别的分析方法要求具有较强的专属性和耐用性。

杂质检查主要用于控制主成分以外的杂质,如无机杂质和有机杂质等。杂质检查分为限度检查和定量测定两部分。用于限度检查的分析方法验证侧重专属性、检测限和耐用性。用于定量测定的分析方法验证强调专属性、准确度、精密度、线性、范围、定量限和耐用性。

含量测定对准确度要求较高,因此所采用的分析方法要求具有一定的专属性、准确度和线性等。

3. 方法确认　方法确认的目的是通过方法确认来证明方法在该实验室条件下的适用性,确认本实验室具备检验条件和检验能力,能确保检验数据的准确性、可靠性。

物料和产品中不需要进行验证的检验方法以及药典方法和其他已验证的法定标准,在批准使用前需做方法确认。

实验室日常测试操作步骤不需要进行方法确认,包括干燥失重、炽灼残渣、灰分、装量、重量、密度等,除非有特殊要求。色谱分析中的鉴别、有关物质、含量测定和限度检查与光谱分析中的紫外吸收系数法测定含量等应进行方法确认。

(四) 对照品、对照药材和标准品管理

1. 对照品、对照药材和标准品的领用　根据实验的需要,检验员从对照品管理员处领取所需对照品、对照药材和标准品,注意核对名称、批号及其包装内的重量是否满足实验需要。对照品、对照药材和标准品应按照用多少取多少的原则取用,严禁浪费,取出的多余对照品、对照药材和标准品严禁倒回原瓶,对已经发现被污染的对照品要交还对照品管理员,单独存放,定期销毁。

首次开启者应该在标签上注明首次开启日期,并签名、签日期。用完后,及时归还剩余对照品、对照药材和标准品。对照品管理员认真及时填写对照品、对照药材和标准品发放领用记录。

2. 对照品、对照药材和标准品溶液的配制　对照品、对照药材和标准品在取用时应当按照其使用注意事项严格操作,按照说明书要求,对于需要在称量使用前干燥的应按要求进行干燥处理;对于不在室温贮存的对照品应当待其恢复至室温后再进行称量、配制。

准备好对照品、对照药材溶液配制的量具(容量瓶),用配制的溶剂先洗涤容量瓶,然后热风吹干,备用。选择合适的量取器具,洗净,用无水乙醇再次刷洗,吹干,备用。

按检品标准操作规程规定的浓度,计算所需对照品的量,一般所取对照品应根据电子天平称量范围的验证结果来称量,确保称取的对照品准确度足够高。应选用百万级或十万级电子天平精密称取,称取量在10mg及以上可选用十万分之一的电子天平,称取量在10mg以下的应选用百万分之一的电子天平,置于已经准备好的容量瓶中,用规定的溶剂溶解观察瓶内无异物后定容,摇匀,贴好标签,置于冰箱中,备用。

配制完对照品、对照药材须及时填写"对照品、对照药材溶液配制记录",内容包括:配制日期、对照品名称、来源及纯度、对照品、对照药材溶液编号、溶剂、称样量、浓度、配制体积、用途、有效期、配制人、复核人等;或"标准品溶液配制记录",内容包括:配制日期、标准品名称、来源、浓度、数量、用途、配制人等。必须有复核人对配制过程和计算过程进行复核,并在配制记录上签名。

3. 对照品、对照药材和标准品溶液的保存和使用　配制好的对照品、对照药材和标准品溶液需贴上标签,标签内容包括对照品、对照药材和标准品的名称、编号、浓度、配制人、配制日期、有效期等信息。配制好的对照品、对照药材和标准品溶液必须存放在2~8℃的冰箱中,冰箱的温度必须每天记录,需要避光保存的必须使用棕色容量瓶。

配制好的对照品溶液如需储存的,应进行有效期验证,根据验证结果确定有效期,超过有效期不得使用,未完成有效期验证的临用现配。并及时清理废弃的对照品溶液。

对照品溶液应考察其稳定性,根据考察结果规定有效期,并在有效期内使用。性质不稳定的化药对照品需临用新配。

对照品、对照药材和标准品溶液的使用方法如下:

(1)使用前必须仔细核对对照品、对照药材和标准品溶液的信息。

(2)使用完的对照品、对照药材和标准品溶液应立即用合适的材料进行封口,并放回2~8℃的冰箱中保存,禁止长时间放置在室温条件下。

(3)对于容易受到温度变化影响的对照品溶液应在最初配制完成后进行单次使用量分装,每次使用时取用分装后的溶液。

(4)新配制完成的对照品溶液,应对浓度和峰面积之间的校正因子进行检查,相对偏差应不大于2.0%,方可用于定量分析;每次使用时均应进行校正因子检查,相对偏差应不大于2.0%。

(五)菌种管理

标准菌种指由中国食品药品检定研究院中国医学细菌保藏管理中心(National Center for Medical Culture Collections,CMCC)或其他具有相关资质的机构、单位提供的冷冻干燥菌种(0代)及已接种好的菌种斜面(3代)。菌种的代指将菌种接种至新鲜培养基上,每转种一次即称为一代。

1. 检定菌的采购 菌种管理员根据检验的需求情况,由采购部门从中国食品药品检定研究院CMCC或其他具有相关资质的机构、单位处购买标准菌种或传代用菌种。

2. 检定菌的接收 菌种购入后,由菌种管理员接收,双人双锁保管。从CMCC购买的原始菌种是冻干菌种,接收时应核实菌种的保藏条件和注意事项,检查菌种的名称、编号、代数、数量及每个包装的完整性。

检定菌接收检查过程中,任何不符合要求的菌种均不得接收。检定菌接收后由菌种管理员在相应的菌种接收记录上填写关于菌种的信息,如菌种名称、菌种编号、代数、接收人、接收日期、保藏条件、有效期等信息并做好标签。

3. 检定菌的保藏 检定菌统一由菌种管理员进行登记、保藏、传代、发放和销毁,并填写相关记录。新购入的0代标准菌种按说明书标示的贮存条件进行贮存。如无特殊说明,一般储存于-20℃,按接收日期为起始日期,有效期1年。

传代后的菌种除铜绿假单胞菌斜面外,均保藏在冰箱中。磁珠冻存管置于-20℃保藏,斜面菌种管置于2~8℃保藏,铜绿假单胞菌斜面置于室温下保藏。

在菌种的保藏期间,应每天检查冰箱的温度,每周检查低温保藏菌种管的塞子是否松动、生霉,培养基及菌苔是否异常或其他异常情况,并填写检定菌菌种观察记录,如有异常应立即启动实验室异常事件调查,并采取有效措施进行处理。

4. 菌种的复苏、复壮

(1)培养基选用

1)沙氏葡萄糖液体培养基或沙氏葡萄糖琼脂培养基用于黑曲霉、白念珠菌。

2)胰酪大豆胨液体培养基或胰酪大豆胨琼脂培养基用于金黄色葡萄球菌、枯草芽孢杆菌、大肠埃希菌、乙型副伤寒沙门菌、铜绿假单胞菌。

3)硫乙醇酸盐流体培养基用于生孢梭菌。

(2)复苏、复壮

1)在生物安全柜中,用无菌移液器取上述培养基0.5~0.8ml到0代冻干菌种的容器中,使冻干菌种和液体培养基充分混合并完全溶解,将溶解后的菌液全部转接至 100ml 液体培养基中,按照以下条件进行复苏:①细菌培养温度 30~35℃,培养 18~24 小时;②真菌培养温度 20~25℃,培养 3~5 天。

至规定时间后,观察培养基是否浑浊,若浑浊,说明菌种复苏生长;若不浑浊,细菌应延长培养时间至 7 天,真菌应延长培养时间至 14 天,若仍未浑浊,说明复苏失败,应调查原因。

2) 取经复苏后的上述菌液 8~10ml 至相应的 100ml 液体培养基中按上述复苏操作对菌种进行培养复壮。

5. 菌种的确认 用接种环取复壮后的菌液,接种到胰酪大豆胨琼脂培养基(细菌)或沙氏葡萄糖琼脂培养基(霉菌和酵母菌)平板上,或相应的适宜于该菌生长的鉴别培养基平板上,在 30~35℃下培养 3 天(细菌);20~25℃下培养 5 天(霉菌和酵母菌)。

培养后,首先观察其是否具有典型的菌落形态,然后挑取单个纯菌落进行革兰氏染色和镜检,观察其染色特性及微生物形态学特征,必要时再做生化实验以进一步鉴定该菌种。假如发现该平板上有其他菌落生长,应将此培养物灭菌处理,并做实验室异常事件调查。

6. 检定菌的传代 从菌种保藏机构获得的冷冻干燥的标准菌种为第 0 代,冷冻干燥的标准菌种开启并转种复苏后为第 1 代,复壮为第 2 代,直到第 3 代为工作菌种。

菌种的传代数应严格控制,不得超过 5 代(从 CMCC 获得的标准菌种为第 0 代),以防过度的传代增加菌种变异的风险。

取 1 支标准贮备菌种(第 2 代),冻存管自然解冻,将其转接到斜面,作为工作用菌种(第 3 代)。工作用菌种分为两类:一类用于定期传代用,一类用于实验用。冷冻的标准贮备菌种一旦解冻转种制备工作菌种后,不得重新冷冻和再次使用。

7. 检定菌的领用、发放、回收 检定菌实行双人双锁管理,由实验人员领用,菌种管理员负责发放并填写"检定菌领用发放记录",内容包括:菌种名称、菌种编号、领用人、领用日期、领用量、剩余量、发放人等信息。检定菌发放、领用过程中应由发放人和领用人双方共同检查、核对菌种信息、保藏形态,确认无异常后方可领取使用。

各代菌种均一次性发放使用,不得回收重复使用。

(六) 色谱柱管理

1. 液相色谱柱的管理 液相色谱柱的编号及分类存放:每一根新购进的色谱柱必须造册登记,内容包括色谱柱编号、名称、序列号、型号、购进时间、启用时间、监管人、备注等。色谱柱分类存放,硅胶柱、化学键合硅胶柱、氰基柱或氨基柱、离子交换树脂柱、凝胶柱各用一个色谱柱盒,盒上贴上标签,注明类别。每启用一根色谱柱,在色谱柱上贴上标签,注明色谱柱编号、监管人、启用日期等。每根柱子每两个月保养一次,特别是对于一些使用频率少的柱子,因为放置时间长,容易干柱,每一次做好保养记录。对于确已失效的柱子,做好停用记录,不能随意丢弃,专门存放。如果现用的液相色谱柱的填料需要填补,可以用存放的色谱柱的填料进行填补。

2. 气相色谱柱的管理 气相色谱柱的编号及分类存放:每一根新购进的色谱柱必须造册登记,内容包括色谱柱编号、名称、序列号、型号、购进时间、启用时间、监管人、备注等。色谱柱分类存放,每类色谱柱各用一个色谱柱盒,盒上贴上标签,注明类别。每启用一根色谱柱,在色谱柱上贴上标签,注明色谱柱编号、监管人、启用日期等。对于确已失效的柱子,做好停用记录,专门存放。

第三节　药品生产过程质量控制

药品生产过程质量控制是指依靠过程分析技术(process analytical technology,PAT),获取关键生产工序的工艺和质量数据,并对生产过程进行预测和反馈调节,是保证药品质量均一、稳定的控制手段。与传统的产品质量控制的区别在于生产过程质量控制的检测和反馈是动态的、快速的,甚至是实时的,具有高效和智能的特点。

过程质量控制主要包括两方面内容：①工艺参数控制，如药液温度、蒸汽压力、萃取流速等；②质量参数控制，如药液成分含量、浸膏固含量、密度、pH等。过程质量控制是保证终产品质量稳定、均一的关键技术，也是构建制药智能制造体系至关重要的环节，下面仅从过程质量控制的基本内容、常见分析技术及应用等方面作简要介绍。

一、生产过程质量控制的意义

药品的质量是在生产过程中形成的，与生产过程中每个环节的影响因素密切相关。因此，除对最终产品要按照质量标准进行严格地分析、检验和控制外，更应研究生产过程中关键工艺与产品质量的相关性，建立过程质量控制标准体系，严格控制关键工艺和质量参数，保障从原辅料到成品全过程的质量，从而为实现制药智能制造提供有力保障。

近年来，过程分析技术在我国制药领域越来越受到重视。美国FDA在2004年对PAT技术发布了指导性文件，认为PAT是以实时监测关键质量和性能特征为手段，建立起来的一种设计、分析和控制生产过程的系统。其技术核心是通过对生产过程中原材料、中间体和最终产品进行有效在线监测和分析，及时获取生产工艺各环节的关键参数数据，自动处理和反馈检测结果，准确判断生产过程的某一环节是否正常，评价最终产品是否符合质量标准，切实保证产品质量的均一性和稳定性。

FDA认为，将PAT应用到药品的生产过程控制中，可以提高对工艺设计、生产过程和产品各阶段的控制及质量保证。与常规药物质量分析相比，PAT最大的优势在于过程分析的基础是在线、动态的质量控制，根据实时在线监测结果对生产工艺和质量进行分析，研究生产工艺过程和产品质量之间的关系，确定重点控制的关键工序，再通过对所使用的原材料、工艺参数、环境和其他条件设立一定的范围，使药物产品的质量属性能够得到精确、可靠的预测，从而达到控制生产过程的目的。

二、生产过程分析的研究内容

生产过程分析的主要内容包括以下五个方面。

1. 制药过程分析抽样方法研究　包括离线（off line）抽样理论与方法、现场（at line）抽样理论与方法、在线（on line）抽样理论与方法、原位（in line）抽样理论与方法。所有中药过程分析抽样方法学的共同目标是解决抽样代表性问题。

2. 制药过程分析理论和方法开发验证研究　包括多变量特点的过程分析理论研究、两类误差分析理论研究、总误差分析理论及相关分析方法开发验证研究等。其最终目的是形成适宜于复杂性体系的完备理论框架和生产过程质量控制方法学。

3. 制药过程质量设计和优化控制研究　包括过程建模与仿真研究、过程监控与诊断研究、过程优化控制研究、风险控制策略研究等，以期提高产品质量、降耗节能、最终提升产品市场竞争能力。

4. 化学统计学研究　包括复杂体系的特征信息提取研究、过程控制模型研究、模式识别研究等，使研究人员有能力从海量数据中获取有用的信息。

5. 制药过程检测技术和自动化平台研究　包括过程检测装备研制、实时监控关键技术研究（如取样界面）、生产装备自动化研究、过程分析平台研究等，将原辅料、成品和所有生产环节的数据集成，实现对整个过程的监控。

上述研究内容，既自成一体，又相互影响，每部分内容对过程分析体系的成功建立都将产生重要影响。其中，分析理论的研究将丰富和发展过程分析基本理论，方法验证与开发将完善药品生产过程质量控制方法学体系。

三、常见生产过程质量控制技术及应用

(一)常见生产过程质量控制技术

生产过程分析技术由分析化学、化学工程、机电工程、工艺过程、自动化控制及计算机等学科领域相互渗透交叉组成。目前生产过程分析方法主要有紫外 - 可见分光光度法、红外光谱法、近红外光谱法、近红外成像技术、拉曼光谱法、太赫兹光谱法、X 射线荧光法、质谱法、电化学法、流动注射分析法、液相色谱法、中药指纹图谱技术等,现就几种常见方法作简要介绍。

1. 紫外 - 可见分光光度法　紫外 - 可见分光光度法作为药物的一种常用分析方法,其方法学的研究已经得到普遍认可。对于成分复杂的药物,由于仪器自动化,数据计算机化处理,应用紫外 - 可见分光光度法进行多组分含量测定更加简便。

用于 PAT 的紫外 - 可见分光光度计的光源、色散元件、光检测器与普通仪器相同,只是将样品池改为流通池。

其测定原理依据 Lambet-Beer 定律,若需进行显色反应,则在取样器和分光光度计之间增加一个反应池。一般采用自动采样器从生产工艺流程中取样,同时进行过滤、稀释、定容等前处理,然后进入反应池,依法加入相应试剂,如显色剂等,反应后进入比色池测定。本法适用于在紫外 - 可见区有吸收或能与显色剂定量反应,且无其他干扰的液体样品的测定。

2. 近红外光谱法　近红外光谱法系通过测定物质在近红外光谱区(波长范围为 780~2 500nm,按波数计约为 12 800~4 000cm^{-1})的特征光谱并利用化学统计学方法提取相关信息,对物质进行定性、定量分析的一种光谱分析技术。近红外光谱主要由 C—H、N—H、O—H 和 S—H 等基团基频振动的倍频和合频组成,吸收峰重叠严重,因此通常不能直接对其进行解析,而需要对测得的光谱数据进行预处理后,才能进行定性、定量分析。

近红外光谱仪的硬件组成主要包括光谱仪、自动取样系统、测样装置、光谱预处理系统等。

选择适合的光谱仪是建立近红外在线监测系统的良好开端。选择近红外光谱仪时,要从待测产品性质、生产车间实际情况、经济预算、光谱仪自身性能(如分辨率、信噪比、扫描范围、杂散光)等方面综合考虑,实际应用中发现仪器能面对周围环境干扰(如温湿度变化、生产设备运行过程中的抖动等)而保持自身稳定性尤为重要。目前市场上成熟的近红外光谱仪器有阵列检测器型、光栅扫描型、傅里叶变换型和声光可调滤光器型。20 世纪 90 年代,微光机电系统(MOEMS)技术的兴起使微型化的近红外光谱仪器逐渐出现,如滤波片型微型近红外光谱仪、阿达玛变换型微型近红外光谱仪。

自动取样系统决定扫描获得的光谱与实际生产中样品性质的一致性。液体取样系统有三种:泵抽采样、压差引样和定位实施测量。当取样点与测样装置(如流通池)之间无压力差时,多采用泵抽采样,即在旁路上附加泵。当取样点与测样装置之间存在压力差时,则选择压差引样,靠该压力差将主管线或装置中的样品经旁路引入测样装置。固体样品的取样系统也有三种方式,被动方式靠重力输送,主动方式靠压缩空气或电动输送带传输,以及定位实施测量方式,其原理与相应的液体样品取样方式相似。

不同状态的样品需要不同的测样装置。透明或半透明液体一般采用透射或透反射方式采集光谱,常用液体流通池和光纤探头进行实时测量。不透明液体或固体物质采用漫反射方式采集光谱,光纤探头一般不直接与待测物质接触,探头与待测物质之间的距离对采集的光谱影响较大,在实际应用时应注意。

3. 拉曼光谱法　目前,已有越来越多的制药企业采用拉曼光谱法作为药品质量研究、药品质量控制,成为生产过程质量控制的重要手段之一。拉曼光谱法研究化合物分子受光照射后所产生的散射、散射光与入射光能级差,以及化合物振动频率、转动频率间关系。

根据获得光谱的方式,拉曼光谱仪可分为色散型和傅立叶变换型;根据使用需求不同,还可将拉曼光谱仪分为实验用台式(包括配置显微镜)仪器和适合现场检测的便携式、手持式仪器。常使用的拉曼光谱法有表面增强拉曼光谱法、共振拉曼光谱法、共聚焦显微拉曼光谱法等。

拉曼光谱法作为一种药品质量控制和药品检测的方法,优点在于它的快速、准确,适用于多种样品状态(固体、半固体、液体或气体),测量时通常不破坏样品,样品制备简单甚至不需样品制备,并且可以在水性环境中使用。国外制药企业已普遍将拉曼光谱法用于多晶型鉴定、定量分析、原位结晶监测、实时放行、制药单元操作等。近年来,国内的一些制药企业已逐步认识到拉曼光谱法在药品质量控制中的重要性,开始将这一技术用于投料前原辅料的检测和生产过程控制中,但应用的广泛性还不如国外制药企业。目前,在线拉曼光谱法多用于化药生产过程控制,在中药提取精制工艺及成型工艺中应用较少。

相比 2015 年版《中国药典》,2020 年版《中国药典》中更全面地介绍了拉曼光谱法的技术,增加了背散射拉曼、透射拉曼(TRS)、共振(RR)拉曼、针尖增强拉曼光谱(TERS)、拉曼成像等技术的内容,进一步明确了拉曼光谱法在药学中的应用范围,为扩大其在医药行业的应用提供指导。

4. 液相色谱法 近年来,一些新的样品处理方法,如固相萃取(solid phase extraction,SPE)、超临界流体萃取(supercritical fluid extraction,SFE)、微透析(micro-dialysis)和膜分离(membrane separation)技术等为解决样品富集、在线前处理等问题提供了新的手段,使得反相高效液相色谱法、离子交换色谱法、超临界流体色谱法、毛细管电泳法等方法在在线分析中得以应用。

另外,液相色谱法的发展使得它更适用于过程分析。UPLC 仪通过采用超高压从而提高分析速度,直接快速检测分析复杂的多组分样品。

中药生产在线监控可应用在线液相色谱法进行含量测定或指纹图谱分析,以获得中药提取物分离、纯化过程中的即时信息。通常,待分析料液体积较大,成分较为复杂,有效成分浓度偏低,虽可通过增加进样体积提高灵敏度,但进样体积过大(超过 100µl)会使色谱峰明显变宽而降低分离度。为此,可以采用色谱柱在线固相萃取富集、净化的方法,即大体积的样品先流经富集柱并富集在柱顶端,用流动相反向洗脱后再进分离柱进行分离。

5. 中药指纹图谱技术 中药制药过程会涉及较多影响产品质量的工艺过程,由于中药成分种类及其性质的复杂性,仅靠单一成分的含量难以做到质量的全面控制,因此需要能够全面反映产品质量的控制手段。

中药指纹图谱是指某些中药材或中药制剂经适当处理后,采用一定的分析手段,得到的能够标示其化学特征的色谱图或光谱图。常用于建立指纹图谱的方法有高效液相色谱法等。它是建立在对中药化学成分系统研究的基础上,主要用于评价中药材、中间体和成品质量的真实性、优良性和稳定性,是一种综合的、可量化的鉴定手段,且具有"整体性"和"模糊性"的特点。通过指纹图谱可以获得更多、更详细的中药成分信息,体现中药组成的复杂性。

中药指纹图谱突破了传统的线性思维,采用多学科、多领域的先进分析技术,着眼于宏观规律性研究,建立客观、整体和多指标的综合评价体系,在阐述中药的活性成分的同时,阐明其中的其他成分,能够展示各类成分的全貌,是当前国际公认的有效的质量控制技术,能够对中药材、中药制剂(包括半成品和成品)质量的真伪、优劣与稳定性作出较全面的评价。建立于中药成分之上的指纹图谱,是现阶段可以全面地反映中药内在质量的一个有效手段。建立全面反映所含成分的指纹图谱,有效地体现中药成分的复杂性,从而更好地评价中药的质量,中药指纹图谱必将成为中药质量评价的发展趋势。

中药指纹图谱技术已广泛用于中药相关产品生产的全过程分析,已有众多研究者利用该技术对部分中药建立了等同于身份证效应的指纹图谱,并用于生产全过程的质量控制中,包括药材生产、饮片加工、提取精制、制剂过程和最终成品。

(二)过程质量控制技术常见应用案例

1. 在中药提取精制过程中的应用 中药提取工艺可分为提取、过滤、分离、浓缩、醇沉、干燥等环节。其中提取、浓缩过程不仅是中药制备过程中最耗能环节,更是决定产品有效成分含量的重要步骤,在该过程中引入过程质量控制技术,可以实时监控有效成分含量变化,辨别生产过程终点,减少企业能源消耗。

基于近红外光谱的过程质量控制技术是开展智能制造项目的主要工具之一。例如,在中药生产过程中,应建立提取、浓缩等过程的近红外在线和离线监控点。结合工艺参数和质量参数,与同步采集的近红外光谱进行拟合,就可以建立产品功效相关成分、固含物等指标符合精度的数据模型,构建产品的生产全过程质量控制体系。通过以上技术研究,可实现产品质量的"点 - 点一致、段 - 段一致、批 - 批一致",达到产品批次间质量的均一、稳定和临床应用的安全、有效。

依托近红外光谱技术的过程质量控制技术,如今在中药提取精制关键生产工艺中有了越来越多的应用,多家中药制造领军企业均通过建立近红外在线监测体系实现了对相关中药产品生产过程中主要成分的含量、固含物、相对密度等指标的在线监测,提高了产品生产过程的质控水平和生产效率。

2. 在口服固体制剂成型工艺中的应用　干燥过程决定颗粒水分含量,对后续压片、装胶囊等过程影响甚大。有企业开发了颗粒沸腾干燥过程在线控制系统,该系统通过采集湿颗粒的近红外光谱,将光谱数据导入校正模型中,计算湿颗粒含水量,并将水分含量信息反馈给控制系统。当水分含量降至目标值时,控制系统发布命令,沸腾干燥机停止工作进行卸料。该装置实现了沸腾干燥过程水分变化在线监控及干燥终点的快速判断。

混合均匀度是决定口服固体制剂批间一致性的决定性操作单元。有企业对粉末混合过程进行在线监测研究,将微型近红外光谱仪直接安装于混合罐进料口上,通过移动窗标准偏差法在线监测混合过程中混合物的均匀度变化,实时判断混合终点;同时采用取样探针分层抽样,通过液相色谱法分析粉末样品中有效成分含量,验证了终点判断结果。

四、制药智能制造现状及未来发展趋势

随着 20 世纪 80 年代智能制造概念的提出,世界各国都纷纷开启了本国的智能制造计划,而越来越多的制药企业通过引入 IT 技术,把曾经分散的业务和生产过程合并成为一个高效、完整的整体。通过公司内部局域网、互联网和先进软件的应用,制药企业管理层能全面控制各车间和部门的业务活动。

但是,制药行业是特殊的管制行业,强制执行《生产质量管理规范》(GMP),通过规范生产流程,实现生产过程的标准化。GMP 对生产流程和产品质量有严格要求,因此制药企业一直在优化生产流程、规范生产过程,而应用合适的计算机生产管理系统是帮助企业实现 GMP 合规性的有效手段之一。目前已有企业为此开发了中药制药过程知识系统(process knowledge system for chinese patent drug,PKS),可在整个生产流程中有效地贯彻实施 GMP 从而保证产品质量。

(一)制药智能制造应具备的特点

制药智能制造应以一种全局、动态、发展的新思维方式处理制药中的复杂过程,以产品质量控制为核心,通过将数据生命周期理论引入到生产质量控制中,详细阐述生产数据的采集、存储、更新及应用于实时质量控制和持续改进的动态过程;并将数据、问题、知识关联起来,对质量数据的治理、重用以及质量知识的积累和传承问题进行探索。它应该具备五个明显的特征功能:状态感知、实时分析、自主决策、精准执行和学习提升,这五项功能形成一个智能闭环,把生产过程中产生的数据转化成知识、算法和规则等以数字化知识的形式应用在制药过程中。

(二)制药智能制造的实现方式

制药过程是一个系统工程,包括新药研发、生产制造、质量检测和临床应用等多个环节,每一个环节都会产生大量的信息。目前,制药企业和研究机构在药品信息管理方面技术相对落后,缺乏系统的过程知识管理,导致制药企业在这方面存在明显不足,如信息传递不流畅、反馈不及时、文件文本处理量大、重复性劳动和难以追溯查询等,这严重影响制药管理水平的提升。因此,迫切需要完善的过程知识管理系统对制药系统工程进行信息管理,实现关键流程与核心步骤的智能化管控和分析。在大数据技术成为新一代改变人类工作、思维与生活领衔技术的氛围下,通过对制药过程中产生的大量数据进行全面分析与挖掘,获取潜在规律,形成制药大系统控制策略,并构建先进制药技术群,已成为一个研究热点。

目前,制药智能制造通过一系列先进的信息化技术在生产中的应用来实现。通过可编程逻辑控制器(programmable logic controller,PLC)控制技术执行逻辑运算、顺序控制、算术操作等指令,并通过数

字或模拟式输入 / 输出控制各种类型的机械或生产过程,是制药设备控制的核心部分。用户编制的控制程序表达了生产过程的工艺要求,并事先存入 PLC 的用户程序存储器中,运行时按存储程序的内容逐条执行,以完成工艺流程要求的操作。

通过分布式控制系统(distributed control system,DCS)的应用实现生产过程工艺参数的自动采集与调控,提高工艺参数控制精度与稳定性,进而提高中间体与成品的质量稳定性,同时为工艺数据库的建设奠定基础,提高数据真实性和可追溯性。提高生产效率,降低运营成本;自动化带来的精细化控制,促进制药标准化生产,减少了误操作的发生率,降低了生产过程残次品率,提高了有效成分转移率,降低了能源费用率。

通过 PAT,实现原辅料、中间体和成品质量的快速检测与放行,实现关键工艺环节产品质量的实时动态监测与放行控制,提升产品质量控制水平并为海量数据库建设奠定基础。

通过数据采集与监视控制(supervisory control and data acquisition,SCADA)系统实现生产数据集成、数据压缩存储、数据分类展示、远程诊断管理等功能。联通车间离散的生产设备 PLC、公用工程和环境控制等系统,是实现车间智能化联动、控制,消除信息孤岛的基础,更为实现生产数据的完整性和真实性提供了保障。

通过仓库管理系统(warehouse management system,WMS)实现物料转运自动化、物料管理信息化,实现跨车间原料的自动化输送,实现传统人工转运方式向流程化自动转运模式的转变,全面提升物流仓储的智能化管理和决策水平。有效控制并跟踪仓库业务的物流和成本管理全过程,实现企业仓储信息管理。对接制造执行系统(manufacturing execution system,MES)承接 ERP 订单任务,并把所有信息数据反馈给上位系统。

通过制造执行系统(MES)集成车间中生产调度、工艺管理、质量管理、设备维护、过程控制等相互独立的系统,使这些系统之间的数据实现完全共享,解决了信息孤岛状态下的数据重叠和数据矛盾问题。同时,MES 可以收集生产过程中大量的实时数据,对实时事件实现及时处理的同时,还能与计划层和生产控制层保持双向通信的能力,从上下两层接收相应数据并反馈处理结果和生产指令,从而提高企业信息流的连续性和实时性,达到提高企业敏捷性的目的。

另外,国内先进的中药制药企业正在开发、运用一套具有自主知识产权的中药制药过程知识系统(PKS),它能够实现生产过程大规模异构数据以及海量信息的查询、搜索、分析、知识挖掘与质量追溯,采用大数据和云计算技术实现产品质量的闭环控制和持续优化。PKS 可以实现对收集的数据的实时分析和反馈,实现生产过程操作的实时偏差管理与放行控制,保证生产过程质量稳定,提升产品质量均一性。

(三)制药智能制造未来发展的趋势

1. 在全过程质量控制基础上实现智能制造　全过程质量控制体系的建立,为智能制造奠定了基础,制药智能制造技术实现了以功效成分为核心的全过程质控的高效执行、闭环控制、持续优化,实现了生产过程智能识别、预警和反馈优化。解决了制药过程中"点 - 点一致、段 - 段一致、批 - 批一致"的质量一致性问题,解决了单元技术的耦合、设备的工程化和适应性程度低等技术问题,为提高产品物质基础科学水平提供了技术支撑。

2. 实现由"两端静态控制"向"全程动态整体控制"的转变　以功效成分为核心,制定全程质控指标,采用以 PKS 为核心的智能制造技术,进行动静态结合的全过程控制,确保产品质量均一稳定。从仅检验原辅料和成品的个别质控指标的静态监测,过渡到各工艺段、工序点的全程动态控制,以及功效成分含量的整体控制。

3. 实现对制药全过程的智能化预测和调控　在实现了自动化、信息化的基础上,将制药过程信息数字化,利用人工智能技术分析挖掘数据中的知识,实时监测生产过程状态,保障产品质量,并实现能够自组织的智能化生产系统。能够分析制药过程全产业链数据,建立从原辅料采购、生产、运输储存到药品销售和临床应用全过程的大数据库,分析各类数据集群间的关联关系,挖掘制药过程内在知识,建立人工智能模型,开发新的数据制药技术,实现对制药过程的智能化预测和调控,构建制药工业技术新格局。

（肖　伟）

第四章　样品的取样方法

药品标准系根据药物本身的理化及生物学特性,按照批准的来源、处方、生产工艺、储存运输条件所制定的,用以检验药品质量是否达到用药要求并衡量其质量是否稳定均一的技术规范,其制定的核心目的是保证药品的质量,标准中所设定的检测指标内涵是为了控制药品的安全性和有效性。药品的质量与临床治疗疾病的效果和人类的健康水平有着密切的关系,而药品的检验是保证药品质量的重要环节,并为药品在生产、销售、使用和研究过程中的监督管理提供重要的技术支持。药品检验工作的基本程序一般为取样、鉴别、检查、含量测定、写出检验报告。分析任何样品首先是取样,要从大量的药品中取出少量样品进行分析,都应该考虑取样的科学性、真实性和代表性,正确的样品取样方法是保证药品质量分析结果准确的前提。

本章从化学原料药及其制剂、中药(中药材、中药饮片、中药提取物)及其制剂、生物制品几个方面阐述样品的取样原则和方法。

第一节　样品来源和取样原则

一、样品来源

样品系指为了检验药品的质量,从整批产品中取出用于足够检验用量的部分。药物样品种类一般包括原辅料、中间体、成品及包装材料。在药品生产过程中,依据相关质量标准对不同种类的药物样品进行质量控制,是规范药品生产、保证药品质量的关键环节。分析任何药品首先是样品采集,又称为取样,系指从一批产品中,按取样规则抽取一定数量,并具有代表性的样品。药品取样的合理性直接影响药品检验结果的真实性,想要从大量的药品中取出少量的样品进行分析,必须全面考虑取样的科学性、真实性与代表性。否则,药品检验将失去检验的意义,甚至将会造成误导并损害患者的健康及生产企业的利益。

药品生产过程中所需要的原料和辅助用料的总称为原辅料,其中生产中的原料为原料药,包括化学药、中药和生物技术工程药物;辅料为各种稳定剂、赋形剂、增稠剂等,如液体口服制剂、咀嚼片、泡腾片以及作为液体剂使用的分散片中,都含有甜味剂、香料或掩味剂等。而原料药是指发挥药理活性的基本成分,在没有制成制剂之前,患者无法直接使用治疗疾病的药物,主要有化学合成的用于化学药物制剂的粉末、结晶,从植物中提取得到的浸膏或者生物技术所制备的各种成分如生物冻干粉等。原料药需再经添加辅料和一定的工艺生产程序,才可获得直接用于患者治疗或者预防疾病的成品药。原料药作为药物制剂中的有效成分,在疾病的诊断、治疗、症状缓解、处理或疾病的预防中有药理活性,或者能影响机体的功能和结构,因此生产过程中进行取样分析保证其质量符合标准是成品药发挥功效的前提。在药品生产流程中,先进行原料药质量检查是保证成品药活性和安全性的前提,否则,将损害药物生产企业的利益,甚至会损害患者的健康。对于化学药物的生产,取样分析涉及在制备过程中所用的起始原辅料、试剂、制备中间体与副反应产物,以及有机溶剂等。药用辅料是除活性成分以外,在安全性方面进行了合理的评估,并且包含在药物制剂中的物质。一直以来,人们都将辅料当作惰性物质,但随着现代药物科学对药物剂型和药物传递系统的深入研究,现已经认识到有些辅料可以改变药物从制剂中释放的速度或稳定性而影响到药物的生物利用度和质量。因此,原料药和药用辅料均应制定相应的取样方法进行质量检验。

在一般化学合成药的生产流程中,都会先进行药物合成路线的设计,从而合成具有药物功能的化学药物。因此,在多种药物的生产过程中,可以通过不同的合成路线和加工工艺得到相同的目标化合物。在这个生产过程中,往往会得到不同的中间产品,而中间体的质量水平与最终的成品药的质量有着密切关系,只有保证中间体的质量合格才能生产出合格的药品,因此采用特定的方法进行中间体取样检验对成品药的有效性具有重要意义。

药物在供临床使用时,必须制成适合于应用的形式,即药物制剂。从狭义上来讲,药物制剂就是具体的按照一定形式制备的成品药,解决了药品的用法和用量问题,如阿司匹林片、阿莫西林胶囊等。药物制剂是一类关系到人类健康、可供销售的产品,为保证患者用药的安全、有效、稳定和使用方便,必须对成品制剂进行取样和质量检测,使之达到一定的质量标准。常用的剂型有 40 余种,对这些制剂的分析是利用物理、化学、物理化学甚至微生物测定方法,对不同剂型的药物制剂进行分析,以评价被检测的制剂是否符合质量标准规定的要求。与原料药不同,制剂除含主药外,还含有赋形剂、稀释剂和附加剂等,这些附加成分的存在,常常会影响主药的测定,致使制剂分析复杂化。除对某些不稳定的药物制剂需增加必要的检查项目外,一般对小剂量片剂或胶囊等需检查均匀度;对具有某种物理特性的片剂或胶囊等需检查溶出度;对某些特殊制剂,如缓释剂、控释剂、肠溶制剂等需检查释放度等,以保证药物的有效、合理和安全。2020 年版《中国药典》"制剂通则"中已收载的药物制剂包括片剂、注射剂、栓剂、酊剂等,每一种剂型都规定有一些检查项目,每种项目对样品的取样都有不同的要求。

中药以传统中医药理论指导采集、炮制、加工成制剂,是在中医理论指导下,用于预防、治疗、诊断疾病并具有康复与保健作用的物质,主要以植物药居多。中药原料包括中药材、中药饮片、提取物和有效成分等。中药饮片作为药品中的一个特殊分类,由于其形态、成分、性能的多样性与复杂性,在储存过程中发生质量变异的概率相对较大。因此,中药饮片储存养护的方法、标准与技术要求也相对较高,最重要的是要采用合适的取样方法进行质量检验,这对保证中药饮片的有效性具有重要意义。中成药是以中药材为原料,在中医药理论指导下,为了预防与治疗疾病的需要,按规定的处方和制剂工艺将其加工制成一定剂型的中药制品,是经国家药品监督管理部门批准的商品化的一类中药制剂。因此,作为供临床应用的中成药,必须要保证有确切的疗效和明确的适用范围、应用禁忌与注意事项,除此之外,还要制定特定的质量标准、检验方法对其进行质量监控。总之,中药及其制剂都应制定相应的取样方法进行质量检验。中药及其制剂的药效物质基础多为化学成分的混合复杂体系,所以在建立中药及其制剂的质量标准时,应采用准确、灵敏、可行的分析方法测定多种有效成分。中药及其制剂的分析程序通常也包括取样、鉴别、检查和含量测定等。为了使所取样品具有代表性,对其取样量和取样方法应做具体要求。

生化药物一般系指从动物、植物和微生物提取的,亦可用生物 - 化学半合成或用现代生物技术制得的生命基本物质,如多肽、氨基酸、酶、蛋白质、多糖、辅酶、核苷酸、生物胺及其衍生物、降解物,以及大分子的结构修饰物等。这些成分均具有生物活性或生理功能,有些是人体固有或在结构上与人体物质非常接近的物质,能够影响参与、调控人体代谢和相关的生理功能,对于某些疾病的治疗具有针对性强、毒副作用低、易为人体吸收等特点。而生物制品系指以微生物、寄生虫、生物组织、动物毒素作为起始材料,采用生物学工艺制备,并以生物学技术和分析技术控制中间产物和成品质量制成的生物活性制剂。包括疫苗、类毒素、免疫血清、免疫球蛋白、毒素、血液制品、变态反应原、抗原、激素、细胞因子、DNA 重组产品、酶、发酵产品、体外免疫诊断试剂、单克隆抗体等。

生物制品和生化药物有其独特的特点,比如需要检查生物活性、要求安全性检查、需做效价测定而且其分子量不是定值等。鉴于生物制品中多数生物活性分子对人体而言往往是异源物质,其化学性质与生物学性质都很不稳定,又易受到微生物污染,因此,对生物制品的有效性、均一性、安全性和稳定性等有更加严格的要求。综上,必须进行原材料、生产过程和最终产品的整个生产流程的质量控制,以确保产品质量。由此,药品的取样也涉及生物制品制备的全过程,并且针对生物制品特殊的检查项目,样品的取样也有特殊的要求。

对于所有成品药,均需要一定的包装材料进行包装,以保证其质量稳定性、方便运输及促销。药包材就是指直接接触药品的包装材料,在物流运输、传递信息和物理保护方面有一定作用。药品包装作为药品生产流程中的最后一道工序,其包装材料的质量对药品的质量控制也有重要意义。因此,药包材作为药物产品的一部分,对其质量和性质也做了一定的要求。

二、取样原则

样品采集又称取样,即借助数理统计和概率论的基本原理,从整批产品中抽取一定量具有代表性的供试样品供检验、分析、留样观察之用的过程。

为了保证取样的均匀合理性,各种样品对取样量和取样方法都有特定的要求,并遵循一定的药品抽样指导原则。正确的取样原则可以总结为以下几点:

(1)经取样后的供试样品要均匀、有代表性,能反映全部被测药品的组分、质量、卫生状况。

(2)取样方法要与分析目的一致。

(3)取样过程中要设法保持原有的理化指标,避免预测组分发生化学变化或丢失(如水分、气味、挥发性酸等)。

(4)防止带入杂质或污染。

(5)取样方法要尽量简单,处理装置适当。

具体包括:取样的相关术语、一般步骤、工具和盛样器具、批的确定、单元数的确定、取样单元的确定、取样量的确定和相关的取样注意事项。

(一)取样相关术语

1. 批 在规定限度内具有同一性质和质量,并在同一连续生产周期中生产出来的一定数量的药品。

2. 批号 用于识别一个特定批的具有唯一性的数字和/或字母的组合。用以追溯和审查该批药品的生产历史。

3. 抽样 批施行抽样的一批药品。

4. 抽样单元 施行抽样的便于清点、搬运和存放的药品包装单位。

5. 最小包装 药品大包装套小包装时的最小包装单位。对口服、喷雾、外用制剂和50ml以上(含50ml)注射液而言,系指直接与药品接触的包装单位,如一盒、一支或者一瓶等;对其他灭菌制剂而言,系指盛装20ml以下(含20ml)安瓿、口服液、小瓶固体注射剂等,可将放置此类包装的包装单位(如盒)视为"最小包装"。

6. 均质性药品 性质和质量均匀一致的同一批药品。抽样过程中的均质性检查是指检查药品外观性状的均质性。

7. 非均质性药品 不同部分的性质和质量有所不同的一批药品。分为正常非均质性药品和异常非均质性药品。

正常非均质性药品是正常理化属性为非均质性的一批药品。如混悬液和低温下析出部分结晶而温度升高后能恢复液态的液体药品。异常非均质性药品是因生产工艺掌握不当,生产或者贮运过程中发生混淆等因素造成非均质性的一批药品。

8. 单元样品 从一个抽样单元中抽取的样品。

9. 最终样品　由从不同抽样单元抽取的单元样品汇集制成的样品,供检验、复核、留样和必要时作为查处假劣药品的物证之用。

（二）取样的一般步骤

1. 首先检查药品所处的环境是否符合抽样要求,确定抽样批,再检查该批药品内外包装情况上标签是否清晰,如药品名称、批准文号、批号、生产企业名称等字样,标签和说明书内容是否符合国家药品监督管理局或者省、自治区、直辖市药品监督管理局所核准的内容,还要核实被抽取药品的库存量。必要时,按《药品监督抽查检验工作管理办法》规定向被抽样单位或者个人查看和索取有关资料。

2. 确定抽样单元数、抽样单元及抽样量。

3. 检查抽样单元的外观情况,如无异常,进行下一步骤。如发现异常情况(如破损、受潮、受污染、混有其他品种批号,或者有掺假、掺劣、假冒迹象等),应当做针对性抽样。

4. 用适当方法拆开抽样单元的包装,观察内容物的情况,若无异常情况,进行下一步骤。如发现异常情况,应当作针对性抽样。

5. 用适宜取样工具抽取单元样品,进而制作最终样品,分为三份,分别装入盛样器具并签封。

6. 将被拆包的抽样单元重新包封,贴上已被抽样的标记。

7. 填写"抽样记录及凭证"。

（三）取样工具和盛样器具

用于取样的工具和盛样器具,若直接接触药品的应当不与药品发生化学作用,并应该在进行取样前清洗干净并且干燥。对于取放无菌样品或者须做微生物检查的样品的取样工具和盛样器具,须经灭菌处理再使用。直接接触药品的取样工具使用后,应当及时洗净,不残留被抽样物质。

1. 取样工具

(1)原料药的取样工具

1)固体或者半固体原料药的取样工具:粉末状固体原料药和半固体原料药一般使用一侧开槽、前端尖锐的不锈钢抽样棒取样,在某些情况下也可使用瓷质或者不锈钢质药匙取样。

2)液体原料药的取样工具:低黏度液体原料药使用吸管、烧杯、勺子、漏斗等取样。腐蚀性或者毒性液体原料药取样时需配用吸管辅助器。高黏度液体原料药可用玻璃棒蘸取。

(2)制剂无特殊取样工具:制剂根据其形态参照原料药的取样工具。

2. 盛样器具　原料药使用可密封的玻璃瓶等适宜器具盛样。制剂使用纸袋(盒、箱)等适宜器具盛样。

（四）抽样批的确定

1. 拟抽样品种的库存批数不多于计划抽样批数,各批均为抽样批。

2. 拟抽样品种的库存批数多于计划抽样批数,采取以下方法抽样:

(1)简单随机抽样:如拟抽样品种为同一药品生产企业生产,可将各批药品的批号记下并另编号(从1开始连续编号),采取抽签、掷随机数骰子(参见国家标准GB10111—88)、随机数表或者用计算器发随机数等简单随机抽样法确定抽样批。

(2)分层比例随机抽样:如拟抽样品种为多个药品生产企业生产,可将这些药品生产企业按其产品质量信誉的高低分为若干层次(如可以分为A、B、C三层),按照质量信誉高的少抽、质量信誉低的多抽的原则,确定各层次药品生产企业的抽样比例(如1:2:3),算出各生产企业的抽样批数。再将同层次药品生产企业的各批药品统一编号(从1开始连续编号)按简单随机抽样法确定抽样批。

质量信誉的高低可根据历年国家和省级药品质量公告情况以及本地以往抽验结果评估;在缺乏质量信誉评估信息的情况下,可按相同比例确定不同生产企业的产品抽样批数。

3. 针对性抽样(非随机抽样)　在发现某一批或者若干批药品质量可疑或者有其他违法情形时,将其列为针对性抽样批。

（五）抽样单元数的确定

1. 原料药抽样单元数（n）的确定

（1）均质性和正常非均质性原料药抽样单元数（n）的确定。

1）当一批药品的包装件数（N）不多于 100 件时，抽样单元数（n）按表 4-1 确定。

表 4-1　当一批药品的包装件数（N）不多于 100 件时的抽样单元数

N	n	N	n
1	1	31~40	6
2~5	2	41~50	7
6~10	3	51~70	8
11~20	4	71~90	9
21~30	5	91~100	10

2）当一批药品的包装件数（N）超过 100 件时，抽样单元数（n）的计算方式：$n=\sqrt{N}$。

（2）异常非均质性原料药或者不熟悉供货者提供的原料药抽样单元数（n）的确定：将该批原料药的各个包装件均作为抽样单元，即 $n=N$。

2. 制剂抽样单元数（n）的确定

（1）抽取的最终样品数若少于 6 个最小包装，应当从相应数量的抽样单元中取样。如需抽取 4 个最小包装，应当从 4 个抽样单元中各取 1 个最小包装。

（2）抽取的最终样品等于或者多于 6 个最小包装，则应当从 6 个抽样单元中抽样，并且从各单元中抽取的最小包装数应当大致相等。如需抽取 12 个最小包装应当从 6 个抽样单元中各取 2 个最小包装单位。

（六）抽样单元的确定

1. 原料药抽样单元的确定

（1）随机抽样：适用于外观检查不能判别药品质量的一批药品的抽样单元的确定。采用本法抽样可获得抽样批药品的平均质量信息。

1）简单随机抽样：清点药品包装件数并对各包装件编号（从 1 开始连续编号）。采取抽签、掷随机数骰子（参见国家标准 GB10111—88）、随机数表或者用计算器发随机数等简单随机抽样法，抽取 n（即抽样单元数）个包装件作为抽样单元。

2）系统随机抽样：先将抽样批总体（即全部包装件数 N）分成 n（即抽样单元数）个部分，再用简单随机抽样法确定第一部分的第 k 号（即抽样单元编号）包装件作为抽样单元，随后按相等间隔（N/n）从每个部分中各抽取一个包装件作为抽样单元。

3）分段随机抽样：适用于大包装套小包装的一批药品的抽样单元的确定。根据大包装的件数，先按抽样单元数的确定方法确定一级抽样单元数（n_1），再按简单随机抽样法或者系统随机抽样法确定一级抽样单元；根据一级抽样单元中较小包装的件数，先按抽样单元数的方法确定二级抽样单元数（n_2），再按简单随机抽样法或者系统随机抽样法确定二级抽样单元；以此类推，直至抽出最小包装的抽样单元。

（2）针对性抽样（非随机抽样）：适用于对质量可疑或者有其他违法情形的一批药品的抽样单元的确定。

2. 制剂抽样单元的确定

（1）随机抽样：适用情况和方法同原料药随机抽样。

（2）非随机抽样

1）偶遇抽样：又称便利抽样，适用于外观检查不能判别药品质量而又难以实施随机抽样的一批药品的抽样单元的确定。抽样人员在不受被抽样单位或者个人意愿影响的情况下,从抽样批的不同部位确定所遇见的包装件作为抽样单元。必要时,可采取隐秘购买(即在不让供货者知道购买目的的情况下)的方式获取样品。一般情况下,当需要了解抽样批药品的平均质量信息时,不宜采用本法,此时应当倒垛改变抽样批药品的堆放方式,使之便于清点和编号,进而采用随机抽样法确定抽样单元。

2)针对性抽样:适用情况和方法同原料药针对性抽样。

（七）抽样量

药品检验机构应当制定常见药品抽样量一览表,供抽样人员参考。抽样量的掌握原则如下:

1. 原料药的抽样量

(1)均质性和正常非均质性原料药的抽样量(W)一般为3倍全检量,贵重药品为2倍全检量。抽样量(W)在每个抽样单元中的分配(即单元样品量)应当大致相等。

(2)对异常非均质性原料药或者不熟悉供货者提供的原料药的抽样量(W_i)应当适当增加,按式4-1计算:

$$W_i=PW \hspace{4cm} 式(4\text{-}1)$$

式中,W为3倍全检量,$P=0.4\sqrt{N}$,其中,N为该批药品的包装件数。当N不超过100时,P值按表4-2确定。当N超过100时,P值按式4-1计算。抽样量(W_i)在每个抽样单元中的分配(即单元样品量)应当大致相等。

表 4-2　当 N 不超过 100 时 P 值的确定

N	P
1~10	1
11~40	2
41~80	3
80~100	4

2. 制剂的抽样量　一般为3倍全检量,贵重药品为2倍全检量,每个全检量至少有3个最小包装。该抽样量在每个抽样单元中的分配(即单元样品量)应当大致相等。

（八）取样注意事项

1. 抽样过程中应当先勘验药品的真伪,主要从包装情况、进货渠道等方面发现是否有假冒疑点,作针对性抽样处理,并在抽样记录中注明。

2. 抽样操作应当保证所取样品与抽样单元内的药品质量一致,并保证抽样单元内药品不因抽样而导致质量变化。

(1)原料药取样应当迅速,样品和被拆包的抽样单元应当尽快密封,以防止吸潮、风化或者氧化变质。

(2)腐蚀性药品应当避免接触金属制品。遇光易变质的药品应当避光取样,样品用有色玻璃瓶装,必要时加套黑纸。

(3)无菌原料药应当按无菌操作法取样。

(4)需抽真空或者充氮气的药品,应当预先准备相应设备和器材,以便对样品和被拆包的抽样单元抽真空或者充氮气,并立即加以密封。

3. 抽得的样品应当及时送达药品检验机构,在此过程中应当采取必要措施保证样品不变质、不破损、不泄漏。

4. 抽样过程应当注意安全操作

(1)对毒性、腐蚀性或者易燃易爆药品,抽样时需穿戴必要的防护用具(如防护衣、防护手套、防护镜或者防护口罩等),所取样品包装外应当标以"危险品"的标志,以防止发生意外事故。

(2)易燃易爆药品应当远离热源,小心搬运并不得震动。

取样分为离线取样和在线取样。经典的取样理论和方法均从离线取样研究中获得,如前面所叙述的取样方法原则主要为离线取样。由于快速分析的需求,在线取样的取样分析研究得到了很大的发展。药品在线质量控制主要是通过对药品生产过程中的原辅料、中间体、成品或过程的定性或定量信息的及时监测,来控制过程质量或优化生产工艺的技术,是制药工程、数学、化学、自动化控制和电子信息等多学科相互交叉渗透而形成的新研究领域。

制药过程分析的对象,从物理状态上可分为气体、液体和固体三大类。液体样品主要来自提取、浓缩、醇沉、配液等生产流程,主要包括口服液、注射剂等液体制剂的生产;固体样品主要来自原材料、各种固体生产中间体,主要包括片剂、颗粒剂等固体制剂以及药包材;而对气体样品研究较少报道。在实际应用中,需要根据检测具体对象的特点,设计相应的方法进行样品处理和检测。

为了保证整个制药过程的连续性和自动化,在线分析需要设计专门的取样装置来实现将样品自动引入分析系统进行在线分析,在线分析样品的取样和样品预处理系统属于复杂的机电一体化装置,对于取样点、返样点、分析取样口的设置、取样探头、模型校正系统的设计等,均需进行全面系统的考虑。

药品的在线质量控制在药品生产过程中扮演着重要角色,作为在线检测的关键组成部分,在线取样需根据不同的检测对象设计相应的取样方法,以确保分析快速、准确、灵敏。

第二节　常用取样方法

一、化学原料药及其制剂取样方法

(一) 化学原料药取样

1. 原辅料　生产过程中所需要的原料和辅助用料总称为原辅料。

原料药是用于生产各类制剂的原料药物,根据其来源可分为化学合成药和天然化学药两大类。化学合成药又可分为有机合成药和无机合成药。有机合成药主要是由基本有机化工原料,经一系列有机化学反应而制得的药物,如氯霉素、阿司匹林、咖啡因等;无机合成药为无机化合物(极个别为元素),如用于治疗胃及十二指肠溃疡的氢氧化铝、三硅酸镁等。天然化学药按其来源,也可分为生物化学药与植物化学药两大类。抗生素一般系由微生物发酵制得,属于生物化学药的范畴。原料药是制剂中的有效成分,在疾病的预防、诊断和治疗过程中能够影响机体功能从而发挥其药理活性,但原料药无法直接供患者使用,只有通过加工成为药物制剂,才能成为可供临床应用的药品。

药用辅料系指生产药品和调配处方所使用的赋形剂和附加剂等,是除活性成分或前体以外,在安全性方面进行了合理评估,一般包含在药物制剂中的成分。药用辅料是药物制剂的重要组成部分,是保证药物制剂生产和使用的物质基础,决定药物制剂的性能及其安全性、有效性和稳定性。

(1)取样前准备

1)根据请验单的品名、规格、数量计算取样样本数、取样量,原则如下(n 为来料总件数):当 $n \leq 3$ 时,每件取样;当 $n<300$ 时,随机抽取 $\sqrt{n}+1$;当 $n \geq 300$,随机抽取 $\sqrt{n}/2+1$。取样量至少为一次全检量的 3 倍。

2)准备清洁干燥的取样器、样品容器和辅助工具(手套、样品盒、剪刀、刀子、标签、笔、取样证等)前往规定地点取样。取样器可分为固体取样器和液体取样器。固体取样器包括不锈钢探子、不锈钢勺、不锈钢镊子等;液体取样器包括玻璃取样管、玻璃或塑料油提等。样品容器常用具盖玻璃瓶或无毒塑料瓶。需取微生物限度检查样品时,以上相应器具均应灭菌。

(2)取样

1)取样前应先进行现场核对:核对物料状态标志,核对请验单内容与实物标记应相符,内容为品名、批号、数量、规格、产地、来源,标记清楚完整。进口原辅料应有口岸药检所的检验报告单;核对外包装的完整性,无破损,无污染,密闭。如有铅封,扎印必须清楚,无启动痕迹。现场核对如不符合要求应拒绝取样,向请验部门询问清楚有关情况,并将情况报质量保证部门负责人。

2)按取样原则随机抽取规定的样本件数,清洁外包装移至取样室内取样。

3)取样程序:打开外包装,根据待取样品的状态和检验项目不同采取不同的取样方法。固体样品用洁净的探子在每一包件的不同部位取样,放在有盖玻璃瓶或无毒塑料瓶内,封口,做好标记(品名、规格、批号等);液体样品摇匀后(个别品种除外)用洁净玻璃管或油提抽取,放在洁净的玻璃瓶中,封口,做好标记;微生物限度检查样品用已灭过菌的取样器在每一包件的不同部位按无菌操作法取样,封口,做好标记。

(3)取样结束

1)封好已打开的样品包件,每一包件上贴上取样证;填写取样记录;协助请验部门将样品包件送回库内待验区;按规定程序清洁取样室。

2)取样器具的清洗、干燥、贮存按《取样器具的清洗》执行。

2. 药包材 药包材是指直接接触药品的包装材料和容器,系指药品生产企业生产的药品和医疗机构配制的制剂所使用的直接与药品接触的包装材料和容器。作为药品的一部分,药包材本身的质量、安全性、使用性能,以及药包材与药物之间的相容性对药品质量有着十分重要的影响。药包材是由一种或多种材料制成的包装组件组合而成,应具有良好的安全性、适应性、稳定性、功能性、保护性和便利性,在药品的包装、贮藏、运输和使用过程中起到保护药品质量、安全、有效、实现给药目的(如气雾剂)的作用。

在选择药品包装材料时,需结合药物的基本理化性质来判断,且不同的剂型对药品的包装材料有不同的要求。按材质分类常用的药包材可分为玻璃类、金属类、塑料类、陶瓷类、橡胶类和其他类(如纸、干燥剂)等。

药包材标准是为保证所包装药品的质量而制定的技术要求。药包材质量标准分为方法标准和产品标准。制定药包材标准应满足对药品的安全性、适应性、稳定性、功能性、保护性和便利性的要求。药包材产品标准的内容主要包括三部分。①物理性能:主要考察影响产品使用的物理参数、机械性能及功能性能指标,如橡胶类制品的穿刺力、穿刺落屑,塑料及复合膜类制品的密封性、阻隔性能等,物理性能的检测项目应根据标准的检验规则确定抽样方案,并对检测结果进行判断。②化学性能:考察影响产品性能、质量和使用的化学指标,如溶出物试验、溶剂残留量等。③生物性能:考察项目应根据所包装药物制剂的要求制定,如注射剂类药包材的检验项目包括细胞毒性、急性全身毒性试验和溶血试验等;滴眼剂瓶应考察异常毒性、眼刺激试验等。

(1)取样前准备

1)根据不同包装材料与总件数,确定取样数量。使用说明书、标签、盒、箱、瓶:$n \leqslant 3$ 万,取 100 张(个);3 万 $< n < 15$ 万,取 150 张(个);$n \geqslant 15$ 万,取 >300 张(个)。硬质空心胶囊:$n \leqslant 3$ 时,逐件取样;$4 < n < 300$ 时,取样量为 $\sqrt{n}+1$;$n \geqslant 300$ 时,取样量为 $\sqrt{n}/2+1$。铝箔、复合膜:逐卷抽样,抽样量总共 1m。

2)取与药品直接接触的药包材样品时,取样人员须在取样室或取样车内取样,样品放入洁净容器内密封、贴上标签,标签内容有品名、数量、批号、取样日期。

3)根据样品的性质准备适宜的取样器皿、器具(如带封口的无毒塑料袋,具盖玻璃瓶或无毒塑料瓶、不锈钢镊子、手套等)和辅助工具(样品盒、剪刀、笔、标签、取样证等)前往规定地点取样。

(2)取样

1)取样前应先进行现场核对:核对物料的状态标志;核对请验单的内容与实物标记应相符,内容为品名、批号、数量、规格、产地、来源,标记清楚完整;检查包装的完整性,无破损、混杂、污染、启动痕迹。现场检查如不符合要求,应拒绝取样,向仓库保管员询问清楚,报质保部负责人。

2)将外包装清洁后,在取样室内拆开内包装,戴上洁净的手套,用不锈钢镊子等工具在上、中、下随机取样,将样品放入干净的无毒塑料袋中并封口,做好标记(品名、规格、批号等)。

3)微生物检查样品,用已灭菌的不锈钢探子在每一包件的不同部位按无菌操作法取样,放入灭菌的样品盛装容器内,封口,做好标记。

(3)取样结束

1)封好已打开的样品包件,每一包件上贴上取样证;填写取样记录;协助仓库保管员将样品包件送回库内待验区;按规定程序清洁取样室。

2)取样器具的清洗、干燥、贮存按《取样器具清洗方法》执行。

3. 中间产品　包括中间体化学品、活性药物组分、非活性添加组分及生产过程化学品。化学合成药是以一定的原料为原点,按照既定的合成路线生成的具有药物功能的目标化合物。在各种药物的生产中,相同的药物可以经由不同的加工工艺或不同的合成路线得到,所以其中难免会产生不同的中间产品。且由于中间体是药物合成的过程中产生的,所以往往具有与产物相同或类似的基团和特征。取样过程如下:

(1)取样员按中间产品请验单准备好取样器具、容器,按《人员进出洁净区标准程序》进入生产车间中间站。

(2)取样员在取样时应核对请验单的内容与中间产品是否相符。

(3)根据中间产品件数,确定取样件数,当中间产品总包装件数 $n \le 3$ 时,应逐件取样;当 $n>3$ 时,按 $\sqrt{n}+1$ 取样量随机取样。

(4)在样件中用取样棒按不同方向、深度,使取样具有代表性,并取可供 3 次以上检验的用量。

(5)将样品放入洁净容器内,密封,在容器内贴上标签,标签内容有品名、数量或重量、批号、取样日期等。

(6)在已取样的中间产品外包上即时贴上取样证。

(7)在取样的准备工作、取样过程及结束阶段均须遵守《取样管理规定》和《取样操作规程》。

4. 成品　原料药经过一定的生产工艺制成具有一定疗效的制剂形式就是成品,又可称为药物制剂。药物制剂是一类关系到人类生命健康并可供销售的产品。药物制剂的种类繁多,常用剂型有 40 余种,如散剂、颗粒剂、胶囊剂、片剂、注射剂、溶液剂、乳剂、混悬剂栓剂、软膏剂、气雾剂、滴鼻剂等。为了保证人民用药的安全、有效、稳定和使用方便,成品必须满足一定的质量要求。取样过程如下:

(1)成品在入库前,生产车间应填写成品请验单送交质管部门,请验单内容包括品名、批号、规格、数量等。

(2)由检验室指派专人到成品存放地 / 在线包装地按批取样,每批成品在不同的包装内抽取一定的小包装,使抽取的样品具有代表性,并可供 3 次检验量。

(3)按请验单的内容与成品的标签进行核对,无误后方可取样,取样后再随机取样检验,登记检验台账。

(二)制剂取样

制剂以完整的最小包装作为取样对象,从确定的抽样单元内抽取单元样品。为保证制剂含量测定中供试品的代表性,使平均含量的变异降至较小的范围,针对各不同的剂型制定相应的取样规则,如片剂、滴丸剂的取样量为 20 片(或粒),抗生素、生化药品及个别价格昂贵的片剂,在足够两份检验取量时,可改用10 片。如因主药含量低微,取 20 片不够两份检验取量时,应根据两份检验取量与该制剂的规格推算供试品的取样片(或粒)数,并以 5 的倍数计,规格不同时,应分别注明。2020 年版《中国药典》(四部)中针对各剂型在最低装量检查法、装量、重(装)量差异项下的取样量做了详细规定,如表4-3、表4-4 和表4-5。

表4-3　最低装量检查法项下取样量

项目	标示装量	取样量
重量法(适用于标示装量以重量计的制剂)	$\le 50g$	5 个
	>50g	3 个
容量法(适用于标示装量以容量计的制剂)	$\le 50ml$	5 个
	>50ml	3 个

表4-4　装量项下取样量

剂型		标示装量	取样量
注射剂	注射液及注射用浓溶液	≤2ml	5支(瓶)
		2~50ml	3支(瓶)
		>50ml	按最低装量检查法
	生物制品(多剂量)		1支(瓶)
	预装式注射器和弹筒式装置	≤2ml	5支(瓶)
		2~50ml	3支(瓶)
眼用制剂	眼用液体制剂(单剂量包装)		10个
	眼用液体制剂(多剂量包装)		按最低装量检查法
鼻用制剂	鼻用液体制剂(单剂量包装)		10个
	鼻用液体制剂(多剂量包装)		按最低装量检查法
糖浆剂	糖浆剂(单剂量包装)		5支
	糖浆剂(多剂量包装)		按最低装量检查法
口服溶液剂、混悬剂、乳剂	口服溶液剂、混悬剂、乳剂(单剂量包装)		10袋(支)
	口服溶液剂、混悬剂、乳剂、干混悬剂(多剂量包装)		按最低装量检查法
合剂	合剂(单剂量包装)		5支
	合剂(多剂量包装)		按最低装量检查法

注:其余未在表中列出的剂型装量检测均按照最低装量检查法项下的取样量进行。

表4-5　重(装)量差异项下取样量

剂型		取样量
片剂		20片
口服溶液剂、口服混悬剂、口服乳剂		20袋(支)
栓剂		10粒
丸剂	滴丸	20丸
	糖丸	20丸
	其他丸剂(丸重≥1.5g)	10丸
	其他丸剂(丸重<1.5g)	10份(10丸为1份)
膜剂		20片
耳用制剂		20个剂量单位
锭剂	锭剂(锭重≥1.5g)	10锭
	锭剂(锭重<1.5g)	10份(10锭为1份)
贴剂		20片
膏药		5张

续表

剂型		取样量
茶剂	块状茶剂	10块
	袋装或煎煮茶剂	10袋(盒)
注射用无菌粉末		5支(瓶)
胶囊剂		20粒(中药取10粒)
颗粒剂		10袋(瓶)
眼用固体或半固体制剂(单剂量包装)		20个
鼻用固体或半固体制剂(单剂量包装)		20个
喷雾剂(单剂量)		20个
散剂(单剂量包装)		10袋(瓶)
干混悬剂(单剂量包装)		20袋(支)
植入剂		5瓶(支)

糖衣片的取样量同前述,但应在除去包衣(溶衣)后再精密称定,若糖衣(或肠溶衣)不影响测定,并可制成溶液,也可取糖衣(或肠溶)10片(个别例外)置量瓶中溶解后进行。

注射用无菌制剂、胶囊或胶丸,则按装量差异项下的规定取样,并规定取装量差异项下的内容物,如该制剂规定做含量均匀度检查,则改为取本品10瓶。注射液或其他液体制剂,则为精密量取本品适量,对于黏稠的液体,要强调用内容量移液管并洗出移液管内壁的附着液。

冻干粉针的取样,目前国内质量标准中的含量测定取样方式绝大部分均用了精密称取装量差异项下的粉末(称为第一法);只有极少数采用将5瓶(或3瓶)内容物定量转移至同一容量瓶中(称为第二法)。对于无明显吸湿性的采用第一法较为可取;但对于冻干的和有吸湿性的原料药直接分装的粉针剂,第一法易受环境因素的影响,导致误差偏大,而第二法客观性则较强,操作简便易行,推荐采用。一般操作如下:取本品5瓶(或3瓶),用稀释液溶解内容物后,定量转移至同100ml量瓶中,用稀释液洗涤容器,洗液并入量瓶中,再加稀释液稀释至刻度,摇匀,精密量取适量,加稀释液制成每1ml中含一定量药物的溶液。该法避免了第一法取样时,由于样品粉末极易吸潮而导致的称量误差;不受环境因素的干扰,在任何条件下均可方便、顺利、定量地进行;且由于是将5瓶(或3瓶)内容物定量转移,测定结果准确,故较第一法更具有代表性和可靠性。2020年版《中国药典》(二部)中采用第二法的品种较少,如注射用更昔洛韦、注射用抑肽酶、注射用盐酸阿糖胞苷、注射用亚锡植酸钠、注射用亚锡喷替酸和注射用亚锡焦磷酸钠等,其余大多数品种均采用第一法。

(三) 无菌检查取样

无菌检查法系用于确定要求无菌的药品、医疗器具、原料、辅料和要求无菌的其他品种是否无菌的一种方法。若供试品符合无菌检查法的规定,仅表明了供试品在该检验条件下未发现微生物污染。

无菌检查应在环境洁净度10 000级和局部洁净度100级的单向流空气区域内或隔离系统中进行,其全过程必须严格遵守无菌操作,防止微生物污染。单向流空气区、工作台面及环境应定期按《医药工业洁净室(区)悬浮粒子、浮游菌和沉降菌的测试方法》的现行国家标准进行洁净度验证。隔离系统按相关的要求进行验证,其内部环境的洁净度须符合无菌检查的要求。

1. 检验数量　是指一次试验所用供试品最小包装容器的数量,成品每业批均应进行无菌检查。除另有规定外,出厂产品检验按表4-6规定,上市产品检验按表4-7规定。表4-6、表4-7中最少检验数量不包括阳性对照试验的供试品用量。

表 4-6　批出厂产品的原液和半成品最少检验数量

	批产量(*N*)/ 个	每种培养基最少检验数量
注射剂	$N \leqslant 100$	10% 或 4 个(取较多者)
	$100<N \leqslant 500$	10 个
	$N>500$	2% 或 20 个(取较少者)
大体积注射剂(>100ml)		2% 或 10 个(取较少者)
眼用及其他非注射产品	$N \leqslant 200$	5% 或 2 个(取较多者)
	$N>200$	10 个
桶装无菌固体原料	$N \leqslant 4$	每个容器
	$4<N \leqslant 50$	20% 或 4 个容器(取较多者)
	$N>50$	2% 或 10 个容器(取较多者)
抗生素固体原料药(≥ 5g)		6 个容器
医疗器具	$N \leqslant 100$	10% 或 4 件(取较多者)
	$100<N \leqslant 500$	10 件
	$N>500$	2% 或 20 件(取较少者)

注:若供试品每个容器内的装量不够接种两种培养基,那么表中的最少检验数量应增加相应倍数。

表 4-7　上市抽验样品的最少检验数量

供试品	供试品最少检验数量 / 瓶或支
液体制剂	10
固体制剂	10
医疗器械	10

2. 检验量　是指供试品每个最小包装接种至每份培养基的最小量。除另有规定外,供试品的最少检验量按表 4-8 规定。采用直接接种法时,若每支(瓶)供试品的装量按规定足够接种两份培养基,则应分别接种硫乙醇酸盐流体培养基和胰酪大豆胨液体培养基。采用薄膜过滤法时,只要供试品特性允许,应将所有容器内的全部内容物过滤。

表 4-8　供试品的最少检验量

供试品	供试品装量	每支供试品接入每种培养的最少量
液体制剂	$V<1$ml	全量
	1ml $\leqslant V \leqslant 40$ml	半量,但不得少于 1ml
	40ml$<V \leqslant 100$ml	20ml
	$V>100$ml	10%,但不少于 20ml
固体制剂	$M<50$mg	全量
	50mg $\leqslant M <300$mg	半量,但不得少于 50mg
	300mg $\leqslant M <5$g	150mg
	$M>5$g	500mg

续表

供试品	供试品装量	每支供试品接入每种培养的最少量
医疗器械	外用敷料棉花及纱布	取 100mg 或 1cm × 3cm
	缝合线、一次性医用材料	整个材料
	带导管的一次性医疗器械(如输液袋)	二分之一内表面积
	其他医疗器械	整个器具[①](切碎或拆散开)

注:[①]如果医疗器械体积过大,培养基用量可在 2 000ml 以上,将其完全浸没。

(四) 非无菌产品微生物限度检查取样

微生物限度检查法(微生物计数法)系用于能在有氧条件下生长的嗜温细胞和真菌的计数。检查非无菌制剂及其原辅料等是否符合相应的微生物限度标准时,应按下述规定进行检验,包括样品的取样量和结果的判断等。除另有规定外,本法不适用于活菌制剂的检查。

微生物限度检查应在洁净度 100 级的单向流空气区域内进行,其环境的洁净度为 0 级。检验全过程必须严格遵守无菌操作,防止再污染,防止污染的措施不得影响供试品中微生物的检出。单向流空气区域、工作台面及环境应定期按《医药工业洁净室(区)悬浮粒子、浮游菌和沉降菌的测试方法》的现行国家标准进行洁净度验证。

取样方法和检验量如下:

检验量即一次性试验所用的供试品量(g、ml 或 cm^2)。

一般应随机抽取不少于 2 个最小包装的供试品,混合,取规定量供试品进行检验。

除另有规定外,一般供试品的检验量为 10g 或 10ml;膜剂为 $100cm^2$;贵重药品、微量包装药品的检验量可以酌减。检验时,应从 2 个以上最小包装单位中抽取供试品,大蜜丸不得少于 4 丸,膜剂不得少于 4 片。要求检查沙门菌的供试品其检验量应增加 10g 或 10ml。

贵重药品、微量包装药品的检验量可以酌减。若供试品处方中每一剂量单位(如片剂、胶囊剂)活性物质含量小于或等于 1mg,或每 1g 或每 1ml(指制剂)活性物质含量低于 1mg 时,检验量应不少于 10 个剂量单位或 10g 或 10ml 供试品;若样品量有限或批产量极小(如小于 1 000ml 或 1 000g)的活性物质供试品,除另有规定外,其检验量最少为批产量的 1%,检验量更少时需要进行风险评估;若批产量少于 200g 的供试品,检验量可减少至 2 个单位;批产量少于 100g 的供试品,检验量可减少至 1 个单位。

二、中药及其制剂取样方法

(一) 药材和饮片取样

药材和饮片取样法系指供检验用药材或饮片样品的取样方法。取样是否有代表性直接影响到中药材检定结果的正确性。因此,对于取样的各个环节都必须重视,取样时均应符合下列有关规定。

1. 抽取样品前,应核对品名、产地、规格等级及包件的式样,同时检查包装的完整性、清洁度以及有无水迹、霉变或者其他的物质污染等情况,详细记录。凡有异常情况的包件,应单独进行检验并且拍照。

2. 从同批药材包件中抽取供检验用样品的原则为:若总包件数不足 5 件的,逐件取样;5~99 件,随机抽取 5 件;100~1 000 件,按 5% 比例取样;超过 1 000 件的,超过部分按 1% 比例取样;贵重药材,不论包件多少都需逐件取样。

3. 每一包件至少在 2~3 个不同部位各取样品 1 份;包件大的应从 10cm 以下的深处在不同部位分别抽取;对破碎的、粉末状的或大小在 1cm 以下的药材和饮片,可用采样器(探子)抽取样品;对包件较大或个体较大的药材,可根据实际情况抽取有代表性的样品。每包件的取样量:一般药材和饮片抽取 100~500g;粉末状药材和饮片抽取 25~50g;贵重药材和饮片抽取 5~10g。

4. 将取得的样品混匀,即为抽取样品。若取样总量超出实验用量数倍时,可以按照四分法进行再取样。即将所有取得的样品摊成正方形,对角连线划"×",使分为四等份,取用对角两份;再如上操作,反复数次,直至最后剩余量能够满足供检验用样品量。

5. 最终抽取的供检验用样品量,一般不得少于检验所需用量的 3 倍,即 1/3 供实验需要,1/3 供实验复核需要,剩余 1/3 留样保存,其保存期至少一年。

(二)中药制剂取样

中药制剂是以中药为原料,根据中医药学理论基础配伍、组方,按一定的制备工艺和方法制成的一定剂型,中药制剂一般又称为中成药。中药的传统剂型有丸、散、膏、丹、酒、汤、茶和锭等,现代剂型有口服液、片剂、软胶囊剂、颗粒剂、滴丸、气雾剂和注射剂等。如何确定中药及其制剂质量评价的指标是其关键问题。中药作用的药效物质基础是其中的化学成分,特别是中药复方制剂含有众多的化学成分,作用十分复杂,分析难度较大。中药制剂的分析一般需要经过提取分离和纯化等预处理过程,以排除干扰组分的影响。

如何进行中药制剂分析的取样同样也是中药制剂分析实验的一项基本操作及重要的步骤和环节。相对于中药材取样,中药制剂取样更能直接影响药品含量测定的准确性与检测结果的正确性。故同样必须重视中药制剂采样的各个环节。对于中药制剂取样要具有一定的代表性,使供试品能准确地反映整批中药制剂的质量,因此,取样时必须抽取具有高度代表性的样品,以便得出正确的结论。由于中药剂型和物态各不相同,有片剂和丸剂,有液体和固体等。即使同为固体,还有粉末状颗粒状等形态上的不同,因此,取样时应分别对待,要考虑到取样的科学性、真实性和代表性。据此,取样的基本原则应该是均匀、合理。对中药制剂而言,应严格按照规定的取样方法进行取样。取样一般应从每个包装的四角和正中处共计五处进行取样。取样后混匀再检验或分析。对于袋装中药制剂,可以从包装袋中间垂直插入进行取样;对于桶装中药制剂,可在桶的中央取样,取样深度约 1/3~2/3 处。取得样品后,应及时密封,同时做好标记,包括中药制剂的品名、生产批号、数量、保质期、包装情况、取样日期及取样人,之后需妥善保管,以供后续检查。取样的数量应不少于 3 次全检的用量。贵重中药制剂可以根据实际情况,酌情少取一些。各类中药制剂取样大体原则如下。

1. 固体中药制剂取样

(1)片剂的取样量一般为 200 片,若已制成颗粒但未成片,取样量可为 100g;若为糖衣片,应先去除糖衣,再称重,研磨混匀。

(2)丸剂的取样量按照丸剂的种类不同而不同。对于大蜜丸,一般应取 10 丸;水丸和水蜜丸一般应取测定所需用量的 10~20 倍,合并后混匀。

(3)胶囊剂的取样,按照 2020 年版《中国药典》规定取样量应不少于 20 个胶囊,将胶囊中药物倾出并且仔细将黏附于胶囊壁的药物刮下,合并所取样品并混匀。胶囊剂取药前后均需称重,将取药前胶囊剂总重量减去取药后空胶囊重量,即为胶囊内所含药物的重量。一般要求取样量为 100g。对于软胶囊剂的取样,取样量应为检测实验用量 10 倍以上,取样方式需按测定方式中的要求进行取样。

(4)中药颗粒剂和散剂的取样,需从不同的部位进行随机收取样品,取样量应为测定实验所需样品量的 10~20 倍,可按照"四分法"进行浓缩。即将所取样品混匀后,堆成圆锥的形状,略略压平,再通过中心分为四等份,取对角两份,视具体情况决定是否需要再次重复以上步骤,直至所剩样品稍微大于或者等于测定实验所需样品量为止。

值得注意的是,若样品需要粉碎时,应尽量减少由于设备磨损等原因而造成杂质的混入,同时还应防止样品粉末的飞散。在粉末过筛时,对于不能通过筛孔的大颗粒部分也不能舍去,因为不易被研细的这部分颗粒往往可能具有不同的组成,因此需反复研磨直至所有样品粉末都能通过筛孔。

2. 液体中药制剂取样　对于贮存于大容器中的液体中药制剂需从上、中、下等不同部位分别取样之后再混匀,才能成为具有代表性的样品。若需采取的样品分装在许多小容器内时,可按照式4-2进行随机取样:

$$S = \sqrt{\frac{N}{2}} \qquad\qquad 式(4\text{-}2)$$

式中,S 代表随机抽样的件数,N 代表容器的总件数。

液体中药制剂,如水剂、露剂、糖浆剂、酒剂、酊剂、口服液等,需先混匀,一般取样量为 200ml,取样时,特别是对于底部有沉淀的液体中药制剂一定要注意振摇混匀,然后按照测定方法中需要的体积定量移取进行测定。

对于注射剂的取样一般有两次,注射剂在配制后,灌封、熔封、灭菌前进行一次取样;在灭菌后,注射剂需再次取样。对于已经密封好的安瓿,一般取样量为 200 支。

3. 气体中药制剂取样　气体样品由于自身的扩散作用,一般组成较为均匀,但对于不同存在形式的气体样品,需用不同取样方法和装置。当采集静态气体样品时,可在样品气体容器上装置一取样管,用橡皮管与吸气管等气体样品容器相连,或者直接与气体分析仪器相连。当采集动态气体样本时,要注意到动态气体在反应容器内不是均匀分布,因此可采取延长气体通过采样器的时间,从而取得不同部位、不同时间的动态气体样品。取样管插入气体反应器的深度约为 1/3,取样管口斜面应对着气流方向。同时,取样管的安装与水平方向成 10°~25° 的仰角,以便冷凝液流入反应器中。这样当打开取样管上的旋塞,气体即可流入盛样用的容器或者实验用气体分析仪器。若取样管不能与气体分析仪直接连接,可将气体样品先收集于取样吸气瓶、吸气管或球胆内暂存。若抽取的气体样品体积较小,也可采用注射器直接抽取的方法。

供试样品在检查完毕后,应保留一半数量的样品作为留样观察,其保存时间为半年或者一年,并对该中药制剂的留样质量情况作定期的检查。若有发霉变质或其他质量变化时,则随机提出,以便及时检测留样,分析其变质原因,改善其制造工艺和稳定其产品质量。

4. 其他剂型的中药制剂　可以根据实际具体情况随机抽取一定的样品,注意要尽量避免人为的主观因素而给随机抽样带来的不均匀性,使得抽样做到真正具有代表性、合理性和均匀性。

三、生物制品取样方法

生物制品是指应用普通的或以细胞工程、基因工程、发酵工程、蛋白质工程等生物技术获得的各类微生物(包括寄生虫、立克次体、噬菌体、病毒、细菌等)、细胞及各种人源和动物的组织和体液等生物材料制备,并用于疾病预防、治疗和诊断的药品。其中人用生物制品包括细胞因子、血液制品、免疫血清、抗毒素、体内外诊断制品、病毒类疫苗、细菌类疫苗(含类毒素),以及其他活性制剂(包括微生态制剂、免疫调节剂、抗原 - 抗体复合物、重组 DNA 产品、单克隆抗体、变态反应原、抗原、毒素等)。

生物制品是药品的一大类别,但大部分生物制品的起始材料都是具有活性的生物材料,生物制品的制备过程要求无菌操作,并且以生物学技术和分析技术共同来控制其从原材料到中间品及最后成品的质量。因此,应根据生物制品生产和质量管理的固有特性,对生物制品的特殊要求进行规定。

在生物制品的随机取样过程中,对于中间品和成品都应留下足够的样品,成品每批次应留有可供 2 次全检用的样品,并且储存条件适宜,以保证复试或重试时留样质量不变。留样时长应至样品有效期后一年。对于留样样品,应每年至少进行一次外观检查(除了外观检查对样品质量有影响的生物制品以外),有变质现象的样品应立刻进行调查,并且对每次检查结果做好记录。

对生物制品的原液、原材料、半成品和成品都应严格按照 2020 年版《中国药典》或国家药品监督管理部门批准的质量标准进行检定。

成品应每批抽样进行全检,如分亚批,应根据亚批的编制情况确定各亚批需分别进行检测的项目。抽样应具有代表性,应在分装过程的前、中、后三个阶段或从冻干柜不同层中抽取样品,根据实际生产情况,成品检定部分项目可在贴签或包装前抽样进行检定。

生物制品由于自身特有的生物大分子结构、高效生物活性以及制造、纯化、储存过程中可能带来的潜在危险因素,使其安全性检查成为生物制品质量标准中一个重要而且必不可少的检查项目。生物制品安全性检查是保证临床用药安全、药品是否有效的重要标准。生物制品安全性检查的主要项目有:无菌检查、热原检查、细菌内毒素检查、异常毒性检查与特异性毒性检查,以及过敏反应检查等。2020 年版《中国药典》对生物制品的无菌检查和微生态活菌制品杂菌检查法的取样做了详细的规定。

(一)无菌检查取样

无菌检查法系用于检查药典要求无菌的药品、生物制品、医疗器具、原料、辅料及其他品种是否无菌的一种方法。若供试品符合无菌检查法的规定,则仅仅表明了供试品在本检验条件下未发现微生物污染现象。

无菌检查应在无菌条件下进行,因此试验环境必须达到无菌检查的要求,而且在检验的全过程都应严格遵守无菌操作,防止微生物污染,防止污染的措施不得影响供试品中微生物的检出。单向流空气区、工作台面以及工作环境都应定期按《医药工业洁净室(区)悬浮粒子、浮游菌和沉降菌的测试方法》的现行国家标准进行洁净程度的确认。隔离系统应该定期按照相关的要求进行验证,其内部环境的洁净程度必须符合无菌检查的要求。日常检验还需对试验的整体环境进行质量监控。

除另有规定外,各种生物制品的无菌检查,均应按照2020年版《中国药典》(三部)通则的规定进行。取样时采用灭菌注射器取样。

无菌检查法包括薄膜过滤法和直接接种法。只要供试品性质允许,应采用薄膜过滤法。供试品无菌检查所采用的检查方法和检验条件应与方法适用性试验确认的方法相同。

无菌试验过程中,若需使用表面活性剂、灭活剂、中和剂等试剂,应证明其有效性,且对微生物无毒性。

2020年版《中国药典》对批出产产品及生物制品的原液和半成品最少检验数量(见表4-9)、上市抽验样品的最少检验数量、供试品的最少检验量进行了规定。除血液制品外上市抽验样品最少检验数量为10瓶(或支),血液制品单位装量小于50ml的,抽验数量不少于6支,单位装量50ml及以上的,抽验数量不少于2支。生物制品的原液、半成品及固定制剂每支供试品至少半量接入每种培养基,液体制剂同前面的表4-8。

表4-9　批出产产品及生物制品的原液和半成品最少检验数量

	批产量 N/个		每种培养基最少检验数量
注射剂		$N \leqslant 100$	10%或4个(取较多者)
		$100 < N \leqslant 500$	10个
		$N > 500$	20个
大体积注射剂	>100ml		20个
冻干血液制品	>5ml	每柜冻干 $N \leqslant 200$	5个
		每柜冻干 $N > 200$	10个
	$\leqslant 5ml$	$N \leqslant 100$	5个
		$100 < N \leqslant 500$	10个
		$N > 500$	20个
生物制品原液或半成品			每个容器(每个容器制品的取样量为总量的0.1%或不少于10ml,每开瓶一次,应如上法抽验)

注:若供试品每个容器内的装量不够接种两种培养基,那么表中的最少检验数量应增加相应倍数。

(二) 微生态活菌制品杂菌检查取样

微生态活菌制品杂菌检查法系检查微生态活菌制品的菌粉、半成品及成品受外源微生物污染程度的方法。检查项目包括控制菌检查,非致病性杂菌、真菌计数。杂菌检查应在环境洁净度10 000级下的局部洁净度100级的单向流空气区域内进行。检验全过程必须严格遵守无菌操作,防止再污染。单向流空气区域、工作台面及环境应定期按《医药工业洁净室(区)悬浮粒子、浮游菌和沉降菌的测试方法》的现行国家标准进行洁净度验证。除另有规定外,本检查法中细菌培养温度为30~37℃;真菌培养温度为20~28℃。

检验量及供试品的准备:检验量,即一次试验所用的供试品量(g)。检验时,应从2个以上最小包装单位中随机抽取不少于3倍检验用量的供试品。菌粉、半成品以及成品为散剂和颗粒剂的可直接称取备用;成品为片剂、胶囊剂的需研碎后备用。

(廖琼峰)

第五章 样品的预处理方法

第一节 概 论

一、分析目的与样品预处理

药物在分析之前，一般需要根据待测药物的结构与性质、具体分析方法的特点、药物制剂的处方或生物样本的基质复杂程度采取不同的方法对试样进行预处理，以满足分析方法的要求。一般来说，药物分析过程中对样品进行预处理的目的主要有两个方面，一是消除基质干扰、保护仪器；二是提高方法的准确度、精密度、灵敏度和选择性。例如，在分析生物样本中的药物含量时需要进行一系列的去除蛋白、分离、纯化等处理，有时候为了防止蛋白质沉积损坏色谱柱还需在色谱柱前加一个预柱；气相色谱仪用于分析热稳定且易挥发的物质，若待分析物不能直接进样，还需要通过一系列衍生化的处理。

药物制剂和原料药不同的是，除含有主药及杂质外，还有处方中赋形剂、稀释剂和附加剂等成分，而这些附加成分往往会影响主药的测定。因此，在制剂的分析过程中主要是考虑并排除处方成分中干扰组分的影响。

由于中药成分复杂，且干扰物质多，在中药分析中样品的预处理过程显得格外重要。中药材及其制剂中的成分高达几十甚至几百种，若不对其进行分离、提纯，则待测组分信号很容易淹没在杂质信号中；且中药中含有皂苷、蛋白质等活性成分，不仅干扰测定，还会污染仪器，损坏色谱柱。因此，中药及其制剂通常是经过预处理之后才进行各种仪器分析。

对于生物样本(如血浆、尿液、组织等)中的待测组分分析通常也需要进行一定的预处理。生物样本内的药物浓度低、内源性物质易干扰信号的检测、体液中的其他物质(如蛋白质、脂类、无机盐等)易沉积在色谱柱上，大大缩短色谱柱的寿命。因此，生物样本中的药物一般需经过分离、浓缩、富集、纯化之后再进行测定，以排除基质干扰，改善灵敏度和保护仪器。

药物分析中的样品预处理手段主要包括提取技术(溶剂提取、回流提取、超临界流体萃取等)、分离纯化技术(沉淀、结晶、柱层析等)、富集技术(冻干、旋转蒸发、气流吹蒸等)、衍生化技术、消解技术等，最终将采集的样品转化为适合分析测定的状态。随着药学事业的发展，待分析的样本基质种类越来越多，待分析物浓度更低，为了适应分析方法的要求，对样本的前处理方法提出了更高的挑战。药学工作者不断地开发新的样品前处理技术，改进传统的样品前处理方法，设备装置越来越简便，处理效率也越来越高，但迄今为止没有一种样品前处理方法可以适应所有样本分析，具体的方法还需结合待测药物本身的性质、样品基质的特点、分析方法的要求进行选择。药物分析样品预处理方法也正处于多种技术并存、已有的技术和新开发出来的技术不断组合的局面，其发展趋势就是要实现快速、有效、简单和可自动化的分析样品预处理过程。

在药物分析样本预处理方法选择过程中应遵循以下原则：

1. 尽量消除干扰因素。对于中药及其制剂、化学制剂、生物样本的分析都需要尽量消除基质对分析测定结果的影响，排除可能对分析有干扰的成分，同时也应尽量减少无关化合物的引入。

2. 最大程度保留待测成分，提高测定的准确度。在预处理过程中应尽量避免待测组分的丢失，如果被测组分在预处理过程中发生变化（如衍生化反应），则该反应必须是已知的并且是定量完成的。

3. 使被测组分浓缩、富集，增加灵敏度。当待测物浓度低，难以达到分析方法的灵敏度要求的时候，应当考虑可以实现对样本中待测组分浓缩、富集的样品预处理方法。

4. 便于批量处理，增加方法的精密度。

二、样品基质与样品预处理

（一）化学药物样品预处理

化学药物的制剂种类繁多，药物的结构性质各不相同，因此需要根据实际情况灵活地运用各种手段和方法使待测成分转化为易被分析的形式，再依据其特有的理化性质、官能团反应，采取高选择性、高灵敏度、快速简便的方法进行分析。本小节主要分为两部分介绍，含金属或卤素药物的预处理和不含金属或卤素药物的预处理。

1. 含金属或卤素药物的预处理 在化学药物分析过程中往往会遇到含金属元素（Ca、Tb、Fe、Mg、Zn、K、Pt、Sn、Bi 等）和卤素（F、Cl、Br、I）等，对它们进行鉴别、检查、含量测定过程中需要结合特定的分析目的和方法确定样品是否需要预处理。

在含卤素的药物中，卤素原子通常是以共价键的方式连接，若在分析过程中需要采用卤素离子的一般鉴别反应对其进行鉴别，或是需要采用卤素离子的定量方法（银量法、碘量法、碘酸钾法等）对其进行含量测定的时候，则一般需要有机破坏或是在适当条件下水解，将有机卤素原子转化为无机卤素离子再进行分析。

在含金属元素的有机药物中，一部分金属元素以离子的状态存在（乳酸钙、葡萄糖酸钙等），不直接与碳原子相连，若有机结构部分不干扰分析测定则可在溶液中直接进行鉴别、检查、含量测定等分析；另一部分是金属元素直接与碳原子以共价键的方式连接（芳香族及杂环族的有机化合物），一般不能在溶液中解离为离子态，故应采取适当的前处理方法，将金属原子转化为可分析状态后再进行后续的分析。

（1）不经有机破坏

1）未经处理直接分析：对于一些金属原子不直接与碳原子相连或是金属原子与碳原子结合不紧密的有机金属药物，在水溶液中可电离，因此不需要有机破坏直接进行分析。例如，通过配位滴定法，使用乙二胺四乙酸二钠对葡萄糖酸钙原料药或制剂进行滴定，测定其含量；通过氧化还原滴定法，利用不同价态金属离子的氧化还原特性，使用硫酸铈滴定富马酸亚铁从而测定其含量等。

2）经水解后分析：对于一些卤素原子和碳原子结合不牢固的药物（卤素和脂肪碳链相连）可以采用碱水解法将卤素释放出来。具体操作为：先将有机药物溶于适当溶剂中，在碱性条件下加热回流使有机卤素原子解离，如三氯叔丁醇的含量测定；对于一些含金属的有机药物可以采用酸水解法，将其与盐酸共热，不溶性金属盐类水解为可溶性盐，然后再进行滴定分析，如硬脂酸镁的含量测定。

3）经氧化还原后分析：该类方法应用比较少，主要用于含碘类物质与芳环直接连接时，碘的结合较牢固，采用碱性溶液回流时难以使碘 - 碳键断裂，可在碱性溶液中加还原剂（如锌粉）回流，使其转化为无机碘化物后测定。

（2）经有机破坏：含金属或卤素药物结构中金属原子、卤素与碳原子结合牢固者，用上述不经有机破坏的方法难以将其转化为无机金属化合物及卤素化合物进行分析，此时需要结合有机破坏的方法对药物分子进行处理。常见的有机破坏方法有湿法破坏、干法破坏和氧瓶燃烧法。

1）湿法破坏：主要适用于含氮有机合成药物的预处理，在生物技术药物的分析中用于氮、磷、硫柳汞及氯化钠测定法的预处理，此外还可以用于生物样本中金属元素测定时生物基质的消除。该方法主要用硫酸作为分解剂，以氧化剂（硝酸、高氯酸、过氧化氢等）作为辅助消解剂。该方法根据分解剂组合形式不同可以分为若干种，其中以硫酸、硫酸盐为基础的有机定量方法称为凯式定氮法（Kjeldahl determination），以"氮测定法"收载于 2020 年版《中国药典》中，根据测定量不同分为第一法（常量法）和第二法（半微量法），是分析有机化合物含氮量的常用方法。

2）干法破坏：是将有机药物置于瓷坩埚中，在较高的温度下进行灼烧灰化，用氧来氧化样品以达到分解的目的。主要适用于含卤素、硫、磷等有机药物分析的预处理，也用于某些药物中硒和砷盐的检查，用于湿法不易破坏完全的含氮杂环有机化合物和不能用硫酸破坏的有机药物。根据分析对象和目的不同，常加无水碳酸钠、硝酸镁、氢氧化钙、氧化锌等辅助灰化。

3）氧瓶燃烧：主要用于含卤素或硫等元素的有机药物前处理。将含待测元素的有机药物放在充满氧气的密闭燃烧瓶中进行充分燃烧，使有机结构部分彻底分解为二氧化碳和水，待测元素根据电负性的不同转化为不同价态的氧化物（或无机酸），待燃烧产物被吸入吸收液后，再采用合适的分析方法来检查和测定卤素或硫等元素的含量。氧瓶燃烧法是快速分解有机结构的简单方法，它不需要复杂设备，在短时间内就可使有机结合的待测元素定量转化为无机形式，适用于含卤素、硫、磷等元素的有机药物的鉴别、限度检查或含量测定，也适用于药物中杂质硒的检查，被收录于 2020 年版《中国药典》中。

2. 不含金属或卤素药物的预处理　对于不含金属或卤素的药物而言，大多数不需要进行特殊的预处理，根据其特有的性质或特征官能团采用一系列的方法对其进行鉴别、检查、含量测定，仅有少数不能直接分析的药物需采取特殊的方法进行预处理，具体情况还需结合药物本身的性质，此外，也需要考虑制剂中附加剂对分析测定的影响。

（二）中药样品预处理

中药及其制剂所含的化学成分种类多，大多需要提取分离后制成较纯净的供试品溶液才可进行分析测定。中药供试品的制备原则是最大程度地保留被测成分，除去干扰成分，将待测成分浓集至分析方法所需的最低检测限浓度。选择合适的试剂和方法对中药样品进行提取和分离，制备成可进行有效分析的供试品溶液，是整个中药分析流程中至关重要的一步。

1. 供试品溶液的提取　提取就是利用物理或化学的手段破坏待测组分与样品成分间的结合力，将待测成分从样品中释放出来并转到易于分析的溶液状态，提取过程可以除去 99% 以上的样品基质。中药及其制剂的提取方法有很多，按照提取原理可以分为：溶剂提取法、水蒸气蒸馏法、超临界流体萃取、升华法和萃取法。

（1）溶剂提取法：遵循"相似相溶"的原则，根据待测主成分的结构特点选择合适的溶剂对中药组分进行提取的方法称为溶剂提取法。例如，苷元的亲水性小于苷，对苷的测定可选用极性强的溶剂进行提取，而对于苷元则选用极性较弱的有机溶剂；游离的生物碱大多为亲脂性物质，而当其与酸成盐之后能够离子化，具有较强的亲水性，宜选用极性强的溶剂。

采用溶剂提取法对溶剂的选择原则是：选用溶剂对待测成分溶解度大，对杂质的溶解度小；所选用的有机溶剂不得与中药中的待测成分起化学变化；溶剂易得，使用安全。

常用的提取溶剂按照极性大小可以分为三类：极性、非极性和中等极性溶剂。水是典型的极性溶剂，可以溶解离子型成分（生物碱盐、有机酸盐等）及其他成分（蛋白质、糖、糖苷、氨基酸、多羟基化合物、鞣质和无机盐等）。通常为了增加溶解度还可采用酸水或碱水进行提取。但水作为提取溶剂具有难浓缩、提取杂质较多、可酶解苷类、易发霉等缺点。常见的非极性溶剂有乙醚、三氯甲烷、石油醚、乙酸乙酯等，用以提取低极性成分，如挥发油、内酯、游离生物碱等。中等极性溶剂，如甲醇、乙醇、丙酮等，它们对中药各类成分具有广泛的溶解性能，乙醇作为最常用的提取溶剂，也被称为"万能溶剂"。大多数亲水性成分（除蛋白质、淀粉、黏液质外）都可溶解在乙醇中，且可以通过乙醇的不同比例对亲脂性成分进行选择性提取。

　　常见的溶剂提取方法有:冷提取、热提取和物理提取。冷浸法适用于中药材和固体样品的提取,方法简便,将样品置于带塞容器内,摇匀后静置,适用于遇热不稳定的有效成分的提取。回流提取是将易挥发的有机溶剂加热提取待测成分,提高浸出效率,但有机溶剂消耗量大且不适用于热不稳定成分的提取。连续回流提取是在回流提取基础上改进的,将样品置于索氏提取器或脂肪提取器中进行提取,溶剂使用量少,提取效率高。对于中药材还可以采用渗漉法和煎煮法,具体的提取时间、方法、温度等选择还需要通过实验数据加以确定。超声波提取法利用超声波振荡器进行提取,能够加速提取成分的扩散释放并充分与溶剂混合,增大样品与萃取溶剂之间的接触面积,提高传质效率,提取速率和效率都很高,但目前仅用于少量提取中,用于大规模的生产还有待进一步探索。均质提取法是将样本与有机溶剂混合后通过高速搅拌和匀浆,使溶剂与微细颗粒紧密接触、融合,使待测组分快速溶出,该法速度快,提取效果好。

　　(2)水蒸气蒸馏法:中药中挥发油或某些其他成分(如丹皮酚、麻黄碱、烟碱、槟榔碱等)在100℃左右有一定的蒸气压,可以通过水蒸气蒸馏法提取,蒸馏液用乙醚抽提后即可得到该类成分。此方法主要适用于能够与水蒸气蒸馏而不被破坏,与水不发生反应,难溶或不溶于水的物质的测定。

　　(3)超临界流体萃取:超临界流体是在高于临界压力和临界温度时形成的单一相态,既具备气体的低黏度性,又具备液体的高密度性,同时具有介于气、液之间的高扩散系数等特征。因此超临界流体溶解力高、传质速度快、提取效率高、提取时间短,并且超临界流体的表面张力为零,容易渗透到样品内部,萃取完全。通过温度和压力的改变可以选择性地萃取所需的组分,萃取完成后常压下溶剂立即变成气体挥发,得到待分析的组分。表5-1给出了常见的超临界流体的物理性质。

表5-1　常见的超临界流体的物理性质

化合物	蒸发潜热 (25℃)/(kJ·mol^{-1})	沸点/℃	临界参数		
			T_c/℃	P_c/Mpa	D_c/(gcm^{-3})
二氧化碳	25.25	−78.5	31.3	7.15	0.448
甲醇	35.32	64.7	240.5	8.10	0.272
苯	26.02	34.6	193.6	3.56	0.267

　　(4)升华法:中药中的某些成分(如樟脑、水杨酸、咖啡因等)受热在低于熔点温度下,不经过熔化可直接转化为蒸汽,蒸汽遇冷又凝结为固体称为升华。中药中的某些成分可以利用升华的性质将其直接从样品基质中提取出来,但中药中具有升华特性的物质并不多,所以使用并不广泛。

　　(5)萃取法:萃取法主要用于液体制剂的中药分析,该方法简便快捷,既可以除杂又可以用于提取欲测成分。在做待测成分的定性分析时,萃取次数一般为1~2次,若是定量分析则应当提取完全。一般来说,溶质在有机相和水相的分配比越大,萃取效果越好。

　　2. 供试品溶液的分离纯化　中药及其制剂经提取后,得到的通常是含有较多杂质和色素的混合物,因此需要对其进行分离纯化,得到目标待分析物。净化的原则是:从提取液中除去对测定有干扰的杂质,最大程度地保留待测组分。常用的分离纯化的方法如下。

　　(1)系列溶剂分离法:若经提取浓缩后得到的总提取物是稠膏状,可以加入适当的惰性填充剂(硅藻土、硅胶或纤维素粉等),经低温干燥后用几种不同的溶剂进行提取,通常是从低极性到高极性依此分步提取。此外也可以在中药提取溶液中加入另一种溶剂使待测组分或杂质析出,以达到分离纯化的目的。

　　(2)液-液萃取法:利用混合物中各成分在两种互不相溶的溶剂中分配系数不同而达到分离。可以利用待测物的溶解性选择适当的溶剂直接将待测成分提取出来,或是利用杂质的溶解性直接提取杂质使其与待测组分分离。也可利用待测组分的化学特性,用不同pH的溶剂将其萃取出来,例如,从中药制剂中提取生物碱一般先用酸水溶液提出生物碱,然后加入氨水使其游离,再用有机溶剂萃取。此外还可以利用离子对的方法将待测物提出,例如,生物碱可以和酸性染料形成离子对溶于有机溶剂中实现分离纯化。

(3)沉淀法:基于某些试剂与被测成分或杂质生成沉淀,保留溶液或分离沉淀以得到纯化。常用的沉淀法有铅盐沉淀法和试剂沉淀法。铅盐沉淀法是将乙酸铅或碱式乙酸铅与待测成分或杂质反应,乙酸铅可使具有羧基或邻二酚羟基的成分(有机酸、氨基酸、蛋白质、果胶、鞣质、酸性皂苷等)生成沉淀,然后再通过一系列去除铅离子的方法后进行后续分析。试剂沉淀法主要用于一些具有特殊沉淀反应的成分,例如,在生物碱的分离中,加入生物碱沉淀试剂(碘化铋钾、硅钨酸等试剂)可以与生物碱反应生成不溶性的复盐,析出后分析测定。

(4)盐析法:在样品的水提取液中加入无机盐至一定浓度或达到饱和状态,使某些成分在水中的溶解度降低而有利于分离,通常与蒸馏法或水蒸气蒸馏法合用。例如,在水蒸气蒸馏法测定中药中丹皮酚的含量时,在样品浸泡的水中加入一定量的 NaCl,可使丹皮酚较完全地被蒸馏出来。

(5)色谱法:主要有柱色谱法、薄层色谱法和纸色谱法,其中在中药成分的净化中柱色谱法最常用,一般柱长为 5~15cm,内径为 0.5~1.0cm。不同的净化填料用于不同成分的采集和预处理,其中常见的净化填料有中性氧化铝、硅藻土、硅胶、化学键合相硅胶、聚酰胺、大孔树脂、活性炭和离子交换树脂等。中性氧化铝是常用的吸附剂,可以用于生物碱的测定,上样后用 70% 的生物碱将其洗脱,同时中性氧化铝也可用于吸附黄酮类成分。当用硅藻土做填料时可以用不同的 pH 缓冲液分离生物碱、酸性生物碱和中性物质。硅胶适合于分离中性或酸性化合物,将样品提取液加到柱上,依次用极性由小到大的溶剂洗脱,将杂质与待测成分分开。十八烷基键合硅胶(ODS)色谱柱价格昂贵,但可反复使用,可以用来分离脂溶性或水溶性杂质或成分,如苷元与苷的分离等。聚酰胺填充柱适用于酚性化合物(黄酮类)的分析,先将样品上样后用水洗掉部分杂质,然后再用 95% 的乙醇洗脱掉黄酮后测定。二乙胺乙基纤维素(DEAE)主要用于多糖的分析。此外还有大孔树脂、活性炭、离子交换树脂等填充剂,具体如何选择合适填料的色谱柱需根据待分析物的结构性质及分析方法的要求进行综合考虑。

(三)生物药样品预处理

生物技术药物简称生物药,是指以生物体为原料,采用 DNA 重组技术及其他创新技术研制的用于预防、诊断、治疗疾病的药物。其生产过程复杂,相对于传统药物,具有易变性,作为一种异源大分子进入机体易诱发机体产生免疫反应,从而影响药物安全性。相比于一般化学药物,除了需要进行一般的理化性质测定外还需要对生物学活性、蛋白质含量、细菌内毒素等效价测定。具体的样本预处理方法见第二节。

(四)体内药物分析样品预处理

体内药物分析是通过分析手段研究体内样本(生物体液、器官或组织)中药物及其代谢物和内源性物质的含量及变化规律,与体内药代动力学、毒代动力学、生物等效性实验和临床治疗药物监测等研究密切相关,直接关系到药物的体内作用机制探讨与质量评价和药物临床使用的安全性、有效性与合理性的评估。

一般认为,药物产生药理作用的强度与体内作用部位的浓度相关。药物经吸收后由血液运输到作用部位,当药物在体内达到稳定状态时,血浆中的药物浓度和药物在作用点的浓度密切相关,血浆中的药物浓度可以间接反映药物在作用位点(靶器官)的浓度,进而反映药效和毒性大小。因此血药浓度可以作为药物在作用部位浓度的表观指标,血浆也是体内药物分析中最常见的样本类型,此外还有尿液、唾液、头发、脏器等也可作为生物样本。

生物样本预处理的目的在于:①将药物或代谢物从结合物或缀合物中释放出来以便测定其总浓度。药物进入体内发生一系列过程后,其存在形式除了游离型(原型)还有与蛋白结合的结合物,以及与内源性葡糖醛酸或硫酸结合而成的缀合物,因此在测定前必须对其进行预处理以便测定待测物的总浓度。②纯化、富集样本。生物介质组成复杂、干扰多、待测组分浓度低(一般为 μg 或 ng 水平),因此需要采取一定的预处理方法将组分纯化、富集。③满足测定方法对分析样本的要求。不同的分析方法具有不同的特点,对于灵敏度高、特异性强、专属性强的分析方法对样本的预处理要求比较低,然而对于一些不具备分离功能、又易受分子结构相似的化合物干扰的分析方法(紫外分光光度法、比色法、荧光分析法等方法),样品的预处理显得格外重要。④保护仪器性能,改善分析条件。生物基质中的蛋白质、脂肪、不溶性颗粒、无机盐等都容易对分析仪器带来污染物和破坏,例如,在色谱分析中,生物样本中的蛋白质在色谱柱上易沉积、堵塞导致分析重现性下降。预处理工作对于改善分析结构的准确度和精密度、延长色谱柱寿命和改善选择性都具有重要意义。

1. 生物样本的特点、采集和制备 生物样本系指含待测物质的生物基质,原则上包括生物体的任何体液(血液、胆汁、精液、脑脊液等)、脏器组织、排泄物(粪便、尿液),以及体外实验中应用的各种生物介质(细胞悬液、器官灌流液、微粒体孵育液)等。大部分体内样本都具有以下特点:①体内样本采样量少,通常为数十微升至数毫升,且大多数在特定的条件下收集,不易重新获得;②由于体内药物分析的待测物通常为药物及其代谢物或内源性生物活性物质,其在体内的浓度低,通常为 $10^{-9}\sim10^{-6}$ g/ml,有的甚至低至 10^{-12} g/ml;③生物样本的干扰物质多,尤其是血样中含有蛋白质、脂肪、尿素等对后续的测定产生干扰,且某些血液中的内源性物质与待测物结合,干扰分析。因此,为提高分析方法的灵敏度、选择性和可靠性,体内药物分析的样本通常需要分离与富集,或通过衍生化后才能分析,以便于准确、高灵敏地检测出待测物。

生物样本的制备是将所采集的生物基质经简单的预处理操作制成可供分析或贮存的生物样本的过程。选择适宜的生物样本采集、制备、贮存方法对于体内药物分析结果的准确性具有重要意义,如样本分存不当反复冻融对待测组分产生破坏、未及时对代谢酶进行失活处理、尿液储存过程中未加防腐剂导致细菌大量增殖等都会对分析结果产生巨大的影响。采用适当的样品预处理方法,最大程度地保留采样时待测组分的原状态是样品预处理过程中的首要目的。以下阐述体内药物分析过程中常用生物样本的制备方法。

(1) 血样的采集和制备:血液样本(简称血样)是体内药物分析中常用的样本类型,包括血浆(plasma)、血清(serum)和全血(whole blood),其中最常用的是血浆。血样的测定主要用于药代动力学研究以及基于药代动力学原理的生物利用度与生物等效性和临床治疗药物检测。目前采用血药浓度的测定方法,大都测定原型药物总量。当药物与血清蛋白结合率稳定时,血药总浓度可以有效表示游离药物的浓度。不同的实验对象采血量不同,采样原则为:单次采样量和多次采样量均不得影响实验动物或受试者的正常生理功能。对于实验动物而言,采血量一般不超过动物总血量的10%。实验动物的采血方式有很多,可以根据不同的采血量需要进行选择。大鼠或小鼠采集少量血样时可采取尾静脉采血,当需要连续采血时通过眼眶静脉丛取血,需要较大采血量时通过心脏穿刺采血;家兔可通过耳缘静脉采血;对于受试者或患者而言,通常采用静脉取血(成人从肘正中静脉取血,小儿从颈外静脉取血),采血量为 1~5ml。

血样采集后应及时分离血浆或血清以防止血细胞破裂对分析和测定带来干扰,一般情况下需在血样采集后的2小时内进行分离制备。通常情况下,血样先根据分析目的的需要进行分装,避免反复冻融对样本中待测组分的破坏,将血样置于硅化塑料试管中密闭保存,短期储存应在4℃,长期储存需在 −20℃。

血液主要由血浆和血细胞两部分组成,血细胞包括红细胞、白细胞和血小板。血浆中90%是水,剩下10%成分主要包括血浆蛋白、营养物质、激素、酶、电解质、生化代谢产物、微量元素等。各样本的制备过程如下。

1)全血:将采集的血液置含有抗凝剂的试管中,采血后轻轻翻转采血管 5~10 次,与抗凝剂充分混合,不经离心轻轻混匀,保持血浆和血细胞处于均相,即称为全血。全血样本可直接分析或冷藏储存,放置或自储存后解冻,可见明显的上下两层即上层血浆和下层细胞,轻摇后混匀即可。全血在体内药物分析中使用相对较少,大多数药物都采用血浆或血清进行分析。但在需要测定细胞内、外药物浓度时,应使用全血样本。

2）血浆：将采集的血液置含有抗凝剂的试管中，混匀后以 2 500~3 000rpm 离心 5~10 分钟使血细胞分离，所得淡黄色上清液即为血浆。血浆制取量为全血的 50%~60%。血浆和全血的制备过程中都需要用抗凝剂。常用的抗凝剂有：肝素、乙二胺四乙酸（EDTA）盐、枸橼酸盐、草酸盐、氟化钠等。

3）血清：系指不含纤维蛋白原的血浆。将采集的血液置于不含抗凝剂的试管中，放置 30 分钟至 1 小时，然后经 2 500~3 000rpm 离心 5~10 分钟，上层澄清的淡黄色液体即为血清。目前，作为血药浓度测定的样本，血浆和血清可以通用，且分析方法也可通用。但无论是采用血浆还是血清，现有文献所列的血药浓度都是指血浆或血清中药物的总浓度（即游离型药物和结合型药物的浓度总和）。

血样的储存还需根据待测药物自身性质选择合适的储存方法，例如，某些药物易被空气氧化，易受血液中的酶水解，遇酸、碱不稳定，见光易分解等。对于结构中含酯键的药物（可卡因）易在血浆酯酶的作用下发生降解，此外阿糖胞苷等药物可与血浆中嘧啶核苷脱氨基酶继续作用，故含有这些药物的血样采集后应立即加入酶抑制剂（氟化钠、三氯醋酸等），以抑制酶的活性，使药物稳定。对于一些易被氧化的药物（肾上腺素等）可以加入抗氧化剂（维生素 C）来达到稳定药物的目的；对于一些见光易分解的药物（硝苯地平）应尽量避光处理，将其放在棕色容器中。

（2）尿样的采集和制备：体内药物的清除主要是经肾脏由尿液排出，体内药物通常以原型药物即母体药物（parent drug）、代谢物及缀合物（conjugate）等形式排出体外。尿液的采集属于非损伤性采集方法（noninvasive method），采集方便，药物浓度高，收集量大，但尿量和尿药浓度易受多种因素（食物种类、饮水量、排汗情况等）的影响，因此一般是以某一时间段内（8 小时、12 小时、24 小时）或单位时间内尿中药物的总量（累积排泄量或排泄速率）表示。

采用尿液作为体内药物分析样本测定药物浓度的目的与血液、唾液样本不同。尿液主要用于药物的剂量回收、肾清除率的测定，以便推断患者是否违反医嘱用药；代谢物及其代谢途径、类型和速率等研究；乙酰化代谢和氧化代谢多态性研究；药物制剂的生物利用度研究以及根据剂量回收研究预测药物代谢过程和代谢速率（metabolic rate，MR）分型等。此外，当血浆内药物浓度过低难以准确测定时可考虑采用尿液进行测定。兴奋剂和滥用药物在服用一段时间后均可在尿液中检测到其代谢物，因此尿液常作为滥用药物检测、兴奋剂检测的生物样本。

尿液的整体环境是细菌的良好培养液，静置一段时间后会因细菌大量繁殖变混浊，因此采集的尿液最好立即测定，若不能及时测定，则需在低温下储存或加防腐剂，如在收集 24 小时或更长时间的尿样过程中需将收集的尿样放在 4℃冰箱中，常温下加防腐剂进行保存。保存时间在 36 小时以内的，可在 4℃的冰箱中冷藏；如果需要长时间保存，则需在 -20℃下冰冻贮藏。常用的防腐剂有甲苯、二甲苯、三氯甲烷、麝香草酚、醋酸和盐酸等。甲苯等可以在尿液的表面形成薄膜，使用时每 100ml 尿中加入约 1ml 甲苯，充分震荡混匀即可；醋酸、盐酸可以改变尿液的 pH 从而抑制细菌的生长，具体的加入量需要综合提取时的 pH 进行考虑；使用三氯甲烷作为防腐剂时，于尿液中加入少许三氯甲烷，摇匀使其饱和，瓶底留少量三氯甲烷即可达到防腐的目的。加防腐剂的时候应当注意防腐剂的加入不得影响待分析物的测定或与被测物发生物理化学反应，具体需要通过实验来进行验证。

尿中多数药物呈结合状态，如与葡糖醛酸结合、与硫酸酯化等，缀合物的极性较大，不易被提取，因此在测定之前需要将其进行水解，将药物从缀合物中释放出来。

（3）组织的采集和制备：药物在脏器中的贮存情况可以为药物的体内过程提供重要的信息，通常需要将动物处死后采集肝、肾、肺、胃、脑等脏器及其他组织进行分析。但这些组织在分析之前需要进行一定的制备和预处理制成基质匀浆溶液，然后再用适当的溶剂进行萃取后分析。常见的组织样本的处理方法如下。

将样品制成匀浆，向组织样本中加入一定量的水和缓冲溶液，在刀片式匀浆机中制得组织匀浆。所制备的组织匀浆通过蛋白沉淀法、酸水解、碱水解或蛋白酶水解等一系列方法对组织匀浆进行纯化和制备。蛋白沉淀法效率高,所得供试液干扰小,因此使用较多;酸或碱水解法仅适用于热酸或热碱条件下稳定的极少数药物;蛋白酶水解法可以使组织溶解并将药物充分溶出,操作简便,可避免药物在酸及高温条件下降解,唯一不足的是酶水解法不适用于在碱性条件下不稳定的化合物。

2. 体内样本的前处理　在体内药物分析过程中,除了少数情况下可以将液体做简单处理后直接进样分析外,一般在分析之前都需要对样本采取适当的预处理技术,实现分离、纯化、富集、化学衍生化等,为样本的测定创造良好的分析条件。由于待测药物种类多、药物在体内的存在形式不同、理化性质不同、分析介质复杂,生物样本的前处理很难有一个固定的程序和方法,必须根据实际分析目的的要求,结合样本特点采取合适的方法对样本进行预处理,以满足测定的要求。

常见生物样本预处理方法大致分为:有机破坏法、去除蛋白质法、纯化和浓集法、结合物或缀合物水解法和化学衍生化法等。具体的方法及使用见第三节。

三、常用技术与方法

随着药物分析技术手段的不断提高,样品预处理方法以去除干扰物、富集样本为目的,朝着更快、更灵敏的方面发展。此外,仪器微型化、复杂体系基质的去除、操作简便快捷、保护分析仪器也成为样品预处理技术的发展方向。常用的技术和方法主要包括:化学前处理、提取、分离、浓缩、富集以及化学衍生化等相关方法和技术。以下是对各类方法的简述,重点介绍化学衍生化技术。

1. 化学前处理方法　主要是用于一些与卤素或是金属元素直接相连的化合物,采用特定的方法将卤素原子或金属原子从药物中释放出来转化为离子用于分析。常见的有有机破坏法和非有机破坏法,主要用于化学药物中。

2. 提取技术和方法　提取是将待测组分从样品基质中释放出来并转到易于分析的状态,不同的样品基质提取的方法不同,目前常见的提取技术主要包括溶剂提取法、连续回流提取、水蒸气蒸馏、微波辅助提取等。

3. 分离技术和方法　所得到的样本通常含有大量杂质,还需经分离纯化,除去对测定有干扰的物质,得到目标待分析物。常用的分离方法有系列溶剂分离法、萃取法(液液萃取法、固相萃取法、超临界流体萃取法)、采用不同填料对目标化合物实现制备和分离的色谱法、柱层析、沉淀法等。

4. 浓缩技术和方法　浓缩技术的主要目的在于富集待测样本,提高分析的灵敏度,常见的浓缩技术有冻干、红外干燥、蒸发旋蒸、氮气吹干等。

5. 化学衍生化技术及标记技术　化学衍生化技术及标记技术均是借助化学反应将待测组分接上某种特定基团,达到改变化合物特性的目的,从而改善其检测灵敏度和分离效果的方法,使其更适合于特定分析的过程。在药物分析过程中常见的衍生化反应有酯化、酰化、烷基化、硅烷化等。标记技术主要用于免疫化学法检测药物的体内指标,包括放射性同位素标记、酶标记、荧光标记等。

一般在药物分析过程中所采用常见分析方法包括色谱法和光谱法,对于光谱法而言,衍生化技术主要是应用在无紫外吸收或是在紫外光区吸收很小,但又需要利用紫外检测器的化合物分析过程中。常见的紫外或荧光衍生化试剂可参阅 HPLC 应用的荧光衍生化试剂。

(1)气相色谱法中的化学衍生化:由于气相色谱法(GC)适用于能够挥发的热稳定化合物的分析,因此在气相色谱法中衍生化的目的是使极性药物变成非极性的、易挥发的药物;增加药物的稳定性;提高对光学异构体的分离能力。常见的气相色谱法衍生化方法有烷基化(alkylation)、酰化(acylation)、硅烷化(silylation)及手性衍生化(chiral derivatization)等。其中硅烷化、烷基化主要用于具有 R—OH、R—COOH、R—NH—R' 等极性基团药物的衍生化,衍生化试剂可以取代药物分子中极性基团上的活泼氢原子;酰化主要适用于具有 R—OH、R—NH$_2$、R—NH—R' 等极性基团的衍生化;某些具有光学异构体的药物,由于 $R(-)$ 与 $S(+)$ 构型不同,药效学和药动学性质也不同,而普通的色谱条件难以分离光学异构体,因此需要用不对称试剂采取手性衍生化法对其进行分离。常用的 GC 衍生化试剂见表 5-2。

表 5-2 GC 衍生化试剂

衍生化方法	试剂	适用官能团
烷基化	CH$_3$I	R—OH、R—NH—R′
	CH$_2$N$_2$	R—COOH、R—OH、R—NH—R′
	C$_6$H$_5$N$^+$(CH$_3$)$_3$·OH$^-$	R—COOH、R—OH、R—NH—R′
	CH$_3$CH$_2$I 等烷基碘	R—OH、R—NH—R′
酰化	(CH$_3$CO)$_2$O	R—NH—R′、R—NH$_2$、R—OH
	(CF$_3$CO)$_2$O	R—NH—R′、R—NH$_2$、R—OH
	(CF$_3$CF$_2$CO)$_2$O	R—OH、R—NH—R′
	C$_6$H$_5$—COCl	R—NH—R′
硅烷化	H$_3$C—Si—Cl，两个CH$_3$ (TMCS)	R—COOH、R—OH、R—NH—R′
	H$_3$C—C=N—Si(CH$_3$)$_3$，O—Si(CH$_3$)$_3$ (BSA)	R—COOH、R—OH、R—NH—R′
手性衍生化	(S)-N-三氟乙酰脯氨酰氯	R—OH、R—NH—R′
	(S)-N-五氟乙酰脯氨酰氯	R—OH、R—NH$_2$、R—NH—R′

(2)液相色谱法中的化学衍生化:高效液相色谱法(HPLC)最常用的检测器是紫外吸收检测器和荧光检测器,近年来灵敏度高的电化学检测器也得到广泛的应用,但它们都是选择性检测器,仅对特殊基团产生响应。为了扩大高效液相色谱法的使用范围、提高检测的灵敏度、改善分离效果,采用衍生化的方法是一个有效的途径。因此,在液相色谱法中采用衍生化手段的目的是提高检测灵敏度,改善药物的色谱行为,提高分离度,生成稳定的衍生化合物,改善药物的不稳定性。衍生化反应应满足以下要求:对反应条件要求不苛刻,且能迅速定量地进行;对某个样品仅生成一种衍生物,反应副产物不干扰待测组分的分离和检测;衍生化试剂方便易得,通用性好。

化学衍生化法分为在线与离线两种。根据衍生化反应与色谱分离时间的前后又分为柱前衍生化法和柱后衍生化法。柱前衍生化法是在色谱分离前,预先将样本制成适当的衍生物,然后进样分离和检测,优点是衍生化试剂、反应条件和反应时间的选择不受色谱系统的限制;柱后衍生化法是在色谱分离后在色谱系统中加入衍生化试剂和辅助反应液,与色谱流出组分直接在系统中进行反应,其优点是操作简便、可连续反应以实现自动化分析。

紫外检测器只能测定在紫外光区有吸收的化合物,很多化合物在紫外光区无吸收或摩尔系数很小而不能被分析,将其与具有紫外吸收基团的衍生化试剂反应,使生成具有紫外吸收的衍生物从而被紫外检测器检测,常用 HPLC 紫外衍生化试剂见表 5-3。荧光检测器灵敏度高(比紫外检测器的灵敏度高10~100 倍),选择性好,但只能检测少数具有荧光的化合物(阿霉素、奎尼丁等),一些本身不具有荧光的药物须和荧光衍生试剂反应生成强荧光的衍生物才能达到痕量检测的目的,常用 HPLC 荧光衍生化试剂见表 5-4。电化学检测器只能检测具有电化学活性的化合物,电化学衍生化是将无电化学活性的化合物与电化学衍生化试剂反应生成有电化学活性的物质,以便在电化学检测器上被检测,例如,硝基具有电化学活性,一系列带有硝基的衍生化试剂可以与氨基、羧基、羰基化合物反应,从而生成电化学活性衍生物,常用 HPLC 电化学衍生化试剂见表 5-5。非对映衍生化法主要是将药物的对映异构体转变为相应的非对映异构体,用常规非手性 HPLC 进行分离分析,手性衍生化试剂主要分为三类,分别是伯胺和仲胺的手性衍生化试剂、伯醇和仲醇的手性衍生化试剂和羧基的手性衍生化试剂。

表 5-3 HPLC 紫外衍生化试剂

试剂结构	适用官能团	衍生化反应产物
1-(4-nitrobenzyl)-3-*p*-tolyltriazene	R—COOH 脂肪酸	
p-bromophenacyl bromide	R—COOH 脂肪酸	
9-chloromethylanthracene	R—COOH 脂肪酸	
N-chloromethyl-4-nitrophthalimide	R—COOH 脂肪酸	
N-chloromethyphthalimide	R—COOH 脂肪酸	
m-methoxyphenacyl bromide	R—COOH 脂肪酸	
1-fluoro-2,4-dinitrobenzene(FDNB)	R—NH$_2$	
O-(4-nitrobenzyl)-*N*,*N*'-diisopropylisourea	R—COOH 脂肪酸	
phenacyl bromide	R—COOH 脂肪酸	
benzoyl chloride	R—OH R—NH$_2$ 醇类 氨类	

表 5-4　HPLC 荧光衍生化试剂

试剂结构	适用官能团	衍生化产物
1,3-cyclohexanedione	R—CO—R′ 脂肪醛	
4-bromomethyl-7-methoxycoumarin	R—COOH 脂肪一元酸	
4-chloro-7-nitrobenzofurazan	R—NH₂、R—OH、R—SH 烷基胺	
dansyl chloride	R—NH₂、R—OH、R—CO—R′ 氨基酸、胺类	
2-aminothiophenol	R—CO—R′ 芳(香)醛	

表 5-5　HPLC 电化学衍生化试剂

试剂结构	适用官能团
3,5-dinitrobenzoylchloride	ROH、R—NH—R′
O-(4-nitrobenzyl)-N,N′-diisopropylisourea	R—COOH
2,4-dinitrophenylhydrazine	R—CO—R′、R—CHO

第二节　药物及其制剂的样品预处理

分析样品的预处理是药物分析的关键环节,样品质量直接影响实验结果。在样品预处理过程中尽量去除与实验无关的杂质,消除干扰因素,同时尽量避免损失任何被分析组分。在此基础上,不引入其他无关杂质,防止样品被玷污,并且根据分析方法的不同将待分析样品预处理成适宜的形式,通过稀释或浓缩的方法将样品溶液浓度控制在最佳范围内,以满足仪器分析的需要。

一、化学药物的样品预处理

化学药物临床应用广泛,与中药和生物技术药物相比,其成分明确,结构较为简单,是具有预防、治疗、诊断疾病作用的特殊化学制品。化学药物分析可分为化学原料药分析和化学药物制剂分析。化学原料药不含任何基质,成分单一,因此预处理步骤简单,通常将样品溶于适宜溶液中,并浓缩或稀释到适宜的浓度范围即可。化学药物剂型主要包括片剂、注射剂、栓剂、颗粒剂、胶囊剂、植入剂、气雾剂、软膏剂、乳膏剂、贴剂,以及脂质体、微囊、微球等具有靶向功能的新型制剂。相对于化学原料药而言,化学药物制剂除主药成分外,还添加了一些色素、表面活性剂、矫味剂、防腐剂、赋形剂、稀释剂、黏合剂、崩解剂以及一些薄膜衣的高分子成膜材料等。这些辅料干扰主药分析,因此在分析化学药物制剂时应尽可能去除干扰成分,保留待分析成分,并将其控制在合适的浓度范围内。常用方法为溶剂提取法,即采用相似相溶的原则,根据被分析组分溶解性的差异选择合适的溶剂进行提取分离。对于极性较弱的成分选择极性较小的提取溶剂,如石油醚;对于极性较强的成分选择极性较大的提取溶剂,如常用的甲醇、水等。常见提取溶剂亲水性顺序为:水 > 甲醇 > 乙醇 > 丙酮 > 乙酸乙酯 > 乙醚 > 三氯甲烷 > 苯 > 石油醚。因此,在确定提取溶剂之前应充分了解待分析成分的极性以及相关杂质的极性,选择最适的溶剂。需要注意的是,溶解样品的溶剂应当与分析仪器相匹配。例如,在进行高效液相分析时,溶剂选择不适可能会在流动相中出现二次分配现象,导致色谱峰混乱,干扰分析结果。另外,样本的粉碎度、提取时间及提取温度也是影响提取效率的重要因素。

以下介绍几种主要的化学药物制剂的样品预处理方法。

(一)片剂分析

1. **概述**　片剂(tablets)是指药物与适宜的辅料混匀压制而成的片状固体制剂。其形状有圆形、椭圆形、三角形等,以圆形片居多。具有剂量准确、携带方便、化学稳定性好、自动化程度高、生产成本低、患者依从性好等特点。片剂是目前应用最广的化学药物制剂之一。除普通片剂外,还有含片、口崩片、缓释片、控释片、肠溶片、舌下片等。在片剂制备过程中,可根据不同目的制成不同的类型,例如,用于预防心血管疾病的阿司匹林肠溶片,在普通片剂表面进行包衣,使其在胃中不崩解,在肠液中崩解吸收发挥药效,避免了对胃黏膜的损伤,降低药物的不良反应。

2. **分析样品预处理**　在制备分析样品时首先要观察外观特征,检查片剂外观完整性、色泽均匀度以及硬度是否符合要求,然后才能根据实验目的进行重量差异、溶出度、释放度、崩解时限、含量均匀度等检查。

片剂分析预处理过程主要包括研磨粉碎、溶解、溶剂提取、过滤等步骤。研磨粉碎是将片剂制备成细粉,增加其比表面积,提高溶解、扩散、渗透速率,但粉末不宜过细,否则由于吸附作用的增加而影响提取效率。提取溶剂的选择较为关键,原则上选择能够最大程度提取待测组分同时减低杂质干扰的溶剂。常用的提取溶剂有甲醇、水、乙腈等,还可以通过调节酸碱度提高提取效率。不同的提取溶剂、不同的溶解方式均会对实验结果造成影响。某些见光易分解的物质在制备时还应注意避光操作。另外,样品过滤得到的初滤液可能存在杂质,导致纯度下降,一般不作为供试品溶液,通常选取续滤液进行分析。分析方法的选择除了要考虑专属性和灵敏度外,还需根据主药及辅料的含量来确定,若主药含量高,则辅

料的影响就可以忽略不计,反之则需选择合适的方法排除辅料的干扰。以下为一些常见辅料的干扰及排除方法:

(1)糖类:片剂在制备过程中常加入淀粉、蔗糖等填充剂,使其具有一定的形状,改善其压缩成型性,提高药物含量的均匀度。需要注意的是,在进行片剂分析时,这些糖类填充剂会水解为具有还原性的葡萄糖。因此,在使用氧化还原方法进行药物分析时需考虑除去糖类的影响。

(2)硬脂酸镁:硬脂酸镁作为润滑剂填充于片剂中,可减少摩擦力,便于片剂成型滑出。由于 Mg^{2+} 的存在,干扰配位滴定,因此需加合适的指示剂或掩蔽剂排除干扰。另外,在进行非水滴定分析时,若主药含量低而硬脂酸镁含量过高(硬脂酸镁作为弱碱会消耗高氯酸),则会导致分析结果偏高,因此需通过提取分离法、碱化后提取分离法等排除硬脂酸镁的干扰,或采用其他方法进行分析。

(3)不溶性辅料:滑石粉、硬脂酸镁等不溶性辅料的存在使试样混浊,直接进样会损坏仪器,影响分析结果的准确性。因此,片剂样品的预处理通常需要进行溶解、摇匀、过滤等步骤除去不溶性辅料。也可采用提取分离法将主药提取出来后挥干溶剂进行分析。

(二) 注射剂分析

1. 概述　注射剂(injections)是指药物与适宜的溶剂或分散介质制成的供注入体内的溶液、乳状液或混悬液及供临用前配制或稀释成溶液或混悬液的粉末或浓溶液的无菌制剂。可以分为注射液、注射用无菌粉末和注射用浓溶液三类。注射剂具有起效快、作用强的特点,适于不易制成口服制剂的药物及吞咽困难或昏迷等不能口服给药的患者,广泛应用于患者危急情况的抢救。注射剂的缺点在于其使用不方便,给患者带来疼痛感,依从性较差。由于其在使用时直接注入血液和机体组织,危险性高,因此质量要求较其他剂型更为严格。注射剂需进行外观检查、装量及装量差异、渗透压摩尔浓度、可见异物、不溶性微粒及无菌、细菌内毒素或热原检查以确保质量合格。

2. 分析样品预处理　为提高注射液的稳定性,在制备过程中除主药外,还会加入增溶剂、乳化剂、抗氧剂,以及一些 pH 调节剂、渗透压调节剂、抑菌剂等。因此,在进行注射液分析时,需要用适当的方法排除相关干扰。

注射用无菌粉末,是供临用前配制的无菌固体粉末。在进行质量分析前应用适宜的注射用溶剂配制成溶液状态,如凝血酶冻干粉的含量测定即用 0.9% 溶液溶解,配制成含有 7U/ml 的供试品溶液。以下为注射剂中常见辅料的干扰及排除方法:

(1)抗氧剂:注射剂中经常添加焦亚硫酸钠、亚硫酸氢钠、亚硫酸钠、维生素 C 等作为抗氧剂,避免主药氧化,提高其稳定性。当这些成分对主药的分析产生干扰时,可以通过加入丙酮、甲醛等掩蔽剂排除干扰。还可以通过加酸分解法、加入弱氧化剂氧化法、提取分离法制备样品,或更换检测波长,选择对主药干扰最小的波长进行检测。

(2)溶剂油:由于脂溶性药物(丙酸睾酮、黄体酮、维生素 K_1)在普通溶剂中溶解性差,因此多采用注射用植物油提高药物溶解性。在进行药物分析时,可通过空白对照法、有机溶剂稀释法、提取分离法排除溶剂的干扰。

(3)等渗调节剂:由于注射剂是直接注入血液的药品,因此,在使用时需加入氯化钠调节渗透压,以免发生溶血等不良反应。Na^+ 和 Cl^- 的存在会分别干扰离子交换法和银量法,因此,在样品预处理和实验方法的选择时应考虑排除氯化钠的干扰。

(4)其他:防腐剂、稳定剂、pH 调节剂等辅料的存在亦会对实验结果造成影响,可选择有机溶剂进行提取分离后再进行分析。当采用非水滴定时,可采用蒸发或有机溶剂提取以排除溶剂水的干扰。

(三) 胶囊剂分析

1. 概述　胶囊剂(capsules)作为一种固体制剂广泛应用于临床,该剂型即将药物(或加有辅料)填充于空心硬质胶囊或密封于软质胶囊中,具有起效快、服用方便、易于携带、稳定性好、液体药物固体化、生物利用度高、对胃肠道刺激小、掩盖不良气味并且可实现药物缓释和定位释放等特点。根据胶囊的溶解性及药物释放特征,可分为硬胶囊、软胶囊、肠溶胶囊及缓控释胶囊。由于胶囊材料的限制,一些水溶液药物、风化性药物及吸湿性强的药物易导致胶囊壳破坏,药物泄漏,不易制成胶囊剂。

2. 分析样品预处理　胶囊进行分析前,应首先检查胶囊的完整性,确保外观整洁无黏结、无异味、无渗漏及变形。检查完毕后,去除胶囊壳,取出内容物,混匀,根据待测物的性质选择合适的有机溶剂溶解提取,稀释或浓缩到适宜浓度备用。

胶囊剂在进行装量差异检查时,应注意将内容物全部倾倒出来,囊壳应进行一定的操作后再进行称重。对于硬胶囊,可用小毛刷将囊壳内外擦拭干净后,依次精密称定每粒囊壳的重量。对于软胶囊,可用乙醚等易挥发性溶剂洗涤囊壳,置于通风处挥干后依次精密称定每粒囊壳的重量,应注意自然挥干,不可进行加热操作,避免囊壳失水变质。

(四) 颗粒剂分析

1. 概述　颗粒剂(granules)是现代药物制剂中一种较为普遍的剂型,指药物与适宜的辅料混合制成的具有一定力度的干燥粒状制剂,可通过加入一些矫味剂遮盖药物本身的不良气味,便于服用。2020年版《中国药典》将颗粒剂分为可溶颗粒(通称为颗粒)、混悬颗粒、泡腾颗粒、肠溶颗粒,根据释放特性不同还有缓释颗粒等。颗粒剂在质量检查时应对粒度、水分、干燥失重、溶化性、装量及装量差异、微生物限度等进行检查。

2. 分析样品预处理　颗粒剂分析的预处理操作比较简单,一般仅需研磨、溶解、提取、过滤。在提取过程中可通过加入酸或碱调节 pH,使有效成分游离,然后用有机溶剂提取,避免其他成分的干扰。

(五) 软膏剂及乳膏剂分析

软膏剂(ointments)是指原料药物与油脂性或水溶性基质混合制成的均匀的半固体外用制剂。乳膏剂(creams)是指药物溶解或分散于乳状液基质中形成的均匀的半固体外用制剂,根据基质的不同可分为油包水型(W/O)和水包油型(O/W)乳膏。在一些皮肤科疾病的治疗中应用广泛,具有保护皮肤、抗炎杀菌及局部治疗的作用,也有少数药物可以经皮肤吸收进入体循环,发挥全身的治疗作用。合格的软膏剂和乳膏剂应均匀细腻,对皮肤无刺激性,并且应具有适宜的黏稠度。分析时要求通过溶剂提取法或其他方法去除基质等干扰因素的影响,一般经过加热融化、溶剂提取、过滤等步骤。

(六) 栓剂分析

1. 概述　栓剂(suppositories)是指药物与适宜基质制成的供腔道给药的固体制剂。可根据给药部位的不同分为阴道栓、尿道栓、肛门栓等,其形状有圆锥形、鱼雷型、卵型、鸭嘴型、棒型等,可根据具体情况酌情调整形状及长度。其外形应光滑完整,放入腔道中无不适感,且应具备适当的融变时限,逐步释放药物。栓剂作用温和、无刺激性,与口服吸收药物相比,可避免肝脏的首过效应及对胃肠黏膜的刺激,适于不能服用口服制剂的患者。栓剂可发挥局部或全身作用,广泛应用于肛肠疾病及一些妇科疾病的治疗。

2. 分析样品预处理　栓剂作为一种固体制剂,体积较大,直接溶解速率较慢。因此栓剂样品预处理时通常先剪碎、混匀,精密称取一定的量后加热融化,并用适当溶剂制备成一定浓度的供试品溶液备用。

(七) 丸剂分析

1. 概述　丸剂(pills)是指原料药物与适宜的辅料制成的球形或类球形固体制剂。丸剂通常为中药常用剂型,包括蜜丸、水蜜丸、蜡丸、水丸、糊丸等。在化学药丸剂中,主要包括滴丸和糖丸等。丸剂可以使液体药物固体化,其具备质量稳定、剂量准确、制备条件易于控制等特点;滴丸作为一种新剂型,吸收迅速、生物利用度高,改善了传统丸剂的不足。丸剂在检查时需要进行重量差异、水分、溶散时限以及微生物限度等考察,确保其安全有效、质量可靠。

2. 分析样品预处理　丸剂样品预处理时,若包衣影响分析结果,应先除去包衣。然后可通过研磨等操作对丸剂进行粉碎,便于有效成分溶出。选择合适的溶剂如甲醇等进行溶解,可采用超声或加热等方式使样品快速溶解,然后过滤,除去不溶性物质,得到澄清溶液备用。

(八) 眼用制剂分析

眼用制剂(ophthalmic preparations)指用于治疗眼部疾病的无菌制剂。可分为眼用液体制剂、眼用半固体制剂和眼用固体制剂。常用的眼用制剂有氧氟沙星滴眼液、氯霉素滴眼液、红霉素眼膏等。为保持制剂的稳定性,降低制剂对眼部的刺激性,常加入抑菌剂、pH 调节剂、渗透压调节剂等。由于眼用制剂使用部位的特殊性,其质量要求比较严格,应进行可见异物、装量、质量差异、粒度、无菌、微生物限度、金属性异物等检查,混悬型滴眼剂还应进行沉降体积比检查。

眼膏作为一种眼用固体制剂,预处理过程较眼用液体制剂复杂。在样品预处理过程中应参考软膏剂处理方法,通过溶剂提取排除基质等辅料的干扰。

(九) 贴剂分析

1. 概述　贴剂是指原料药物与适宜的材料制成的可黏附于皮肤上产生局部或全身治疗作用的薄片状制剂,临床常用于治疗关节炎以及外伤导致的疼痛。贴剂需要进行释放度检查,要求药物可以从药物贮库中完全扩散出来,透皮吸收进入血液循环,因此贴剂可以避免肝脏的首过效应,提高生物利用度,并且易于携带,使用方便。

2. 分析样品预处理　贴剂由背衬层、药物贮库、黏附层及保护层组成。在样品预处理时,应剪成小条状以提高药物溶出速率,去除保护层后,加以相应提取溶剂,一般选择浸渍提取法。在此过程中,应当控制提取时间及提取温度,避免出现提取不完全或提取过度导致杂质增加或有效成分分解的现象。随后过滤,取续滤液待分析。另外,见光不稳定成分应当在避光条件下操作。

综上,主要涉及化学药物常用剂型的样品预处理过程。除此之外,还有气雾剂、糖浆剂、涂剂、植入剂以及一些新型的缓控释制剂分析。不同剂型在进行质量分析时,除了个别操作略有差异外,基本都经过粉碎、溶解、过滤等步骤。需要注意的是,在制备样品过程中切勿带入其他杂质以免带来不必要的误差。

二、中药与天然药物的样品预处理

中药与天然药物成分复杂,即使是单味中药也是含有多种成分的混合物,中药复方或中药饮片的组成成分更加复杂。不管是中药制剂或是天然药物,其分析对象都是复杂的混合物。因此,与化学药物相比,中药与天然药物的样品处理操作更为复杂。

2020 年版《中国药典》收载了 2 711 种中药,包括中药材和中药饮片、植物油脂和提取物、中药成方和单味制剂等。其中中药成方和单味制剂在制备时多加有附加剂和赋形剂。因此在样品预处理过程中还需考虑尽量去除辅料,以防止其在分析过程中造成干扰。

(一) 植物药与动物药的样品预处理

由于中药及天然药物成分复杂,且不同药物有效成分不同。因此针对不同的有效成分,应选择不同的制备方法,不可一概而论。下面从药物活性成分的角度介绍中药及天然药物的样品预处理过程。

1. 植物药的样品预处理

(1)醌类化合物的制备

醌类化合物(quinonoids)是植物中的一类具有不饱和环二酮(醌式)结构的有色物质,可分为苯醌、萘醌、菲醌和蒽醌四类。醌类化合物在植物药中分布较广泛,主要存在于植物的根、叶、皮及心材中,在茎、种子和果实中也有分布。

1)常用提取方法:有机溶剂提取法、碱提酸沉法和水蒸气蒸馏法。有机溶剂提取法是当游离醌类的极性较小时,可用极性较小的有机溶剂苯、三氯甲烷、乙醚等提取;游离醌类与糖结合形成的苷类极性较大,可用乙醇、甲醇、水等提取。在实际工作中,常用乙醇或甲醇加热提取,将各种醌苷类及苷元都提取出来,再进一步纯化和分离。碱提酸沉法是提取具有游离酚羟基的醌类化合物的常用方法。水蒸气蒸馏法可用于提取分子量较小的具有挥发性的游离苯醌及萘醌类化合物。

2)常用分离方法:根据分离对象可分为游离蒽醌和蒽醌苷及其衍生物的分离。前者利用其溶解度差异,将混合物在三氯甲烷-水、乙醚-水或苯-水之间进行液-液萃取,苷元溶于有机溶剂层中,苷则留在水层内;也可将混合物直接用三氯甲烷或乙醚等有机溶剂回流提取游离蒽醌,苷留在残渣中。后者通常采用 pH 梯度萃取法。pH 梯度萃取法是分离游离蒽醌及其衍生物的经典方法。根据羧基的有无及羟基数目和位置的差异所造成的酸性差异,利用不同 pH 的碱水溶液,可萃取出酸性强弱不同的游离蒽醌及其衍生物,再经酸化处理,蒽醌类成分即可沉淀析出,再用合适的溶剂复溶即得可供分析的供试品溶液。

(2)黄酮类化合物的制备

黄酮类化合物(flavonoids)是指以 2-苯基色原酮为母核或两个苯环(A 环与 B 环)间通过中央三碳相互连接而成的一系列化合物。黄酮类化合物在植物的根、叶、树皮、心材、边材、花和果实中均有分布。

1)常用提取方法:溶剂提取法。由于黄酮类形成苷的情况不同及所携带的(酚)羟基数目的差异,提取时溶剂的选择也多样化。常用的提取溶剂有水、乙醇、甲醇、丙酮、乙酸乙酯或是它们其中几种的混合溶剂。

2)常用分离方法

a.溶剂萃取法:如以水为提取溶剂,浓缩后先后用乙醚、乙酸乙酯萃取,可在乙醚萃取液中得到黄酮苷元,在乙酸乙酯萃取液中得到黄酮苷或苷元。

b.pH 梯度萃取法:适用于分离酸性强弱不同的苷元,根据其所含羟基数量和位置的差异,可用不同 pH 的碱溶液提取分离。同时含 7,4′-OH、只含一个 7-OH 或 4′-OH、只含一般酚羟基和只含 5-OH 的黄酮苷元可分别用 5% $NaHCO_3$ 溶液、5% Na_2CO_3 溶液、0.2% NaOH 溶液和 4% NaOH 溶液进行提取。

c.碱提酸沉法:黄酮类化合物特别是黄酮苷类,虽然在水中有一定的溶解度,但是通常情况下难溶于酸,而能溶于碱。但在使用碱提酸沉法时,应控制酸、碱的浓度,避免强碱破坏母核,强酸成盐,使沉淀复溶,回收率降低。

d.根据特定官能团的性质进行分离:用醋酸铅可沉淀分离黄酮类成分中具有邻二酚羟基的成分。

e.半仿生提取技术:是指一种从生物药剂学角度,模仿口服给药以及药物经胃肠道转运过程,为经消化道给药的中药制剂设计的新提取工艺。供试品经过一定 pH 的酸水、碱水依次处理提取,但半仿生提取技术与传统"酸碱法"不能等同。又因为提取工艺要与实际生成、实验条件相适应,不可能与体内条件完全相同,仅能做"半仿生",故称"半仿生提取技术"。这种提取技术的特点是可以提取和保留更多的有效成分,能缩短生产周期,降低成本。

(3)苯丙素类化合物的制备

苯丙素类化合物(phenylpropanoids)是指含有一个或几个 C_6-C_3 单位的酚性物质,由于苯核上有酚羟基、烷氧基取代,又称为苯丙素酚类。天然产物中,常见的苯丙素有香豆素、木脂素、苯丙烯(具有较高的亲脂性和挥发性,样品预处理同挥发油)、黄酮等。

1）香豆素的制备

a. 系统溶剂法：游离香豆素与香豆素苷极性不同，可利用溶剂的极性顺序由小到大依次进行萃取。

b. 碱溶酸沉法：香豆素内酯可在加热下被稀碱皂化而溶解。

c. 水蒸气蒸馏法：小分子香豆素具有挥发性因而可用水蒸气蒸馏法分离。

2）木脂素的制备：木脂素的提取通常先用亲水性溶剂乙醇、丙酮等提取，得浸膏，再用 $CHCl_3$、Et_2O 等萃取。

（4）萜类和挥发油类化合物的制备

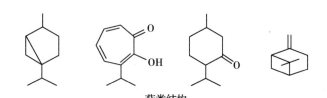

萜类结构

萜类化合物（terpenoids）是指一类具有 $(C_5H_8)_n$ 通式及其含氧和／或不同饱和程度的衍生物，可看成是由异戊二烯或异戊烷以各种方式连接而成的天然物质。它们除以萜烃的形式存在外，多数是形成各种含氧衍生物，包括醇、醛、酮、羧酸、酯类以及苷的形式。其次也有少数含氮、硫的衍生物存在。根据分子中所包含的异戊二烯单位数目，可将萜类分为单萜、倍半萜、二萜、二倍半萜、三萜、四萜和多萜。

挥发油（volatile oil）又称精油，是植物体中的一类具有挥发性的可随水蒸气蒸馏而得到的与水不相混溶的油状物质，大多具有香味。挥发油为混合物，成分复杂。按化学结构特征可将其分为脂肪族、芳香族含氧萜类。

常见的倍半萜、三萜及其苷类和挥发油样品的制备如下。

1）倍半萜类化合物的制备：由于倍半萜类化合物中不少具有内酯结构，故利用其在热碱溶液中可开环成盐而溶于水，酸化闭环复得原化合物的性质，用碱溶酸沉法进行提取。此外水蒸气蒸馏法、有机溶剂萃取法也是提取倍半萜类化合物的常用方法。

2）三萜及其苷类的制备

a. 醇类溶剂提取法：是提取三萜类化合物的常用方法。若根据后续分析要求需要进一步分离，可将醇提取物依次用石油醚、三氯甲烷、乙酸乙酯、正丁醇等溶剂进行萃取，三萜苷元主要在三氯甲烷层，而三萜皂苷则主要溶于正丁醇层。

b. 沉淀法：在经醇类溶剂提取的前提下，利用皂苷难溶于丙酮、乙醚等溶剂而沉淀分离。

3）挥发油类化合物的制备：挥发油类化合物的提取一般采用蒸馏法（共水蒸馏、水蒸气流蒸馏）、压榨法和溶剂提取法。由于挥发油成分复杂，后续分离可根据被分离物质沸点的差异选用分馏法；也可利用挥发油在低温下析出结晶的性质选用冷冻处理；还可根据其各组分的结构和官能团特性用化学方法逐一处理，而制备得到较为纯净、单一的样品。

（5）甾体及其苷类的制备

甾体类化合物是一类广泛存在于自然界中，具有环戊烷并多氢菲母核结构的物质成分。甾体类化合物通常在 C_3 上连有羟基，可以甾醇形式存在，也可与糖结合成苷。

植物甾醇常用醇类溶剂提取,也可利用其常能与油脂共存的性质,在提取时利用油脂可被皂化成盐而可溶于水,将不能皂化的甾醇与油脂分离。随后可通过溶剂结晶法、分子蒸馏法、色谱法等进行分离纯化。

甾体皂苷由于一般具有强极性,不易结晶等性质,但无论不同甾体皂苷在溶解性上存在多大的差异,它们均能溶于甲醇、乙醇中。因此一般常以甲醇或稀乙醇粗提,再进一步用溶剂萃取法、溶剂沉淀法、逆流分溶法、表面活性剂萃取法、胆甾醇沉淀法、吉拉德试剂提取法或大孔树脂柱层析等方法分离纯化。此外,生物酶提取法也是甾体皂苷提取的有效技术。

1)生物酶提取法:由于细胞膜和细胞壁结构的存在,中药中的有效成分须克服细胞质间质和细胞壁的双重阻力才能溶解于提取溶剂中,此外在高温下蛋白质的凝固和变性也是天然产物提取的主要障碍。因此,近年来生物酶提取法逐渐应用于中药及天然药物中有效成分的提取。酶是一类由生物体活细胞产生的、多以蛋白质形式存在的温和、高效的特殊生物催化剂。生物酶提取技术利用酶反应的高度专一性,通过酶反应温和地将植物组织分解,大大提高了提取效率。

利用生物酶破坏植物细胞壁,易于细胞质中的甾体皂苷类成分的浸出,具有高效、条件温和、反应特异性强、低成本、环保、工艺简单等优点。如以甾体皂苷元的提取率为指标,用正交试验设计优化了葫芦巴种子中甾体皂苷的酶法提取工艺。实验表明,应用纤维素酶提取方法,能显著提高葫芦巴甾体皂苷的提取率。

2)吉拉德试剂提取法:在一定条件下含羰基的甾体皂苷元能与吉拉德试剂 T 或 P 反应生成腙,使之得以与不含羰基的甾体皂苷元分离。将粗皂苷元溶于乙醇,再加入吉拉德试剂 T 或 P,加入乙酸使之达 10% 的含量,水浴加热或室温放置一段时间后,加水稀释,用乙醚萃取可得不含羰基的甾体皂苷元。在水相中加入盐酸使含羰基的甾体皂苷元形成的吉拉德腙水解,即得原羰基甾体皂苷元。

(6)生物碱的制备:生物碱(alkaloids)是存在于生物体内的含氮有机化合物,一般认为是植物新陈代谢过程中产生的次生代谢物。由于生物碱具有一般碱的特性,因此关于它的样品预处理一般都是围绕其碱性进行的。具有特殊性质的生物碱也可根据其特性选用适当方法,如具有挥发性的麻黄碱可用水蒸气蒸馏法提取,具有升华性的咖啡因可用升华法提取。

2. 动物药的样品预处理　动物药的有效成分可分为两大类,一类是以生物碱、甾体、萜类为代表的小分子化合物;另一类是以蛋白质、生物肽为代表的大分子化合物。对于小分子化合物的样品预处理,可以参考上述植物药样品预处理的一般方法,但需注意的是提取溶剂的选择和提取液中蛋白质等大分子物质的去除。

对于大分子化合物,以蛋白质的样品预处理为例,多肽样品的处理制备与蛋白质类似。制备过程为:①材料的选择和预处理;②细胞的破碎,包括超声波震荡、研磨、高压挤压和酶裂解法等;③蛋白质的提取,包括溶液提取法、酶提取法、超声提取法和双水相萃取法等;④蛋白质的分离纯化,包括盐析、等电点沉淀法、有机溶剂沉淀法、层析法、膜分离法、超离心法、凝胶色谱法、离子交换色谱法、反相液相色谱法、亲和色谱法、电泳法等;⑤浓缩、干燥、保存。

在样品处理制备过程中,不一定都涉及以上五阶段,但无论在哪一阶段使用何种方式都应考虑到蛋白质不稳定,遇酸、遇碱或是高温、剧烈机械作用及强烈的辐射等情况下均易变性失活的特性,处理条件必须温和。同时应注意系统中有无重金属元素及其他有毒物质以防止污染,还应注意细胞自身酶系以避免其被降解和污染。

(二)中药制剂的样品预处理

中药制剂在样品预处理时,一般需要经过粉碎、提取、分离等过程,以去除干扰物质和富集被检成分,得到可供分析的供试品溶液。

1. 固体制剂的粉碎技术　对于中药材或中药饮片,为提高提取效率常需将其制备成较小的块状物或是粉末;而对于固体制剂,粉碎也是样品处理过程中不可或缺的操作步骤。常见粉碎方法见表5-6。

表 5-6　常见中药固体制剂的粉碎方法

常见剂型		粉碎方法
丸剂	锭剂、滴丸、糊丸、浓缩丸、水蜜丸、水丸	置于乳钵中研碎
	大蜜丸	用小刀切碎或剪刀剪碎后,加入硅藻土作为分散剂,研磨均匀
片剂		用小刀刮去包衣层,置研钵中研细
栓剂		用小刀切碎或剪刀剪碎
颗粒剂、散剂、硬胶囊剂(内容物)		无须粉碎,可直接提取

2. 提取技术　由于中药制剂成分复杂,因此在样品处理时常需参考待分析成分的性质,选用合适的提取技术,将其从复杂的混合物中提取出来,以便于后续操作。根据提取原理,可将提取方法分为溶剂提取法、超声提取技术和升华法等。下面介绍在中药制剂的样品处理中常用提取方法。

(1)溶剂提取法:主要是根据"相似相溶"的原理,依据不同待测成分的理化性质,选择合适提取溶剂将待测成分从药材中提取出来。

1)浸渍法:这是一种非常简单的提取方法,只需将一定体积的溶剂加入盛有一定量供试品的带塞容器中,摇匀,在一定温度下浸泡提取一段时间即可。其缺点是提取时间长,提取效率低。它可用于提取不耐热组分。

2)渗漉法:是将提取溶剂不断由上部添加到装有适度粉碎供试品的渗漉筒中,通过溶剂渗过药材层向下流动的过程,浸出药材成分的方法。渗漉法比浸渍法更有效,因为它是一种连续过程,其中饱和溶剂不断被新鲜溶剂取代。适用于贵重药材、毒性药材及高浓度制剂;也可用于提取药材中含量较低的有效成分。

3)(连续)回流提取法:是用乙醇等易挥发的有机溶剂作为提取浸出液,利用加热蒸馏,将挥发性溶剂馏出后又经冷却,重复回流提取出供试品中的待测成分的方法。回流提取法比渗漉法或浸渍法更高效,并且只需更少的提取时间和溶剂。它不能用于受热易被破坏成分的提取。

(2)超声提取技术:是利用超声波的空化效应、热效应和机械传质效应,以增大物质分子运动频率和速度,使浸提剂和提取物不断震荡,提高有效成分的浸出率。与上述传统提取方法相比,超声提取法具有提取时间短、提取效率高等优点,且此方法使用于大部分中药制剂的提取。

(3)升华法:适用于含有升华性成分的中药固体制剂的提取,如冰片、樟脑、游离蒽醌等。

3. 分离技术　中药及中药制剂的提取液由于常含有较多杂质且待测成分的浓度较低,往往还需经过进一步的分离提纯,才能得到可供分析的供试品溶液。2020 年版《中国药典》常用的分离、纯化技术主要有液 - 液萃取法、液 - 固萃取法和盐析法等。

三、生物技术药物的样品预处理

随着现代制药技术的发展,生物技术药物突破了传统药物的治疗瓶颈,为许多疾病的治愈带来希望,成为 21 世纪最具潜力的高新科技药物,广泛应用于癌症、糖尿病、免疫缺陷疾病、心脏病等的治疗。2020 年全球销售额前十大药物中有 8 个是生物药,其中 5 个是单抗类药物,单抗销售额占前十大药物的 62.4%。生物技术药物针对疾病的致病机制进行药物设计,发展迅速,销售额呈现逐年稳定增长的趋势,具有高投入、高风险、高收益的特点。虽然目前尚无法撼动传统药物的主导地位,但其发展趋势较为可观。基因工程、细胞工程、蛋白质工程、酶工程等生物工程的进步促进了生物技术药物的发展。

我国生物技术药物是 20 世纪 80 年代开始研发生产的,起步晚,但发展快。1992 年,我国第一个基因工程产品干扰素 α1b 上市,推动了我国生物技术药物的发展。随着国家政策的支持,我国生物技术药物创新能力将会进一步提高。

（一）生物技术药物的概念及特点

生物技术药物是指以生物体为原料,采用 DNA 重组技术及其他创新技术研制的用于预防、诊断、治疗疾病的药物,其生产过程复杂,涉及发酵、细胞培养、分离纯化等步骤,相对于传统药物,具有易变性。此类药物主要包括重组多肽和蛋白质、重组激素、单克隆抗体、重组疫苗等重组蛋白质药物,以及反义核酸、DNA 疫苗等核酸药物。生物技术药物与传统的化学药物相比具有以下特点。

1. 生物技术药物主要由核酸、单克隆抗体、基因重组蛋白、灭活或减毒的细菌或病毒等生物大分子组成,不能自由透过体内的各种生物屏障,必须通过注射的方式给药,极大地限制了生物技术药物的应用。

2. 生物技术药物主要依靠蛋白质的空间结构及氨基酸的排列顺序发挥作用,其结构复杂,难以完全确认。

3. 生物技术药物作用靶点主要为抗原表位或受体,不同种属间受体的功能和结构存在差异,因此,同一种生物技术药物对不同种属动物效果各异。

4. 生物技术药物作为一种异源大分子进入机体易诱发机体产生免疫反应,从而影响药物安全性。

5. 极低剂量的生物技术药物即可通过生物反应放大作用发挥药效。例如,干扰素的使用剂量是 $10\sim30\mu g$,表皮生长因子的使用剂量在 ng 级别。

下面介绍常见的生物技术药物样品预处理方法。

（二）单克隆抗体

1. 概述　单克隆抗体在生物技术药物中比重较大,研究较为深入,对于许多疾病疗效较好。在肿瘤治疗方面可以和普通的化疗药物联合使用实现靶向治疗,减少对正常组织的毒副作用,降低化疗药物的不良反应。单克隆抗体的制备主要采用杂交瘤细胞技术,将具有产生特异性抗体功能的单一 B 细胞与具有无限增殖能力的骨髓瘤细胞融合,经细胞融合产生杂交瘤细胞,随后经过选择性细胞培养、筛选,得到高特异性和均一性的单克隆抗体。目前常用的免疫动物是大鼠或小鼠,因此获得的多是鼠源单克隆抗体,由于种属特异性,鼠源单克隆抗体作为外来异物大分子,注入人体会激活人体的免疫系统,产生过敏反应,影响疗效甚至产生毒副作用,限制了临床应用。为降低单克隆抗体的不良反应,采用基因工程技术,在保留单克隆抗体可变区的基础上,对鼠源单克隆抗体的编码恒定区基因进行人源化改造,形成人-鼠嵌合抗体,极大降低了鼠源单克隆抗体的免疫原性。随后发展的人源化抗体和全人源化抗体进一步降低了鼠源单克隆抗体的免疫原性,与其他药物联用可实现减毒增效的作用。

2. 单克隆抗体药物样品预处理　单克隆抗体分析不同于其他药物,相对于普通化学药物,不仅要测定溶液澄清度、可见异物、不溶性微粒、pH、渗透压、摩尔浓度等理化性质,还要进行生物学活性、蛋白质含量、细菌内毒素等效价测定。生物学活性是蛋白质类药物的质控指标,即检查药物是否对某种细菌、病毒或癌细胞有抑制作用,在注入生物体后对否能发挥疗效,由此建立的效价测定体系是对药物进行定量分析的基础。因此在样品预处理过程中,常常涉及细胞培养及培养液的配制,需要注意无菌条件,避免样本被污染破坏。此类药物分析无统一的流程,需根据情况具体分析。

（三）细胞因子

细胞因子(cytokine)是免疫原、丝裂原或其他刺激剂诱导多种细胞产生的低分子量可溶性蛋白质,具有调节固有免疫和适应性免疫、血细胞生成、细胞生长以及损伤组织修复等多种功能,是一类重要的免疫调节因子。大致可分为具有广谱抗病毒和免疫调节作用的干扰素系列、参与免疫调节及抗肿瘤的白细胞介素系列、用于血细胞减少症的集落刺激因子系列,以及神经细胞生长因子、红细胞生成素、凝血因子等其他细胞因子。细胞因子类药物在进行质量分析时应参照《中国药典》2020 年版标准,保持无菌操作。

（四）重组酶类

酶是参与体内生化反应的重要物质,具有特异性、高效性、作用条件温和等特点。某些疾病的发生往往是由于参与某一生化反应关键酶的缺失,因此酶类药物在一些代谢疾病的治疗方面有重要作用。如链激酶(streptokinase,SK)是一种溶栓酶,临床上常用于血栓性疾病的治疗。另还有一些重组酶在生物技术领域发挥重要作用,重组胰蛋白酶就是细胞培养常用的试剂之一。2020 年版《中国药典》对重组胰蛋白酶活性的测定预处理过程较为简单,即用 0.01mol/L 盐酸溶液、0.02mol/L 氯化钙溶液(pH 2.0 ± 0.2)配制成浓度为(70 ± 10)mg/ml 的溶液,转移至 HPLC 进样瓶中即可。

四、药物的新剂型及其样品预处理

为了提高药物稳定性、安全性,增强治疗效果,降低毒副作用等,不断有药物新剂型被开发出来。以紫杉醇药物为例,紫杉醇(英文名称 paclitaxel,商品名称 Taxol)是一种生物碱类抗癌药物,可稳定微管,抑制内皮细胞的增殖、运动和成管。紫杉醇不易溶于水,易溶于丙酮、三氯甲烷等有机溶剂。经过大量的临床试验证明,其对卵巢癌、乳腺癌的治疗有显著成效,另外对肺癌、子宫癌、食道癌等多种癌症也有一定作用。而最早的紫杉醇制剂为紫杉醇注射剂,由于紫杉醇不易溶于水,需使用聚氧乙烯蓖麻油来提高其溶解性。但当聚氧乙烯蓖麻油进入血液后能形成胶束,将紫杉醇包裹起来,使其不易扩散游离至组织间,从而减弱紫杉醇的抗肿瘤作用。此外,研究表明,聚氧乙烯蓖麻油可导致急性超敏反应、外周神经毒副作用、细胞毒性、中毒性肾损害等毒副作用。因此,为提高紫杉醇的治疗效果,降低毒副作用,近年来不断有紫杉醇的新剂型问世,如紫杉醇脂质体、紫杉醇白蛋白纳米制剂等。紫杉醇脂质体与紫杉醇注射液的抗瘤活性相近,但由于改变了溶媒,与紫杉醇注射液相比较,紫杉醇脂质体的毒性明显降低。此外还有数据表明紫杉醇脂质体的最大耐受剂量比传统紫杉醇注射液的最大耐受剂量高出 2~7 倍。

(一) 缓控释制剂及其样品预处理

缓释制剂是指用药后能在长时间内持续释药以达到长效作用的制剂,而控释制剂是指药物能在预定的时间内自动以预定的速度释放,使血药浓度长时间恒定维持在有效浓度范围之内的制剂。缓控释制剂在延长作用时间、减少药物毒副反应等方面具有较大优越性。例如,为了降低雷公藤的毒性,减少不良反应,增加患者的顺应性,同时保证一定的生物利用度,利用多元定时释药技术和多元胃漂浮制剂技术,制备得到雷公藤胃漂浮缓释制剂,结果显示该制剂能明显减轻对肝细胞轻度脂肪变性的毒性。

缓控释制剂的样品预处理与普通制剂类似,在经粉碎后,将药物从缓控释载体中提取分离出来,再按分析所需浓度进行相关浓度变换操作,此外还常需通过过滤等方式除去载体及其他附加剂。

(二) 纳米药物制剂及其样品预处理

纳米药物是将药物的微粒或者将药物吸附包裹在特定载体中,制成纳米尺寸范围内的微粒,然后以其为基础制成不同种类的药物剂型。常见纳米药物按载体类型分类,包括脂质体载体药物、磁靶向纳米载体药物、介孔纳米载体药物、多肽 / 蛋白载体药物、DNA 载体药物、高分子纳米载体药物和纳米金载体药物等。纳米药物具有颗粒粒径小、比表面积大、活性位点多、表面反应活性高及吸附能力强等特性,在保证药物治疗效果的前提下,能够减少服药剂量,减轻或消除毒副作用。

虽然对于不同类型的纳米药物的样品处理不尽相同,但都需要将药物从载体中释放出来,提取到相应溶剂中,再进行后续处理。对于磁靶向纳米载体药物需用外加强磁铁对其进行强磁分离,对于多肽 / 蛋白载体药物和 DNA 载体药物则需借助酶的帮助使药物从载体中释放。

(三) 脂质体药物及其样品预处理

脂质体(liposome)系指将药物包封于类脂质双分子层内而形成的微型泡囊体。脂质体是一种定向药物载体,其结构与生物膜类似,具有被动靶向性。这种微粒具有类细胞结构,进入人体后,主要被肝、脾、肺和骨髓等巨噬细胞丰富的组织吞噬,从而提高药物的治疗指数,减少药物的治疗剂量和降低对其他组织的毒性。此外,它还具有体内易降解、无毒、无免疫原性等特点。

对于脂质体药物的样品预处理,需要考虑破坏脂质体,使包裹在其中的药物能顺利释放出来,进入提取溶剂,常用的方法是超声法、涡旋法等。后续操作与传统制剂的样品处理操作类似。

第三节　体内药物分析的样品预处理

一、常见体内药物分析样品预处理方法

常见的体内药物分析样品生物样本包括血浆、组织、尿液等,其成分复杂且干扰物质较多,除少数生物样本不经处理或仅经简单处理后便可直接测定外,大部分样品都需要经过适当的预处理从而为药物的测定创造良好条件,因此生物样本的预处理是体内药物分析中至关重要的环节,这一过程对实验的灵敏度与准确性有着较大的影响。

根据不同类型生物样本的特点以及药物存在形式的差异,需选择适宜的样品预处理方法将待测物转化为易于分离纯化及适合后续分析的形式。如血样与组织通常需要去除蛋白质以减少后续分析中的干扰;尿液中以缀合物形式存在的药物则需要通过水解处理以便于后续提取。对于分离纯化后待测药物浓度偏低的样品需要进行浓缩富集,或选择化学衍生化法来提高分析的特异性和灵敏度。常见生物样本的前处理方法大致分为有机破坏法、去除蛋白质法、缀合物的水解法、分离纯化与浓缩富集法等。

(一)有机破坏法

有机破坏法一般可分为湿法破坏、干法破坏和氧瓶燃烧,主要用于毛发、血、组织等生物样本中无机金属元素的测定。

1. 湿法破坏　将生物样本置于消解液中共热,生物介质被氧化破坏游离出待测组分。常用的消解液为硝酸或以硝酸为主的混合酸,按照加热方式的不同可分为电热消化器法、电热板消化法和烘箱消化法。湿法破坏主要用于头发样品中金属元素的测定,所得无机金属离子一般为高价态。所含金属元素的量在 10~100μg 范围内时,不同类型生物样本的最大取样量分别为:组织 10g、血样 10ml、尿样 50ml、发样 0.2g。

2. 干法破坏　将生物样本经高温炽灼,生物基质灰化后,经水或酸溶解进行测定。主要用于头发样品中金属元素的测定,根据加热源的不同可分为高温电阻炉灰化法和低温等离子灰化法。

3. 氧瓶燃烧　将分子中含有卤素或硫等元素的有机药物在充满氧气的燃烧瓶中进行燃烧,燃烧产物被吸入吸收液后,再采用适宜的分析方法来检查或测定卤素或硫等元素的含量。氧瓶燃烧是快速分解有机物最简单的方法,不需要复杂的设备,适用于头发、血样和组织等生物样本的破坏。仪器装置与操作见 2020 年版《中国药典》通则 0703。

(二)去除蛋白质法

血样和组织中存在大量蛋白质,药物可能以蛋白结合的形式存在,因此在处理生物样本时首先要进行除蛋白操作。去除蛋白质有助于使结合的药物释放出来,便于后续药物总浓度的测定;也可预防提取过程中蛋白质发泡,减少乳化的形成,增加样品检测灵敏度;另外还可以减少仪器污染,延长使用寿命。常用的去除蛋白质的方法有蛋白沉淀法、酶水解法和超滤法。

1. 蛋白沉淀法

(1)有机溶剂沉淀法:与水混溶的有机溶剂(亲水性有机溶剂)能使溶液的介电常数下降,蛋白质分子间的静电引力增大从而发生凝聚;同时亲水性有机溶剂的水合作用能使蛋白质脱水而发生沉降,从而使与蛋白质结合的药物释放出来。

常用的水溶性有机溶剂包括乙腈、甲醇、乙醇、丙酮等,含药物的血浆或血清与水溶性有机溶剂的体积比为 1:(1~3)时,就可以将 90% 以上的蛋白质除去。有机溶剂沉淀蛋白的能力大小一般为乙腈>丙酮>乙醇>甲醇,由于乙腈、甲醇对液相和质谱有较好的兼容性,所以在沉淀蛋白质中两者最为常用,其中乙腈还可提高被测组分的分离度,更好地改善峰形。不同的亲水性有机溶剂所析出的蛋白质形状不

同,所得上清液的pH也有少许差异。例如,使用乙腈或甲醇沉淀蛋白质时,上清液的pH在8.8~9.5之间;使用乙醇或丙酮沉淀蛋白质时,上清液的pH为9.0~10.0。若实验中单一有机试剂达不到理想的沉淀效率时,也可将两种试剂以一定体积比混合使用。使用有机溶剂沉淀蛋白质操作简单,但会稀释样品,降低检测的灵敏度。

(2)盐析法:体系中加入中性盐后,溶液的离子强度发生变化,部分蛋白质的电性被中和,蛋白质分子间由于电排斥作用减弱而发生凝聚;同时中性盐的亲水性使蛋白质水化膜被破坏而析出沉淀。常用的中性盐有饱和硫酸铵、硫酸钠、硫酸镁、氯化钠及磷酸盐等。操作时将血清与饱和硫酸铵按照1:2的比例混合后再进行离心,即可除去90%以上的蛋白质,所得上清液的pH为7.0~7.7。使用此法除蛋白时要注意中性盐的残留对后续分析仪器的影响。

(3)强酸沉淀法:蛋白质分子中既有氨基又有羧基,当溶液的pH低于蛋白质的等电点时,蛋白质以阳离子的形式存在,可与带负电荷的酸根离子结合形成不溶性盐而沉淀。常用的强酸有10%三氯醋酸与6%高氯酸等,其中三氯醋酸沉淀效果较好,将血样与三氯醋酸按照1:0.2的比例混合后进行高速离心,即可除去99%以上的蛋白质。由于体系中加入了强酸,所得的上清液呈强酸性,因此在酸性条件下不稳定的药物不宜采用本法。过量的三氯醋酸可通过煮沸或者采用乙醚提取的方式去除,过量的高氯酸可与碳酸钾、醋酸钾中和后加入乙醇使产生的高氯酸钾沉淀被除去。

(4)热沉淀法:当药物的热稳定性好时,可通过加热的方法使一些蛋白质发生变性沉淀而被除去。加热的温度要根据待测成分的热稳定性而定,通常可加热至90℃,之后再通过过滤或离心即可将沉淀蛋白去除。该方法操作简单,但只能除去对热易变性的蛋白质,效果一般,目前使用较少。

2. 酶水解法　蛋白质的肽键在蛋白水解酶的作用下会打开从而释放出结合的药物。在生物样本中加入一定量的酶缓冲溶液,在适宜的条件下孵育一段时间使蛋白质被充分水解,之后再经过滤或离心即可达到除去蛋白质的目的。酶水解法可用于组织匀浆、头发等样品的处理,最常用的酶是蛋白水解酶中的枯草菌溶素,该酶在pH 7.0~11.0的条件下可使蛋白质肽键降解,在50~60℃酶的活性最大。此外在实验操作中还可加入一些蛋白酶增活剂来提高酶解效率,如咖啡因与胃蛋白酶,$CaCl_2$与胰蛋白酶合用。

采用酶水解法可避免不稳定的药物在酸及高温条件下发生降解,同时也可以改善与蛋白质结合紧密药物的回收率,但本法不适用于在碱性条件下易水解的药物。

3. 超滤法　超滤法是利用半透膜原理,以多孔性半透膜——超滤膜作为分离介质的一种膜分离技术。通过选用不同孔径的不对称性微孔膜,按照截留相对分子量的大小可将300~1 000kD的可溶性生物大分子分离。

超滤法中最关键的部分为超滤膜。超滤膜大多是具有不对称结构的多孔膜,膜的正面有一层较为紧密的薄层可起到分离的作用,称为有效层,其厚度为超滤膜总厚度的几百分之一,除有效层外其余为孔径较大的多孔支撑层。

测定血液中的游离药物可选用分子质量截留值在50 000左右的超滤膜,采用加压过滤法或高速离心法将游离型药物与分子量大的血浆蛋白及药物结合的血浆蛋白分离,从超滤液或离心液中得到的游离型药物经适当的浓缩或可直接测定其浓度。

操作时将一定量的生物样本加入样品管中,通过离心使游离型药物随着水分等小分子物质按照比例通过半透膜,而血浆蛋白以及与血浆蛋白结合的药物则被截留在膜上方,从而使得游离型药物与结合型药物及血浆蛋白相分离。与一般的分离方法相比,超滤法所需的血样量极少,其操作条件温和,对待测成分破坏的可能性小,耗时较短,已成为游离药物浓度测定的首选方法。

(三)缀合物的水解法

药物及其Ⅰ相代谢物与体内的内源性物质,如葡糖醛酸、硫酸、甘氨酸、谷胱甘肽和醋酸等结合生成的产物称为缀合物(conjugate)。其中含羟基、羧基、氨基和巯基的药物可与葡糖醛酸结合形成葡糖醛酸苷缀合物,含酚羟基、芳胺及醇类药物可与硫酸结合形成硫酸酯缀合物。尿液中的药物多数为缀合物。

由于缀合物的极性较大,不易被有机溶剂提取,故在测定药物总含量时需要将样品进行水解,将药物从缀合物中释放出来,从而进行后续的萃取分离及测定。常用的方法包括酸水解、碱水解、酶水解以及溶剂解等。

1. 酸水解　加入适量的无机酸可使缀合物发生水解。常用的无机酸为盐酸,酸的用量、浓度、反应温度与时间等条件都需要根据不同的药物通过预实验加以确认。该方法操作简单、迅速,但某些在酸性条件下不稳定的药物可能会在水解过程中发生分解,此外与酶水解法相比,酸水解的专一性较差。

2. 碱水解　该方法仅适用于在热碱条件下稳定的少数药物的测定。

3. 酶水解　对于在酸性条件下或遇热不稳定的药物可以采用酶水解法。常用的水解酶包括葡糖醛酸糖苷酶(glucuronidase)和硫酸酯酶(sulfatase),其中前者可特异性水解葡糖醛酸苷缀合物,后者可特异性水解硫酸酯缀合物。实际操作中最常用的是葡糖醛酸苷酶与硫酸酯酶的混合酶,控制 pH 为 4.5~5.5,37℃孵育数小时后即可使样品水解完全。要注意的是当样品为尿液时应事先处理尿液中能抑制酶活性的阳离子。

酶水解的条件温和、专属性强、不易造成待测物的降解,但酶试剂较贵且水解的时间较长,同时还有可能带入黏液蛋白导致乳化或色谱柱阻塞影响后续分析。尽管存在一些缺点,酶水解仍为首选方法。

4. 溶剂解　萃取过程中加入的有机溶剂可将某些药物的硫酸酯缀合物直接水解,称为溶剂解(solvolysis),通常溶剂解的条件比较温和。

需要注意的是,缀合物水解后测得的是药物的总量,若要研究药物在体内转化为缀合物的量及缀合物占排出药物总量的比率时则可采用 HPLC 和 RIA 直接测定缀合物含量。

(四) 分离纯化与浓缩富集法

分析方法的专属性不仅取决于分析方法的特点,同时还会受到样品预处理方法的影响。样品的制备通常包括待测组分的释放和样品的纯化与浓缩富集两个环节,样品纯化的目的是去除生物基质中的内源性与外源性干扰物或者同时加以浓缩富集使待测组分的浓度在分析方法的检测限之内。

当生物样本中的待测物浓度较高时,样品在经过有机破坏、去除蛋白质或缀合物水解后可直接进行分析测定(要求分析方法能有效排除内源性物质对待测物测定的干扰);当待测物的浓度较低,则样品需要进一步纯化浓集。下面介绍常用的分离纯化与浓缩富集的方法。

1. 液 - 液萃取法(liquid-liquid extraction,LLE)　是利用待测药物在两种溶剂中的溶解度或者分配系数的差异,向待分离的液体混合物中加入一种与其微溶或不溶的液体提取剂,经过充分混合并萃取后,达到分离提取目标化合物的目的。由于多数药物是脂溶性的,而血样、尿样等生物样本中的内源性物质大多为强极性的水溶性化合物,因而利用液 - 液萃取法萃取一次即可除去大部分内源性干扰物并提取出大部分待测药物。

使用液 - 液萃取法的理想条件为:化合物在水中的溶解度低于 10%;有机溶剂具有一定的挥发性,易于后续溶剂的去除和待测物浓缩;分离提取纯度较高,尽可能避免对样品的污染;与所使用的检测器兼容(如较低的 UV 吸收)等。影响液 - 液萃取的因素包括有机溶剂的种类、有机相与水相的容积比、水相的 pH、萃取次数,以及离子强度等。

(1)有机溶剂的种类:有机溶剂的选择直接影响液 - 液萃取的效率和选择性。理想的有机溶剂应满足下列条件:对待测成分有较强的亲和力;与水不互溶;不易产生乳化;沸点低,易挥发;化学性质稳定具有一定的惰性;无毒,不易燃烧;不影响后续的检测。

实际情况中一般根据被测组分的极性来选择有机溶剂,被测组分极性较小时,应选择极性相对较弱的溶剂,如正己烷等;被测组分极性较强一般选用二氯甲烷、丙酮、乙酸乙酯、石油醚等溶剂。其中乙醚、二氯甲烷和三氯甲烷等溶剂的萃取能力强、又易于挥发,为常用的提取溶剂,值得注意的是,乙醚萃取后将混入约 1.2% 的水分,故选用乙醚作为萃取溶剂时,应在提取前于水相中加入适量的中性盐(如固体氯化钠)以减少乙醚中的含水量,或在乙醚萃取液中加入无水碳酸钠进行脱水以减少水溶性杂质的干扰。常用的液 - 液萃取有机溶剂见表5-7。

表 5-7　液 - 液萃取常用的有机溶剂

溶剂	沸点 /℃	紫外截止波长 /nm
正己烷	69	210
环己烷	81	210
四氯化碳	77	265
苯	80	280
甲苯	111	285
异丙醚	68	220
乙醚	35	220
醋酸戊酯	149	285
三氯甲烷	61	245
1,2- 二氯乙烷	83	230
甲基异丁基酮	116	330
乙酸乙酯	77	260
正丁醇	118	215

（左侧纵向标注：极性增加）

(2) 有机相与水相的容积比：萃取所用的有机溶剂的量要适当，一般来说有机相与水相的容积比为 1∶1 或者 2∶1 时即可达到较好的萃取效果。实际操作过程中可根据待测药物的性质进行预实验来确定有机溶剂的最佳用量。

(3) 水相的 pH：大多数药物都属于弱酸或弱碱，因此在提取过程中可通过调节样品的 pH 使离子型药物定量转化为非电离型而溶于非极性溶剂中。采用液 - 液萃取法时水相 pH 的选择主要由待测药物的 pK_a 确定。当 pH 与 pK_a 相等时，50% 的药物以非电离形式存在。对于碱性药物最佳的 pH 为高于 pK_a 1~2 个单位；对于酸性药物而言其 pH 则要低于 pK_a 1~2 个单位，这样就可以使得 90% 的药物以非电离形式存在从而易于溶解于有机溶剂而被萃取。

就理论而言，碱性药物与酸性药物应分别在碱性 pH 基质与酸性 pH 基质中提取。但实际操作中生物样本一般多在碱性条件下提取，这是由于多数药物是亲脂性的碱性物质，而样品中的内源性物质多为酸性而不含或少含脂溶性碱性物质，故在碱性环境用有机溶剂提取时可减少内源性物质的干扰。一些碱性药物在碱性 pH 环境中不稳定时则可选择在近中性 pH 处用三氯甲烷和异丙醇提取。

(4) 萃取次数：采用液 - 液萃取法萃取一次后即可将大部分药物提取出来。若干扰物质不易除去则需将第一次萃取所得的含药有机相再用一定 pH 的水溶液进行反提取 (back extraction)，然后再从水相将药物提取到有机相，如此反复萃取就可以将药物与干扰物分离。

(5) 离子强度：在水相中加入水溶性强的中性盐，如 NaCl 以增加离子强度使溶液中水分子与无机离子紧密缔合，导致与非电离型药物缔合的游离水分子大大减少，从而使药物在水相中的溶解度变小，在有机相中的溶解度变大而有利于有机溶剂提取。同时，无机盐的加入还可减少提取时乳化现象的产生，有助于药物的萃取。

液 - 液萃取法的优点在于可利用不同的有机溶剂达到对药物进行选择性提取的目的，此外其操作简便、容易掌握并且成本低廉。液 - 液萃取法的主要缺点是有机溶剂消耗量大，产生大量的污染环境的废液；容易发生乳化现象，水相与有机相之间没有明显界限，从而导致较低的回收率；不适用于亲水性化合物。值得注意的是在操作过程中若发生轻微乳化，则可经适当转速离心使水相和有机相完全分开；若发生严重乳化，则可将样品置于低温冰箱中使水相快速冻凝破坏乳化层，之后再融化离心。

2. 固相萃取法 (solid-phase extraction，SPE)　是继高效液相色谱技术之后发展起来用于克服传统方法缺陷的一项分离技术。目前 SPE 可用于分析血浆、尿液、脑脊髓液等生物样本。

（1）SPE 的基本原理：SPE 是基于目标化合物在固定相和流动相之间分配系数的差异，利用固定相选择性吸附目标物将其与基质分离，再利用流动相将目标物选择性地从固定相上洗脱下来，从而达到分离的目的。

固相萃取法萃取步骤包括活化、上样、洗涤和洗脱。当样品溶液随流动相经固相萃取分离时，按照洗脱模式的不同可分为两类：一是与干扰物相比，目标化合物与固定相之间的亲和力更强，因此目标化合物被保留，之后再采用对目标化合物亲和力更强的溶剂将其从萃取柱上洗脱下来；二是干扰物与固定相之间的作用力比目标化合物强，干扰杂质或较少量的目标化合物被保留，药物随洗脱液流出。通常生物样本的处理多采用前一种洗脱方式。

（2）SPE 固相的选择：选择固相的原则一般是固相与待测组分应具有相似的极性，样品使用极性相反的溶剂稀释后上柱，并用极性相反或相近的溶剂冲洗干扰物，最后用极性相似的溶剂洗脱待测组分。吸附剂用量的增加会导致洗脱液体积的增加，在达到有效吸附的前提下，应尽量减少吸附剂的用量。

SPE 填料种类繁多，可分为亲脂型（大孔吸附树脂、亲脂性键合硅胶）、亲水型（硅胶、硅藻土、棉纤维）和离子交换型三类，其中亲脂型应用最广泛。

SPE 与 LLE 及蛋白沉淀法一样，得到的为药物的总量（即游离型药物与蛋白结合型药物的总和），因此对于蛋白结合率高的药物仍可萃取完全。目前 SPE 在生物样本的前处理方面有着广泛的应用，其优点主要包括引入的干扰物质少，避免乳化的形成，分析灵敏度高；可达到较高的萃取率，重现性好；使用低消耗量的有机溶剂处理小体积试样，降低了对环境的污染；易于自动化处理，仪器操作简便且处理效率高。当然 SPE 也存在一定的缺点，如浑浊样品易堵塞柱子，因此在上样前需要对样品进行预处理，此外商品化的固相萃取小柱载样量有限且价格较贵。

3. 浓缩富集法　提取后若所得的溶剂量较多，药物浓度低，受到 GC、HPLC 进样量的限制则需要对样品进行浓缩富集。传统的浓缩富集法大致分为两种：一是在末次提取时加入尽量少的提取液，使待测组分被提取到小体积的溶剂中，然后直接吸出适量供测定；二是挥去提取溶剂法。由于萃取所使用的有机溶剂具有一定的挥发性，可通过挥发提取溶剂从而达到浓缩待测物的目的。挥去溶剂时应避免直接加热，防止待测组分挥发或被破坏而造成损失。挥去提取溶剂最常用方法为直接通氮气吹干，对于易随气流挥发或遇热不稳定的药物则可采用减压法挥去溶剂。溶剂蒸发建议采用底部为尖锥形的试管以便浓缩所得的数微升溶剂集中于管尖，方便量取。

（五）代谢组学样品预处理

样品预处理是代谢组学分析工作中的关键步骤，其对所得代谢谱总体覆盖率、结果质量以及数据的生物学解释均具有重大影响，同时样品预处理是代谢组学研究中最容易出错且耗时较长的步骤之一，也是导致实验室之间结果不一致的主要原因。

尽管自动化与高通量技术已在生物分析和代谢组学领域取得了非常大的进步，但目前生物样本预处理很大一部分仍为手动进行。代谢组学样品预处理面临的主要挑战包括代谢物化学结构、物理化学性质的多样性以及生物样本中存在的代谢物动态范围的巨大差异，此外还包括缺乏具有足够动态范围和物理化学覆盖的通用分析技术。为确保所得代谢谱的代表性，样品预处理方法应能使结果有良好的重现性，并在富集所有目标代谢物的基础上能去除干扰后续分析方法的化合物，以保持分析系统的完整性，因此为了实现大规模代谢组学研究以及最小化实验室之间结果的不一致性需要开发可重复的、标准化的和定量的样品预处理方法。

1. 代谢组学样品预处理原则　最大程度地保留和体现代谢物信息，减少干扰信息（降解、干扰物引入）的产生是选取生物样本制备方法的核心原则。依据实验目的、生物样本种类和数据采集所用分析仪器的不同，所采取的样本提取制备步骤也有所差别。

核磁共振（NMR）分析对样本制备要求相对简单，样品一般只需要加入缓冲盐溶液调节 pH 以减少酸碱度变化造成的化学位移偏差；气质联用（GC-MS）分析要求样本需要进行复杂的衍生化处理，最常用的是甲氧基胺肟化结合 MSTFA 硅烷化的两步衍生化法，以降低待测物的沸点、提高稳定性、增强质谱响应、调节色谱行为;采用液质联用(LC-MS)分析前,样本一般会加入有机试剂或过滤膜以除去大分子蛋白。

另外质谱分析采用不同的离子源对样品处理也会有不同的要求,如使用电喷雾电离源(ESI)时,质谱受到洗脱基质成分的干扰后就会产生离子抑制效应从而影响检测结果,因此预处理需要从样品基质中释放代谢物并将分析物转移到与分析仪器兼容的介质中。

此外样品预处理很大程度上还取决于待分析样品的性质,如血浆、血清、细胞和组织中蛋白的含量较高则需要进行除蛋白处理,而尿液含有相对较少量的蛋白质,故在分析之前通常只需要离心之后再进行稀释。代谢组学研究中常用的样品预处理方法包括蛋白质沉淀、超滤、LLE、SPE 和衍生化等。

2. 靶向与非靶向代谢组学对样品的预处理　代谢组学根据检测代谢物的不同可分为靶向代谢组学与非靶向代谢组学。靶向代谢组学侧重于生物样本中预选代谢物的定量分析,通常聚焦于一种或多种相关的感兴趣途径。非靶向代谢组学的目标是获得代谢物定性和(半)定量信息,所得信息可用于比较代谢物的模式或指纹,而这些模式或指纹随正常和异常生物过程、遗传改变和外部刺激(如药物暴露)而变化,因此非靶向代谢组学可用于预测新的代谢途径。靶向与非靶向代谢组学研究对样品预处理的要求有所不同。对于非靶向代谢组学而言,应选择尽量少的预处理步骤以防止代谢物的潜在损失,因此预处理方法通常为使用脱蛋白和 / 或脱脂技术将低分子量化合物与蛋白质及脂质分离。而靶向代谢组学所分析的物质为已知类别的代谢物,因此通常有相对简单的预处理的优化步骤,具体包括先从蛋白质中分离代谢物,之后利用 LLE 或 SPE 选择性分离和富集目标化合物并去除干扰基质组分。

二、体内药物分析样品预处理新技术

随着药物分析技术的提高,体内药物分析样品生物样本的预处理技术得到飞速的发展,近年来涌现了许多体内药物分析样品生物样本前处理的新技术,包括固相微萃取、液相微萃取、磁性固相萃取、微波消解法、微透析技术、分子印迹技术、柱切换技术等。下面介绍这些新技术。

(一)固相微萃取

固相微萃取(solid phase microextraction,SPME)是在固相萃取基础上发展起来的一项新兴的样品前处理与富集技术。区别于固相萃取,SPME 集样品前处理与进样于一体,以熔融石英光导纤维或其他材料为基体支持物,并根据所提取物质的特点在其表面涂布不同性质的高分子固定相薄层,利用相似相溶的原理,对待测物进行提取、富集、进样和解析。

1. 固相微萃取方法　固相微萃取有直接萃取、顶空萃取和膜保护萃取三种基本萃取模式。主要分为萃取过程和解吸附过程。

(1)萃取过程:利用高分子固定相薄层对样品基质中的目标组分进行提取分离。将萃取头插入样品瓶后,压下活塞,使吸附涂层暴露于样品中。经过一段时间的萃取后,将石英纤维从起保护作用的不锈钢针管中拔出,即完成目标组分的提取、浓缩过程。

(2)解吸附过程:在气相色谱中,常用热解析法对完成了萃取过程的萃取器针头进行解吸附。将针头暴露在气相色谱进样系统的气化室中,使萃取纤维暴露在高温载气中进行解吸附,然后进入气相色谱进行分析。

2. 影响因素

(1)萃取涂层种类及厚度:萃取涂层的种类是影响萃取效率的关键因素。在进行固相微萃取之前,应对目标组分的性质进行分析研究,根据"相似相溶原理",选择能够最大程度提取目标组分并排除无关成分干扰的涂层。用极性涂层萃取极性化合物,非极性涂层萃取非极性化合物,要求涂层具有较强的选择性。极性物质分析常用聚丙烯酸酯(PA)、聚乙二醇 - 二乙烯基苯(CW-DVB)等;非极性物质分析常用纤维涂层有聚二甲基硅氧烷(PDMS)、聚二甲基硅氧烷 - 二乙烯基苯(PDMS-DVB)等。另外,在选择涂层种类时也应当考虑基体支持物的性质,如常用的石英纤维材料质地较脆,其表面的涂层种类有限。

涂层的厚度应对待测组分分子量大小及挥发性进行综合评价之后决定。一般而言,小分子或挥发性物质常用厚膜(100μm);较大分子或半挥发性物质采用薄膜(70μm)。涂层越厚,吸附量越大,平衡时间也越长。

(2)萃取时间:对于不同的组分,应选择其最适的萃取时间,通常为5~20分钟。萃取时间过短使得提取不完全,提取效率降低;提取时间过长可能会导致有效成分的分解或杂质等无关组分的增加。萃取时间受目标组分分配系数的影响,一般来说,分配系数小的组分,萃取时间较长;分配系数大的组分,萃取时间较短。

(3)萃取温度:萃取温度的选择需要考虑待测物分子扩散速度及平衡分配系数 K 的影响。温度升高,分子扩散速率增加,缩短了达扩散平衡的时间,但是会减小平衡分配系数,导致固定相对待测分子吸附下降。因此,在设置萃取温度时应当综合考虑这两方面的影响。

(4)盐效应和 pH 的影响:本质上,这两者均考虑离子强度对萃取的影响。萃取时往往通过加入盐(NaCl、Na$_2$SO$_4$ 等)改变分配系数,使有机物溶解度减小,K 增大,利于提取。一些生物样本如尿液、血液、唾液等在提取过程中受 pH 影响较大,因此可通过改变 pH 调节离子强度,提高萃取效率。

(5)搅拌:搅拌可以加快基质传递,缩短提取时间,通过磁力搅拌、声波振摇等方式使样品分子分布均匀,提高提取效率。

3. 固相微萃取联用技术

(1)SPME-GC 技术:SPME 最初是与 GC 联用,利用 SPME 将样品从基质中萃取出来,经过 GC 高温进样口充分解析后进入色谱柱分析。这种方法发展成熟,操作简单,可以完全实现在线连用。

(2)SPME-HPLC 技术:由于 GC 难以满足极性、非挥发性样品分析的需求,SPME-HPLC 技术应运而生。SPME-HPLC 由 SPME 装置、接口、HPLC 系统三部分组成。

(二)液相微萃取

液相微萃取(liquid phase microextraction,LPME)原理与 LLE 相似,是利用分析物和微量萃取溶剂(微升级甚至是纳升级)之间的分配系数不同而进行萃取富集的过程。它克服了传统 LLE 技术的诸多不足,集萃取、净化、浓缩于一体,富集倍速大,萃取效率高,有机溶剂用量小,是一项低污染、低成本、高效率的样品前处理技术,目前主要用于挥发性物质、疏水性物质和能离子化的酸碱性物质的分离。

液相微萃取主要包括单滴液相微萃取(SDME)、中空纤维液相微萃取(HF-LPME)、电膜萃取(EME),以及分散液微萃取等,其中应用最广泛的是 HF-LPME。HF-LPME 属于一种膜液相技术,基于小体积水溶液的复合转移,是以多孔中空纤维为微萃取溶剂(受体溶液)的载体,萃取剂一般被吸附在中空纤维内壁以实现 LPME。要注意的是在采用中空纤维 LPME 处理血浆、尿液等生物样本时,样品中的亲水性物质常会附着在纤维壁上,堵塞孔隙,阻碍传质,导致重现性差。

根据中空纤维空腔内的溶液性质,液相微萃取分为两种模式:若空腔内的溶液同为有机溶剂则构成两相 LPME 模式;若空腔内承载的是水溶液,则形成三相 LPME 模式。其中两相模式常与 GC、GC/MS 联用,三相模式多与 LC、LC/MS 联用。

1. 两相 LPME 模式　两相 LPME 模式的原理和常规液 - 液萃取原理相同,均为相似相溶。对于亲水性较强的物质,常在样品溶液中加入表面活性剂与离子对试剂,与待测物生成疏水性复合物后再被萃取到有机溶剂中;对于易挥发物质,多利用扩散原理,用顶空式 LPME 萃取富集待测物。

2. 三相 LPME 模式　三相 LPME 模式主要用来分析可离子化的物质,利用质子化 - 去质子化作用,通过调节接受相和给出相的 pH,将给出相中的待测物先以分子形式萃取到有机溶剂中,再以离子形式反萃取到接受相中。

LPME 技术在一个步骤中结合取样、提取、分离和浓缩,同时保持分析物的相对高的富集因子,克服 LLE 分析时间长、溶剂消耗量大以及应用程序操作烦琐的问题。同时由于 LPME 所用材料易得,不需要反复使用,相对于 SPME 降低了实验成本,很好地消除了不同萃取过程中待测物带来的干扰。通过对 LPME 技术的不断改进,这种新型萃取方法已成为重要的生物样本前处理技术。

(三)磁性固相萃取

磁性固相萃取(magnetic solid phase extraction,MSPE)基于磁性纳米材料的使用,利用磁性微球或磁性纳米粒子吸附目标物。磁性微球作用的原理是磁球吸附目标物,然后通过磁分离器进行分离,最后从磁球上把目标物洗脱下来,达到纯化目标产物的目的。

将含有目标物的液体与磁珠混合发生偶联反应,然后用磁分离器分离磁珠目标物复合体,再清洗复合体表面的杂质,最后通过洗脱使目标物从复合体中分离,从而得到纯化的目标产物。施加磁场的技术包括磁泳分离技术、四极磁场下的磁泳分离技术、微芯片上的磁泳分离技术等。

磁性微球一般由具有超顺磁性无机纳米磁性材料(Fe、Co、Ni 及其氧化物等)和高分子两部分组成。磁性微球分为核壳型、混合型、多层型。当磁性的粒径小于某一临界尺寸后,在有外加磁场存在时,表现出较强的磁性;但当外加磁场撤销后,无剩磁,不再表现出磁性。磁性微球具有良好的表面效应和体积效应,选择性和磁响应性很好、物理化学性质稳定并且有一定的生物相容性,表面改性带有多种活性的功能基团,可以专一性地分离生物大分子。

(四) 微波消解法

微波消解法结合了高压消解和微波快速加热两方面的性能,该法的优点包括微波加热为“内加热”,其加热速度快、加热均匀、无温度梯度、无滞后效应;消解样品的能力强,对于传统消解方法需要数小时甚至数天的难溶样品和生物试样,微波消解只需要 5~15 分钟;溶剂用量少,用密封容器微波溶样时,溶剂没有蒸发损失;避免有害气体排放对环境造成的污染;由于样品采用密闭消解,有效地减少了易挥发元素的损失。

1. 微波消解时生物样本的取样量　在确定各待测元素的测定操作方法之后,取样量的多少主要取决于试样的类型以及待测元素含量的高低。在相同条件下,取样量少时样品消解质量更好,此外样品过多容易使消解过于剧烈,引起反应失控,因此只要测定方法足够灵敏,应尽可能减少取样量。当不知道生物样本的组成时,一般取样 0.1g 先进行消解。

2. 微波消解生物样本预处理的方法　生物样本一般含有大量有机质,消解时将产生较多气体使密闭消解罐内压力过大,因此生物样本在微波消解前必须进行预处理。由于生物样本种类繁多、基质不同,所以根据不同的样品应采用不同的预处理方法。对于反应剧烈的样品,可将样品放在水浴锅或电子控温加热板上加热,并不断摇动溶样杯让大量的气体释放后再进行微波消解。若样品在常温下反应的时间较长,可将准备好的样品放置过夜,再放进消解炉消解。样品经过处理后,若溶液体积小于 5ml 时,则必须补加水或酸,使其体积不小于 5ml,然后再进行微波消解。

3. 微波消解生物样本时溶剂的选择　微波消解样品常用的溶剂通常有:①硝酸,最宜用于消解生物试样,在密闭状态下硝酸可加热至 180~200℃,有很强的氧化性,可与许多金属形成易溶的硝酸盐。②盐酸,往往与硝酸配成王水,是消解某些样品的有效溶剂。③过氧化氢,与硝酸一起使用可以增快样品溶解速度,应特别注意其加入的方法和用量。④氢氟酸与硼酸,与其他酸合用能分解含硅及硅酸盐的样品,之后加入硼酸可配位难溶的氟化物和过量的氢氟酸。以上溶剂中,除硝酸外其余很少单独使用,更多的是根据样品的特性,选择混合溶剂以达到最佳消解效果。

(五) 微透析技术

微透析(microdialysis,MD)技术实际上是一种利用膜透析原理对生物体细胞液进行流动性和连续性取样的膜分离技术,是近年新兴的生物活体动态微量采集和色谱样品预处理技术。该技术主要的特征就是连续、可以进行动态的采集和观察,样品量小,对组织的破坏较小。微透析技术的雏形是 1966 年由 Bito 所提出的,随后 Delgado 于 1972 年在改进该技术的基础上发明了首枚微透析探针,从而促进了微透析技术的应用和发展。目前该技术广泛运用于生物体内微量生理物质的检测,在色谱分析特别是毛细管电泳分析生物样本方面得到了应用。由于微透析针很细,可以在不破坏生物体内环境的前提下直接插入到生物活体内,进行原位采样测定而不对生物体的生命特征造成影响,所以该技术可以用来研究在生物体活动时体液组成的变化。

1. 微透析原理　微透析技术是一种在不破坏(或很少破坏)生物体内环境的前提下,对生物体细胞液的内源性或外源性物质进行连续取样和分析的新技术。微透析技术是在微透析的原理下,通过对插入到生物体内的微透析探头在进行慢速度(0.5~5μl/min)的非平衡灌注,物质顺着浓度梯度进行逆向扩散,使待测组分穿过膜扩散进入透析管内,并被透析管内连续流动的灌流液不断带出,进入相应的分析检测器,如毛细管电泳、微管 HPLC 等进行分析。可以把微透析技术想象成在组织中人造一根"毛细血管",使所需物质在浓度差的作用下扩散进入此"血管",并被连续流动的灌注液带出体外进行分析的过程。控制取样条件、灌流液的组成和流速,就可控制微透析回收率。

完整的微透析系统由微注射泵、探针及检测系统等组成,微透析探针是其中的核心部件,由膜、导管及套管等部分组成,探针的长度一般为 0.5~10mm,常用纤维素膜、碳酸酪膜、聚丙烯腈膜等作为膜材料,这些膜完全不具有化学选择性,小分子的进出完全由膜孔径的大小所决定。

2. 微透析技术的特点　与传统体内药物分析取样方法,如取血、组织匀浆法等相比,微透析取样技术具有以下显著优势:①直接在体原位取样,可提供作用部位药物浓度及其代谢变化等信息;②可根据待测物的相对分子质量信息选择不同规格的透析膜,从而选择性地只允许待测物通过而隔绝蛋白质、酶等大分子,使样品处理过程较为简单;③不损失体液,组织损伤小,不破坏机体的完整性;④可持续性取样,因而能在单个动物中研究药物完整的代谢过程,减少传统取样方法为得到有关药物代谢中间过程的信息而需要的实验动物数量;⑤可在同一脏器的不同区域或是多个脏器同时取样,研究药物在同一脏器不同区域或是不同脏器的分布和代谢情况;⑥可在清醒、自由活动的动物个体上取样,得到接近正常生理条件下的实验结果,使其更具科学性和实际意义;⑦除可为色谱分析进行采集和样品预处理外,还可与许多分析仪器(HPLC、HPCE、GC)联用,实现在线检测分析。

3. 微透析样品的分析　由于微透析技术采用低流速,所得的样品量很少;另外,在透析收集样品的过程中,不可避免地会稀释样品。所以微透析样品具有样品量少(一般只有 1~10μl)、浓度低(1pmol/l ~ 1μmol/l)的特点,这为建立合适的分析方法提出来挑战。要求分析方法需具备灵敏度高、样品需求量少和分析速度快的特点,且最好能在线分析实现实时检测。

(1)微透析 - 高效液相色谱在线分析:为模拟体内环境,微透析液中的成分都是亲水性的且微透析样品通常离子强度较高,因此液相色谱法是微透析样品的首选分析方法,而反相和离子交换液相色谱法是最适合于水溶性微透析样品直接进样的分离方法。具体选用何种色谱分离模式则由待测物的物理化学性质决定,色谱柱的类型由取样间隔时间和实验所要求的灵敏度决定。通常 HPLC 要求的样品量为 5~10μl,若灌流速度为 1μl/min,则需 5~10 分钟的分辨时间。若为增加回收率而使用更低的灌流速度,那么分辨效果会进一步降低。

(2)微透析 - 高效毛细管电泳在线分析:高效毛细管电泳具有样品需求量小的特点,特别适用于少量微透析样品的分析测定。然而由于微透析样品具有高离子强度的特点,会降低 HPCE 的灵敏度。因此,相比之下还是 HPLC 更适合于检测离子强度高的样品。

4. 微透析技术的应用　微透析技术在药学领域已得到广泛应用,可用于血液、脑部、眼部、心脏、肝脏、肾脏、肺、皮肤、肌肉组织、脂肪组织等中的药物浓度和内源性生理物质检测。其中,在脑组织中的应用最为广泛和成熟。①脑:随着透析仪器和技术的不断发展,现以能够在清醒、自由活动状态下从动物脑组织中微透析取样。相比于传统组织匀浆法取样困难且不可能在单一动物中研究脑内药物经时变化过程的局限性,脑微透析技术能接近正常生理情况下实现实时取样检测,对分析药物透过血脑屏障情况具有重要意义。②血液:体内药物分析的最常见样品,但血液样品含有多种内源性物质,成分复杂,预处理操作烦琐,且持续的取血对动物伤害较大。微透析技术由于其膜孔径的选择透过性和不损耗体液的特点,在体内药物分析中具有不可比拟的优势。③肝:是药物代谢最活跃最重要的器官,对肝内成分进行实时动态监测,对药物体内代谢的评估具有重要意义。

(六)分子印迹技术

分子印迹技术(molecular imprinting technique,MIT)是利用分子印迹聚合物(molecular imprinting polymer,MIP)模拟酶 - 底物或抗体 - 抗原之间的相互作用,对印迹分子(也称模板分子)进行专一识别。分子印迹聚合物是一种人工合成的抗体,可对特定目标分子及其结构类似物进行特异性识别和选择性吸附,通常含有一定的空间形状、不同大小的化学官能团。

1. 基本原理 分子印迹技术基本原理为目标分子(模板分子)和功能单体通过共价键或非共价键作用可逆结合形成主客体配合物,然后加入交联剂,通过引发剂引发进行光或热聚合,使主客体配合物与交联剂通过自由基共聚合在模板分子周围,形成目标分子被埋在内的刚性的固体颗粒,最后选择合适的溶剂将目标分子从聚合物中洗脱下来,获得的聚合物即为分子印迹聚合物。MIP 具有记忆功能,其高度的识别性和预定的出峰顺序可保证目标物的富集。分子印迹技术原理类似于酶 - 底物的"钥匙 - 锁"相互作用原理。

2. 分子印迹技术的分类 根据形成复合物时的作用方式不同,MIT 主要分为共价键法与非共价键法。

(1)共价键法:又称预组装方式,模板分子与功能单体之间依靠共价键的作用形成复合物,之后在一定的化学条件下除去模板分子。此方法形成的共聚物模板分子较难除净,对分离和富集有一定影响。共价结合型 MIP 对印迹分子的限制较大,且共价作用较强、结合与解离速度缓慢难以达到热力学平衡,因此不适合于快速识别,此种方法发展缓慢。

(2)非共价键法:又称自组装方式,是制备分子印迹聚合物最有效且最常用的方法。模板分子与功能单体通过非共价键作用,如氢键、静电引力、电荷转移、离子对作用、金属配位作用、疏水作用、范德华力等形成复合物。与共价键法相比非共价键法简单易行、模板分子容易去除,其分子识别过程更接近于天然的分子识别系统,对印迹分子的类型没有太多的限制,但其特异性选择能力较共价法弱,饱和吸附量较低。

3. 分子印迹聚合物的特点 分子印迹聚合物的特点主要包括:①预定性,即可根据不同的目的制备不同的分子印迹聚合物,以满足各种不同的需要;②识别性,即分子印迹聚合物是按照模板分子定做的,可专一地识别印迹分子;③实用性,即可与天然的生物分子识别系统,如酶与底物、抗原与抗体相比拟;④具有抗极端环境的能力,从而表现出高度的稳定性和较长的使用寿命。

4. 分子印迹技术的应用 分子印迹聚合物合成方法相对简单、成本较低,对酸和碱以及有机溶剂的耐受性也较好,因此其在色谱固定相、固相萃取、模拟酶催化、膜分离和模拟抗体受体等方面有广泛应用。

(1)色谱分离:MIP 适用的印迹分子范围广,对于小分子氨基酸、大分子蛋白质等物质均已应用于各种印迹技术,并将制备的介质用于 HPLC 和毛细管电泳法的分离。

此外,分子印迹技术广泛用于手性药物的拆分,手性药物对映体在生理活性、毒性、体内分布与代谢等方面存在较大差异,为了减轻不良反应需要分离得到单一光学对映体。MIP 作为色谱的固定相用于手性拆分,具有选择性高、稳定性高的优点。

(2)固相萃取:由于分子印迹聚合物既可在有机溶剂中使用,又可在水溶液中使用,故与其他萃取过程相比,其具有独特的优点。MIP 的固相萃取模式包括离线模式和在线模式。

分子印迹技术有强大的分子识别功能,有高效的选择特异性,对生物样本中的目标分子具有较高程度的富集能力。但是 MIT 目前仍存在一些问题,例如,一些结合位常被埋藏在聚合物的三维结构中而不能被利用,致使其"印迹"容量低;功能单体种类少以至于不能满足某些分子识别的需求;聚合物大多只能在有机相中进行聚合和应用,其在水溶液或极性溶剂中进行应用仍有难度;目前能用于聚合的印迹分子大多是小分子,对于生物大分子的印迹技术仍需改进。

(七) 柱切换技术

柱切换技术(column switching technology,CS)是采用切换阀连接两根或两根以上相同或不同分离机制的色谱柱,通过改变流动相走向,在前一根色谱柱完成被测组分与干扰杂质的分离,达到纯化与富集的目的,在随后色谱柱完成被测组分的测定。CS 结合 HPLC 等检测仪器具有抗干扰能力强、自动化程度高、准确度和灵敏度高等优点,同时血清等液体样品可以直接进样分析,省去烦琐的预处理,也能保证检测的准确性、专属性、线性、精密度、回收率和稳定性,适合药动学的研究。但 CS 在进行复杂样品分析时,往往会受到系统峰的干扰,同时还具有回收率低、设备要求高(需附加阀、色谱柱、泵等设备)、预处理过程中预柱的寿命短等缺点。

(许风国)

第六章 药物分析新技术与新方法

第一节 毛细管电泳

毛细管电泳是一种高分辨、分离、分析离子性化合物的微柱液相分离技术,具有高效、微量、快速、低成本、环境友好等优点,在生物医药等分析领域具有重要应用价值。本节介绍毛细管电泳技术及其在药物分析中的相关应用。

一、概述

毛细管电泳(capillary electrophoresis,CE)又称高效毛细管电泳(high performance capillary electrophoresis,HPCE),是指以弹性石英毛细管为分离通道,以高压直流电场为驱动力,根据供试品中各组分电泳淌度(单位电场强度下的迁移速度)或分配行为的差异而实现分离的一种分析方法。毛细管电泳兼具电泳、液相色谱及其交叉内容的优点,使分离科学进入纳升水平。

毛细管电泳通常分为毛细管区带电泳(capillary zone electrophoresis,CZE)、毛细管凝胶电泳(capillary gel electrophoresis,CGE)、毛细管等电聚焦(capillary isoelectric focus,CIEF)、毛细管等速电泳(capillary isotachophoresis)、胶束电动色谱(micellar electrokinetic capillary chromatography,MEKC)和毛细管电色谱(capillary electrochromatography,CEC)等。在 CE 分离模式中,分析物可以根据离子迁移率或通过非共价键作用的分配比差异实现分离。

毛细管电泳的基本原理是电泳和色谱分离原理的综合。虽然这两种原理的分离模式不同,但各自优势可以很好地结合。比较两者的相似之处,有助于对毛细管电泳的理解。电泳也称电迁移,是在电场作用下,带电粒子在电解质溶液中,向电荷相反的电极迁移的现象。色谱是指物质在流动相和固定相中因分配差异而实现分离的现象,也代表运用这一现象进行物质分离、分析的技术。简言之,毛细管电泳可以称作电驱动的微柱液相色谱技术。正因如此,毛细管电泳中采用色谱中的一些名词,比如分离效率、理论塔板、保留时间等。但毛细管电泳分离的效率明显高于高效液相色谱等分离技术。与 HPLC 不同的是,毛细管电泳中没有相之间的传质。此外,电渗流驱动系统的流体呈塞型,而不是色谱柱中压力驱动流动的抛物线型。因此,毛细管电泳分离可以达到几十万,甚至上百万的理论塔板数。

毛细管电泳技术是由 James W.Jorgensen 和 Krynn DeArman Lukacs 发明,并证明了其高效分离能力。随着分离科学的发展,复杂基质样本对分离和检测提出更高要求,联用技术是解决毛细管定性问题的有效方法。如毛细管电泳 - 质谱联用实现了微量样品的高灵敏度检测。尽管样品量非常小(通常只有几纳升级的液体进入毛细管),但进样参数的优化可实现毛细管入口端分析物浓度的提高从而获得高灵敏度,如将样品悬浮在比运行缓冲液导电性更低的缓冲液中,或应用电扫积和电堆积技术。在多数毛细管电泳 - 质谱联用中,毛细管出口端接至电喷雾电离(ESI)离子源中,利用质谱仪分析得到离子。为实现高通量分析,可使用带有毛细血管阵列的仪器来同时分析多个样本。毛细管阵列电泳(CAE)仪器有 16 或 96 个毛细管,可用于来自标准 96 孔板样品的进样,完成高通量的毛细管 DNA 测序。仪器检测单元比单毛细管系统更为复杂,但设计和操作的基本原理类似。

毛细管电泳也可直接与表面增强拉曼光谱法(SERS)联用,获得样品组分的特征结构官能团。在 CE-SERS 联用技术中,毛细管电泳洗脱液可以沉积在具有 SERS 活性的底物上,通过以恒定的速率移动 SERS 活性底物,可将分析物的保留时间转化为空间距离,使得检测端的光谱技术可以应用于特定洗脱液的高灵敏度识别。为提高检测灵敏度,可以选择不干扰分析物光谱的 SERS 活性底物。

二、基本原理与类型

毛细管电泳分离化合物取决于分析物在外加电场中的差异迁移。分析物向相反电荷电极的电泳迁移速度(u_p)见式 6-1。

$$u_p = \mu_p E \qquad 式(6-1)$$

电泳迁移率可由迁移时间和电场强度确定,见式 6-2。

$$\mu_p = \left(\frac{L}{t_r}\right)\left(\frac{L_t}{V}\right) \qquad 式(6-2)$$

式中,L 代表从入口到检测点的距离,t_r 代表分析物到达检测点所需的时间(迁移时间),V 代表所施加的电压(场强),L_t 代表毛细管的总长度,由于只有带电离子受到电场的影响,毛细管电泳分离中性分析物的能力较差。

毛细管电泳中分析物的迁移速度也取决于缓冲液的电渗流(electroosmotic flow,EOF)速度。在一个典型的系统中,电渗透流动是指向带负电荷的阴极的,因此缓冲液从进样端流经毛细管到达检测端。由于电泳活性的不同,分析物向相反电荷的电极迁移。因此,带负电荷的分析物被吸引到带正电荷的阳极上,与 EOF 相反,带正电荷的分析物被吸引到阴极上,这与图 6-1 所示的 EOF 一致。

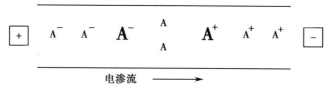

图 6-1 带电分析物和中性分析物的分离示意图

电渗流速度 u_0 可表示为:

$$u_0 = \mu_0 E \qquad 式(6-3)$$

μ_0 代表电渗迁移率,定义为:

$$\mu_0 = \frac{\varepsilon \zeta}{\eta} \qquad 式(6-4)$$

式中,ζ 表示毛细管壁的电位,ε 表示缓冲溶液的相对介电常数。实验上,电渗迁移率可以通过测量中性分析物的保留时间来确定。被分析物在电场中的速度 u 可以定义为:

$$u_p + u_0 = (\mu_p + \mu_0)E \qquad 式(6-5)$$

由于缓冲溶液的电渗透流动一般大于分析物的电泳迁移率,所以所有的分析物都随缓冲溶液流向阴极。即使是很小的三倍电荷的阴离子也可以通过缓冲溶液中相对强大的 EOF 重新定向到阴极。带负电荷的分析物在毛细管中保存的时间较长,这是由于它们的电泳活性相互矛盾。检测器观察到的迁移顺序见图 6-1:小正离子多,正离子迁移较快,负离子保留较强。

当毛细管中充满缓冲液,电荷会在毛细管内表面聚集,形成双电层,在外加电场作用下,产生电渗流驱动。在熔融石英毛细管中,毛细管内壁的硅羟基(Si-OH)在 pH 大于 3 时电离成带负电荷的硅烷酸盐

(Si-O⁻)基团。在引入缓冲溶液之前,先在毛细管中通入强碱性溶液,如氢氧化钠或氢氧化钾,可以增强毛细管内壁硅羟基的电离作用。缓冲液中带正电荷的阳离子被带负电荷的硅酸盐基团所吸引,在毛细管壁上形成电双层。内层称为固定层,因为它与硅酸盐基团紧密相连;外层称为活动层,它离硅酸盐基团更远。当施加电场时,移动阳离子层被拉向带负电荷的阴极方向,缓冲溶液随阳离子层迁移,即为电渗流作用。其他毛细管包括四氟乙烯毛细管也表现出电渗流。毛细管的 EOF 与缓冲液中带电离子吸附在毛细管内壁,形成双电子层有关。因此,EOF 的速率取决于毛细管内壁上的电荷密度和外加电场强度。毛细管内壁上电荷密度与缓冲溶液的 pH 成正比,所以,电渗流将随着缓冲液 pH 的增加而增加,直到毛细管壁上所有可用的 Si-OH 完全电离。

在某些情况下,强烈的电渗是不利于分离的,毛细管的内表面可以涂上聚合物、表面活性剂或小分子,将电渗降低到非常低的水平,恢复正常的迁移方向(阴离子向阳极迁移,阳离子向阴极迁移)。CE 仪器通常配有可加反向电压的高压电源,以实现同一仪器在"正常"模式(EOF 正向,毛细管阴极端检测)和"反向"模式(EOF 抑制或反向,毛细管阳极端检测)下运行。Stellan Hjerten 在 1985 年报道了抑制 EOF 最常见的方法之一,就是修饰一个线性聚丙烯酰胺共价附着层。毛细管的硅表面首先用含有可聚合乙烯基的硅烷试剂(如 3- 甲基丙烯丙基三甲氧基硅烷)进行改性,然后引入丙烯酰胺单体和自由基引发剂。丙烯酰胺在原位聚合,形成长线性链,其中一些链以共价键作用固定在毛细管壁修饰的硅烷试剂上。也可通过共价修饰毛细管内壁,如动态或静态吸附涂层(包括聚合物或小分子),对电渗流实现调控,改变、抑制或逆转电渗流动的方向。例如,在 DNA 的毛细管测序中,应用聚二甲基丙烯酰胺对毛细管内表面进行改性,抑制电渗流至非常低的水平。除了调节电渗流,毛细管内壁涂层还可以减少"黏性"分析物(如蛋白质)与毛细管壁之间的相互作用,改善峰形,以提高分离效率。

毛细管电泳分离模式多种多样,见表 6-1,给样品的分离提供了选择,对复杂基质中目标物的分离分析非常重要。

表 6-1　毛细管电泳类型

类型	名称	缩写	说明
开管毛细管柱	毛细管区带电泳	CZE	毛细管和电极槽缓冲液相同
	毛细管等速电泳	CITP	使用两种不同的 CZE 缓冲液
	毛细管等电聚焦	CIEF	毛细管内缓冲液呈 pH 梯度
	胶束电动毛细管色谱	MECC	缓冲液中加入一种或多种胶束
	微乳液毛细管电动色谱	MEEKC	缓冲液中加入水包油微乳液
	高分子离子交换毛细管电动色谱	PICEC	缓冲液中加入微观分相高分子离子
	开管毛细管电色谱	OTCEC	使用固定相涂层毛细管
	亲和毛细管电泳	ACE	缓冲液或管内加入亲和作用试剂
	非胶毛细管电泳	NGCE	缓冲液中加入高分子构成筛分网络
填充柱	毛细管凝胶电泳	CGE	管内填充凝胶介质
	聚丙烯酰胺毛细管凝胶电泳	PA-CGE	管内填充聚丙烯酰胺凝胶
	琼脂糖毛细管凝胶电泳	Agar-CGE	管内填充琼脂糖凝胶
	填充毛细管电色谱	PCCEC	毛细管内填充色谱固定相
	阵列毛细管电泳	CAE	应用一根以上毛细管进行 CE 分离
	芯片毛细管电泳	CCE	应用载玻片上的毛细管通道进行电泳

续表

类型	名称	缩写	说明
联用	毛细管电泳 - 激光诱导荧光	CE-LIF	单细胞、单分子分离
	毛细管电泳 - 质谱	CE-MS	常用电喷雾接口，需挥发性缓冲液
	毛细管电泳 - 核磁共振	CE-NMR	需采用停顿时扫描样品峰
	毛细电泳 - 拉曼光谱	CE-SERS	将分析物的保留时间转化为空间距离

三、应用

毛细管电泳研究侧重于应用，方法的完善和发展比较迅速。应用研究的内容也是多方面的，其中最具特色的包括手性分离、蛋白质分析、DNA 测序、糖分析、单细胞分析。

生物分子从简单的糖、氨基酸、核苷等到高分子量的蛋白、核酸类都是重要的研究对象。由于蛋白组学的蓬勃发展，目前在毛细管电色谱中报道比较多的是蛋白和多肽类化合物。但是蛋白和多肽类化合物是一类疏水性、可带电、分子质量差别较大的化合物，其分离效率受到各种内在和外在因素的影响，如自身等电点、疏水性、带电性质、流动相 pH，以及有机溶剂含量等。

在修饰有 γ-（甲基丙烯酰氧）丙基三甲氧基硅烷的毛细管内壁修饰甲基丙烯酸丁酯和乙二醇二甲基丙烯酸酯，致孔剂为正丙醇，在聚合混合液反应一段时间后，将其推出毛细管形成开管毛细管柱。将制备的开管柱用于标准蛋白牛血清白蛋白和细胞色素 C 的分离，分离度达到 2。研究表明，因具有多活性位点，且增加微孔数量提高比表面积等作用，实验过程中使用的致孔剂正丙醇对于分离的改善作用明显。

采用分子印迹技术制备毛细管开管柱，用于蛋白混合物的分离，包括溶菌酶、核糖核酸酶 A、细胞色素 C、A- 胰凝乳蛋白酶原、肌红蛋白和胰蛋白酶消化形成的多肽。用不同分子量的聚乙二醇（PEG）作为模板分子制备毛细管开管柱，因为 PEG 与孔径的形成有关，PEG 分子量对分离效果的调节作用显著。色谱分离结果表明，采用分子量为 10 000 的 PEG 分离效果最佳，且在最优的条件下，理论塔板数均超过了 2.0×10^5N/m，大多数可达 5.0×10^5N/m 以上。因此，PEG 修饰的毛细管开管柱非常适用于蛋白质组学研究和多肽分析。

1. 在手性对映体拆分中的应用　手性选择剂功能化固定方法的多样性，使得毛细管开管柱非常适用于手性化合物的分离。手性分子的识别能力是多种混合作用以及手性选择剂和目标分析物特异性作用的结果。β- 环糊精（β-CD）修饰的毛细管用于对映异构体的拆分，是基于分析物立体构象的不同，通过主客体作用与 β-CD 形成不同稳定性的复合物。目前使用 β-CD 衍生物作为手性选择剂进行毛细管开管电色谱分离的研究较多。如应用壳聚糖连接的 β-CD 作为固定相制备毛细管开管柱，然后将其用于一些位置异构体和除草剂混合物的分离。溶胶 - 凝胶方法制备的毛细管柱对黄蝶呤和异黄蝶呤同分异构体具有非常好的分离选择性，分离效率高，且毛细管柱的稳定性好。其他可用于毛细管电色谱的手性选择剂，包括金鸡纳生物碱、万古霉素糖肽、L- 组氨酸、铜配体交换剂、多巴胺、牛白蛋白、冠醚、离子液体、金属有机骨架材料、共价有机骨架材料等。将含纤维素多糖室温下溶解在离子液体中，然后将其作为手性固定相用于毛细管电色谱。选择醋酸纤维素、邻苯二甲酸醋酸纤维素和乙酸丁酸纤维素三种多糖作为固定相，分别测定手性选择性。对硫喷妥钠和索他洛尔两组手性化合物进行分离分析。结果表明，邻苯二甲酸醋酸纤维素制备的开管柱对这两组手性化合物的分离效果，明显优于其他两种固定相。这可能是因为邻苯二甲酸醋酸纤维素固定相中的苯环结构，与对映异构体芳环结构作用形成 π-π 键，改善手性分离选择性。

几乎所有第二代抗抑郁药物都是手性物质。然而，在治疗中，一些用外消旋混合物，而另一些用单一对映体。手性抗抑郁药物及其代谢产物对映体拆分方法的研究，是了解其对映体选择性药物作用的关键之一。毛细管电泳已被证明是一种高效可靠的手性抗抑郁药物分析方法。如选择性血清素再摄取抑制剂(氟西汀、西酞普兰、舍曲林)与选择性血清素和去甲肾上腺素再摄取抑制剂(文拉法辛、度洛西汀)的手性分离。

硫酸麦芽糊精(MD)作为一种新型的阴离子手性选择剂,成功应用于五种基本药物(氨氯地平、羟嗪、氟西汀、托特罗定、曲马多)的手性拆分。该手性选择剂具有两个手性识别位点:螺旋结构和硫基团,它们构成三个对应的作用力,即络合、静电和氢键。有报道为实现抗抑郁药物文拉法辛及其结构相似的代谢物 O- 去甲基文拉法辛的手性分离,筛选出双肽聚合物手性表面活性剂,采用聚 n- 十一烯醇和 L- 亮氨酸钠作为手性选择剂,在优化缓冲液 pH、聚 n- 十一烯醇比例、雾化器压力和分离电压后,利用毛细管电色谱 - 质谱联用 15 分钟内实现手性分离和高灵敏度检测,并成功应用于测定口服药物治疗患者的血药浓度。

2. 在法医学中的应用 毛细管电泳可同时测定唾液中 NH_4^+、Na^+、K^+、Mg^{2+}、Ca^{2+}。CE 在法医学中的主要应用之一是开发了使用聚合酶链反应(PCR)扩增和检测 DNA 片段的方法,带来法医学中 DNA 分型的快速发展。DNA 的分离是应用填充筛分缓冲液的 50mm 熔融石英毛细管实现的。这些薄的毛细管具有良好的散热能力,与平板凝胶电泳相比,可以使用更高的电场强度,因此毛细管内的分离快速且高效。此外,毛细管的重新填充和更换也较为简便,有利于实现高效和自动进样。一般是通过在毛细管中蚀刻的检测窗口进行荧光检测。单毛细管和毛细管阵列仪器均可与同时运行 16 个或更多样品的阵列系统兼容,实现高通量分析。法医生物学者使用 CE 主要是对生物样本中的短串联重复序列进行分析,从而研究高度多态性遗传标记的个体差异。CE 的其他用途包括检测特定的 mRNA 片段,以帮助识别法医样本的生物液体或组织来源。CE 在法医鉴定中的另一个应用是油墨分析,由于喷墨打印机打印的文件造假日益频繁,对喷墨打印油墨的鉴别变得越来越必要。油墨的化学成分在伪造文件和伪钞的案件中提供了非常重要的信息。胶束电泳毛细管色谱法用于分析纸上油墨,可根据油墨的化学成分来分析其来源。

第二节 超高效液相色谱法

一、概述

高效液相色谱法(high performance liquid chromatography,HPLC)作为现代色谱学的一个重要分支,在经典柱色谱基础上和气相色谱发展的影响下产生于 20 世纪 60 年代末。由于高效液相色谱法具有分离效能高、选择性好、灵敏度高、分析速度快、适用范围广、色谱柱可反复使用等特点,已成为化学化工、生物、医药学、环境、食品等领域最重要的分离分析技术。

随着现代社会与科学技术的发展,对各种复杂样品分离分析的要求越来越高,特别是在食品安全、环境监测、药物开发、生命科学等领域。"更快、更好地得到分析检验结果"是广大分析工作者的愿望。2004 年美国 Waters 公司推出了世界第一台超高效液相色谱仪。超高效液相色谱法(ultra performance liquid chromatography,UPLC)借助 HPLC 的理论及原理,涵盖了小颗粒填料、低系统体积及快速检测手段等全新技术,增加了分析的通量、灵敏度及色谱峰容量,成为分离分析的一个新兴的领域。UPLC 的出现大大拓宽了液相色谱法的应用范围和在分离分析科学中的重要地位,为分析化学工作者提供了又一个强有力的技术手段。

二、基本原理

1. 分离理论 采用细粒径填料(1.7μm)和细内径柱子而获得柱效高达 10 万 /m~30 万 /m 的 UPLC 系统是利用创新技术进行整体设计,从而大幅度改善色谱分离度、样品通量和灵敏度的最新液相色谱技术,其分析速度相对于当今分析速度最快的 HPLC 的 9 倍,分辨率提高了 2 倍,灵敏度提高了 3 倍,一次分析所得到的信息量大大超过了 HPLC。而这一分离分析领域的创新,是基于著名的范第姆特(van Deemeter)方程,该方程是一个描述线速度和理论塔板高度(柱效)之间关系的经验性方程:

$$H=A+B/\mu+C\mu \qquad \text{式}(6\text{-}6)$$

式中,H 为塔板高度,A 为涡流扩散系数,B 为纵向扩散系数,C 为传质阻抗系数,μ 为流动相流速。由于式中 A、C 两项与填料颗粒度(dp)之间的关系为:$A \propto dp$,$C \propto (dp)^2$,因而方程式可表达为:

$$H=A(dp)+B/\mu+C(dp)^2\mu \qquad \text{式}(6\text{-}7)$$

从式 6-7 可明显看到,随着色谱柱中装填固定相粒度 dp 的减小,色谱柱的塔板高度 H 也愈小,色谱柱的柱效越高,说明柱效(N)与颗粒度(dp)成反比。另一方面,液相色谱分离度与柱效(N)的平方根成正比。

由于分离能力用峰容量衡量,单位时间的峰容量越高,表明可以分离出的色谱峰越多,分析的分辨率越高。这也说明了可以通过减小色谱柱中装填固定相颗粒度来提高色谱柱的柱效和分离度。除提高柱效和改善分离度外,依据 van Deemter 理论可进一步推测,减小固定相粒度还可在分析速度、灵敏度方面提高色谱分离分析的效能。总而言之,由 van Deemter 理论可以得到几点启示:色谱柱中装填固定相的颗粒度是对色谱柱性能产生影响的最重要的因素。颗粒度越小柱效越高;不同的颗粒度有各自最佳柱效的流速;更小的颗粒度使最高柱效点向更高流速(线速度)方向移动,而且有更宽的线速度范围。所以降低颗粒度不但能提高柱效,同时还能提高分析速度和灵敏度。但是,要真正在技术上实现 UPLC 分析,除必须使用小颗粒固定相外,还必须解决色谱系统的一系列问题。例如,小颗粒填料的耐压问题和小颗粒填料的装填问题,这包括颗粒度的分布以及色谱柱的结构;色谱系统的耐压问题,包括超高压下溶剂输送及系统的耐压防渗;快速自动进样与减少进样交叉污染问题;高速检测及扩散问题;高速数据的采集及管理、仪器系统控制问题等。只有达成上述这几个单独领域的技术创新并进行优化组合,才能促成 UPLC 的实现。

2. 技术条件　为了使液相色谱法的分离效率和分离速度等性能上达到新的高度,UPLC 在多项色谱技术方面进行了改进与创新。

(1)应用杂化颗粒技术合成了新型全多孔球形 1.7μm 反相固定相色谱填料,并采用新型的装填技术,制备了高柱效的色谱柱。

(2)制造 UPLC 的输液泵。对 10cm 长的装填 1.7μm 颗粒的色谱柱而言,达到最佳柱效的流速时,其计算的理论柱压约 15 000psi,因此需要一个可以在此压力下传送溶剂的泵。另外溶剂在此压力下的压缩性有显著变化,尤其是在多溶剂梯度分离条件下。因此为色谱柱装备了一台用独立柱塞驱动,可进行 4 种溶剂切换的二元高压梯度泵。此溶剂输送系统在很宽压力范围内具有补偿溶剂压缩性变化的能力,并在等度或梯度分离条件下保持流速的稳定平滑和重现性。

(3) UPLC 的高速检测器。就理论而言,使用 1.7μm 颗粒填料的 UPLC 系统可以产生半峰宽小于 1 秒的色谱峰,这就对 UPLC 的检测器提出了挑战。首先当色谱峰通过检测器时,检测器必须有一个非常高的采样速度和非常小的时间常数,使它能够在整个色谱峰内捕捉到足够的数据点,以获得准确、可重现的保留时间和峰面积。其次检测器的流通池死体积要尽可能小,减少谱带扩展以保持高柱效。最后检测器的光学通道要提供能满足 UPLC 高灵敏度检测要求。因此,使用采样速度达 40 点/s 或 80 点/s,池体积仅为 500nl(约为 HPLC 池体积的 1/20)的新型光导纤维传导的流通池。当光束通过光导纤维进入流通池后,利用聚四氟乙烯池壁的全折射特征,不损失光能量,而使检测灵敏度比 HPLC 增加 2~3 倍。光源使用可变波长的紫外光等。

(4)低扩散、低交叉污染的自动进样器。在 HPLC 中进样系统也是非常关键的因素,传统的 HPLC 中使用的手动或自动进样阀都不是为极端高压情况设计的。在 UPLC 中为保护色谱柱不受极端高压力波动的影响,进样过程应当相对无压力波动;进样系统的死体积必须足够小,以降低样品谱带的扩展;快速进样周期可使 UPLC 在具有高样品容量的同时也实现高速,并使无人照管、长时间运行的自动进样得以实现,在获得高灵敏度同时还具有极低交叉污染的小体积进样能力。

(5)实现系统综合性能的整体优化设计。除了采用以上技术外,还注意各部分之间的连接管线和接头,使整体系统的死体积远低于常规 HPLC 系统,是优化的超低系统体积。同时开发创新软件平台,控制整套设备。

3. 特点　分离科学的能力随着首次成功地使用小颗粒得到惊人的分离能力而进入了一个新的时空——超高效液相色谱法(UPLC)。这个新的色谱领域与传统的 HPLC 技术相比提供了更强的分离能力,大幅度地改善了液相色谱法的分离度、样品通量和灵敏度。UPLC 的商品化,是分离科学和技术的巨大进步,液相色谱法亦由此进入了全新的时代。基于 1.7μm 小颗粒技术的 UPLC,与人们熟知的 HPLC 技术具有相同的分离原理。不同的是,UPLC 不仅比传统 HPLC 具有更高的分离能力,而且结束了人们多年不得不在速度和分离度之间取舍的历史。使用 UPLC 可以在很宽的线速度、流速和反压下进行高效的分离工作,并获得优异的结果。

(1)小颗粒分离的理论与科学基础:液相色谱法 30 年的发展史是颗粒技术的发展史。颗粒度的改变直接影响到柱效,从而对分离结果产品直接影响。随着颗粒度的不断降低,色谱分离度不断提高见图 6-2。事实上,上述规律的理论基础是著名的 van Deemeter 方程——这是所有从事色谱研究的科学家熟知的理论,亦是预测颗粒度变化而引起的色谱变化的根本依据。该方程预测最佳柱效与相应的流动相流速。由方程得知:随着颗粒度减小,相应的理论塔板高度(HETP)也下降,得到的柱效会更高。还应该注意到 1.7μm 颗粒的 HETP 最小值区域扩大了,这表明可以在比大颗粒更宽的流量范围内得到最高的柱效,结果可以不损失高分离度的同时来优化流速(分析速度)。

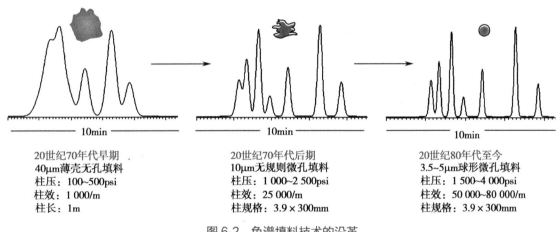

10min	10min	10min
20世纪70年代早期	20世纪70年代后期	20世纪80年代至今
40μm薄壳无孔填料	10μm无规则微孔填料	3.5~5μm球形微孔填料
柱压: 100~500psi	柱压: 1 000~2 500psi	柱压: 1 500~4 000psi
柱效: 1 000/m	柱效: 25 000/m	柱效: 50 000~80 000/m
柱长: 1m	柱规格: 3.9×300mm	柱规格: 3.9×300mm

图 6-2　色谱填料技术的沿革

小颗粒虽然为色谱分离带来了高柱效和速度优势。但 HPLC 系统的设计,一直苦于难以发挥出最小颗粒的优点。小颗粒技术的运用,不但要求仪器在超出目前限度(6 000psi/400bar)的压力下工作,同时要求仪器系统体积要更小以便不影响梯度性能,而且还要检测器能高速检测出峰宽只有几秒的色谱峰。UPLC 系统的设计,充分利用了小颗粒的优点,弥补传统 HPLC 系统的不足。由于把全局设计思路用于所有集成的部件,包括从进样到数据采集,给分离科学赋予了新的含义。

(2)超高分离度:色谱工作者正面临分离十分复杂混合物的挑战,如肽的消解产物、杂质及体内代谢物样品等。为了使分离能完全优化就需要一个超高性能的色谱系统。这样一个系统应符合液相柱色谱的基本原理。

根据液相色谱法分离的分离度方程,分离度(R_s)与柱效(N)的平方根成正比,见式 6-8。

$$R_s = \left(\frac{\sqrt{N}}{4}\right)\left(\frac{\alpha-1}{\alpha}\right)\left(\frac{k}{k+1}\right) \qquad \text{式}(6\text{-}8)$$

按 van Deemter 色谱理论,柱效(N)与颗粒度(dp)成反比,见式 6-9:

$$N \propto \frac{1}{dp} \qquad \text{式}(6\text{-}9)$$

故：随着 dp 的降低，N 值会增加；而 N 值增加，则 R_s 值增加。UPLC 与 HPLC 的基本分离理论，进一步说明了颗粒度大小和分离度密不可分的关系。

UPLC 系统发挥了 1.7μm 颗粒提供柱效增高的全部优越性。尤其是 1.7μm 颗粒提供的柱效比 5μm 颗粒提高了 3 倍。因为分离度与粒度的平方根成反比，1.7μm 颗粒的分离度比 5μm 颗粒提高了 70%。在梯度分离中也具有同样的优越性，此时分离能力用峰容量衡量。UPLC 用 1.7μm 颗粒提高了分离能力，可以分离出更多的色谱峰，从而对样品提供的信息达到了一个新的水平（图 6-3）。而且又最大程度地缩短了开发方法所需的时间。

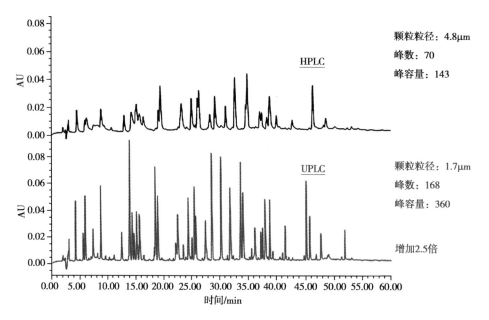

图 6-3　UPLC 与 HPLC 分离的性能比较

（3）超高速度：高通量实验室始终要求在单位时间内提供更多的信息和处理更多的样品并保证提供高质量的数据。较小的颗粒能超乎寻常地提高分析速度而不降低分离度。因为颗粒度减小后，柱长可以按比例缩短而保持柱效不变，而且 van Deemter 理论表明最佳流速与粒度成反比。柱长缩短会加快分离速度，而颗粒度越小，最佳流速也越大，进而可以通过提高流速来进一步加快分离速度，见式 6-10 和式 6-11。

$$N=\frac{L}{dp}$$　　　　　式（6-10）

$$v\propto\frac{1}{dp}$$　　　　　式（6-11）

由于 UPLC 系统用 1.7μm 颗粒，柱长可以比用 5μm 颗粒时缩短 3 倍而保持柱效不变，而且使分离在高 3 倍的流速下进行，结果使分离过程快了 9 倍而分离度保持不变。

UPLC 的快速分析比以往一向耗时的方法认证节省了时间，使方法认证变得简单快速。用户不必担心因 HPLC 转换成 UPLC 带来的方法认证负担。

原有 HPLC 分析需要四种不同的方法、三根不同的色谱柱，至少需要 65 分钟才能完成；UPLC 使用了一根色谱柱、一种简单方法，在 1 分钟内即可完成（图 6-4）。色谱条件为色谱柱：2.1mm×30mm ACQUITY UPLCTM Column；流动相：A 10mmol/L 甲酸铵水溶液，pH 4.0，B 乙腈；梯度：45s，5%~85%B 线性梯度；柱温：30℃；流速：0.8ml/min；检测波长：273nm。峰 1~5 分别为 5- 亚硝基 -2，4，6- 三氨基嘧啶（5-nitroso-2，4，6-triaminopyrimidine）；4- 氨基 -6- 氯 -1，3- 苯磺酰胺（4-amino-6-chloro-1，3-benzenesulfanamide）；氢氯噻嗪（hydrochlorthiazide）；氨苯蝶啶（triamterine）；甲基苯磺胺（methyibenzenesulfanamide）。

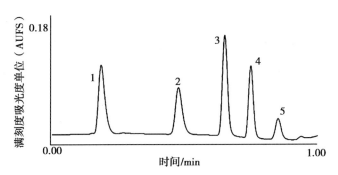

图 6-4　《美国药典》中 UPLC 有关物质分析应用实例

（4）超高灵敏度：过去几年中，提高灵敏度的工作集中在检测器上，包括光学检测器和质谱检测器。这种趋势主要是受要求检测化合物的浓度越来越低的驱动。然而采用超高性能色谱系统就能获得灵敏度的显著提高。在 UPLC 中始终可得到较高的灵敏度。UPLC 使用小颗粒技术可以得到更高的柱效、更窄的色谱峰宽，即更高的灵敏度。见式 6-12~ 式 6-14。

$$N \propto \frac{1}{W^2} \tag{式（6-12）}$$

$$h \propto \frac{1}{w} \tag{式（6-13）}$$

$$h \propto \frac{1}{L} \tag{式（6-14）}$$

因为色谱峰变得更窄，峰高也就更高了；同样，当 UPLC 用于快速分析、用较短色谱柱而使柱效不变时，色谱峰高会相应增加。因此，使用 UPLC 技术，不仅在保持与 HPLC 相同分离度时提高峰高，而且在改善分离度的同时亦可提高峰高，即灵敏度。见图 6-5。

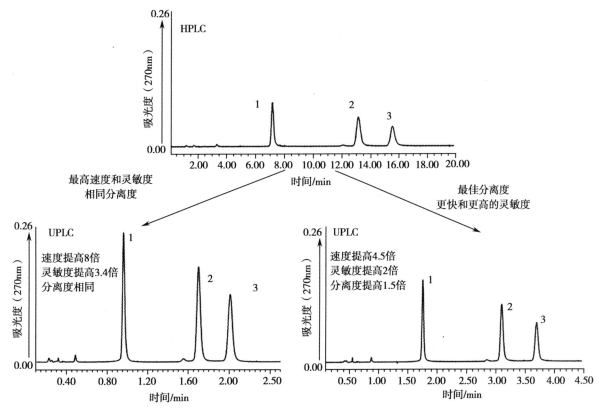

图 6-5　HPLC 到 UPLC 灵敏度的改善

（5）简单方便的方法转换：UPLC 与 HPLC 基于相同的分离机制，故相互之间的方法转换非常容易和方便。现有 HPLC 可以按照比例直接转换成 UPLC；相反，UPLC 也很容易转换成 HPLC 供常规 HPLC 系统使用。例如，麻黄碱分析的 HPLC 转换为 UPLC 色谱图（图 6-6），其中峰 1~6 分别为去甲麻黄碱、去甲伪麻黄碱、麻黄碱、伪麻黄碱、甲基麻黄碱、甲基伪麻黄碱。

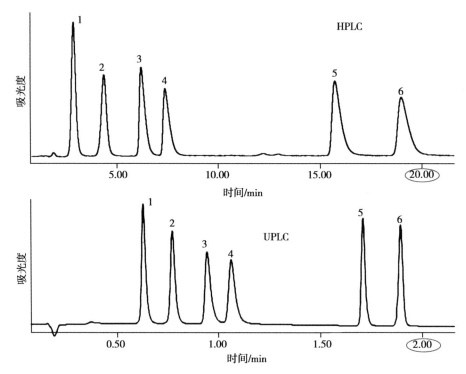

图 6-6　HPLC 到 UPLC 简单方便的方法转换

（6）最佳的质谱入口：质谱技术与 HPLC 技术的强强结合，使 UPLC 的设计能够充分考虑到质谱检测器的多特点和需求，成为质谱检测器的最佳液相色谱入口。UPLC 与质谱联用，可以实质性地改善质谱检测结果的质量。UPLC 的特殊性能使质谱检测器的性能首次得以充分体现。由于低流速下色谱峰扩散不大，增加了峰浓度，有利于提高离子源的效率，因而使灵敏度至少提高了 3 倍。除 UPLC 技术本身带来的速度、灵敏度和分离度的改善外，UPLC 的超强分离能力有助于目标化合物与之竞争电离的杂质的分离，从而可以使质谱检测器的灵敏度因离子抑制现象的减弱或克服而得到进一步的提高。故 UPLC-MS 联用，可以获得灵敏度较 HPLC-MS 联用系统更大改善的分离结果，获得更多、质量更好的信息。

三、应用

目前，UPLC 技术已先后应用于食品安全、环境分析、药物开发、代谢组学等领域。

1. 食品安全　有报道应用 UPLC 技术快速测定食品中的丙烯酰胺，仅用 3 分钟分析完成，结果 RSD ≤ 4.5%；应用 UPLC-MS 技术同时测定了牛奶中 12 种糖皮质激素的残留，以保留时间和离子对（母离子和两个碎片离子）信息比进行定性，以母离子和响应值高的碎片离子进行定量，12 种糖皮质激素的加标回收率为 69.3%~94.3%，相对标准偏差为 3.5%~16.7%；应用 UPLC 技术检测婴儿食品中农药残留，对各类相关的婴儿食品中 16 种农药残留物进行测定，检测限可达 1μg/kg，其检测速度为 HPLC 的 215 倍，平均回收率范围是 85%~119%，相对标准偏差小于 17%；应用 UPLC 技术分析食品中农药残留物，检测了苹果样品提取物中 17 种中等极性农药，与 HPLC 比较，此技术提高了样品的通量，降低了溶剂的消耗量。

2. 药物开发　有报道应用 UPLC-MS 分析金莲花中的有效成分,在 20 分钟内分离出 50 个峰,其中 15 种有效成分得到了很好的分离,并进行了结构确认;应用 UPLC-MS/MS 分析复方五仁醇胶囊含药血清中木脂素类成分,通过比较复方五仁醇胶囊含药血清、体外制剂、空白血清及对照品提取离子流色谱图,确认进入血液中的木脂素类成分。应用 UPLC 技术同时检测三七中的 11 种皂苷,相关系数 $r >$ 0.996 8,RSD < 3.1%。应用固相萃取 -UPLC 分析 N- 酰胺丝氨酸内脂的 5 种衍生物,分析时间仅为 1.5 分钟,峰可以在浓度低于 0.4μmol/L 之下观察到,在样品前处理过程中,通过增加样品装载量,降低洗脱量,能更有效地提高灵敏度。

3. 环境分析　微囊藻毒素(microcystins,MC)是一种单环七肽物质,具有明显的肝细胞毒性。由于多肽中两种可变氨基酸组成的不同,具有多种异构体。有报道应用 UPLC-MS 分析水中的 MC。采用固相萃取法富集净化样品。该法在 5 分钟内即可完成 4 种 MC 异构体 LR、RR、LW、LF(L、R、F、W 分别代表亮氨酸、精氨酸、苯丙氨酸、色氨酸)的分离及检测;LR、RR、LW、LF 的定量检测限、回收率分别为 1.3~6.0ng/L、91.1%~111%;工作曲线的线性相关系数大于 0.99,线性范围达到了 3 个数量级。应用 UPLC-TOF 在 16 分钟内完成了水中痕量雌性激素的测定,从而取代了用 45 分钟才能完成分析的经典 HPLC。

4. 代谢组学　有报道应用 UPLC-TOF/MS 检测了尿样中兽药的残留,涵盖了 100 多种不同种类兽药的检测。此法还可检测与尿样有关的某些代谢物,通过监控药物基团与诱导片段的碰撞进一步得到扩展,显示监控的片段恰好就是磺胺类药物与盘尼西林;应用 UPLC-TOF/MS 检测了人体尿液代谢物中的对酰氨基酚,UPLC-MS 比整体柱的灵敏度提高了 3 倍,产生的峰更尖锐,可用于检测更多的代谢物;应用 UPLC-MS 测定人体血浆中的氨氯地平并进行药代动力学研究,定量下限为 0.15ng/ml,精确度 RSD < 15%,RE 2.3%~6.9%;应用 UPLC-TOF/MS 分析尿液中的代谢物,进行区分人类性别的研究,筛选出 4 种可能与性别相关的生物标志物,结果表明 UPLC-MS 联用技术通量高,数据量丰富,模式识别处理方法适合于从大量数据中提取信息,两者结合有利于代谢组学的研究;将 UPLC-TOF/MS 用于人参皂苷 Rg_3 作用后大鼠尿液代谢物指纹图谱分析及标记物的鉴定,对其中 2 种发生显著变化的代谢物分别通过准确的质量测定得到其元素组成,通过 MS-MS 技术得到其结构信息,通过检索数据库最终分别鉴定为 9,8- 二羟基喹啉甲酸和 4- 羟基 -2- 喹啉酸;应用 UPLC-MS 分析猴血浆中 SCH503034 的非对映体,这 2 种立体异构体可在 5 分钟内分离,线性范围为 1~2 500ng/nl,在 2.5ng/nl、50ng/nl、100ng/nl 浓度时回收率为 87.2%~90.0%、89.1%~90.4%、92.3%~94.3%。

5. 其他领域　近年来随着人民生活水平提高,化妆品已进入人们的日常生活中,化妆品的安全性指标亦成为消费者关注的问题。然而,化妆品中所添加的化学物质对人体健康具有潜在的危害,化妆品中添加有害物质,轻则会使皮肤过敏,严重的会有致癌的危险。因此,对化妆品中违禁物的检测十分必要。我国化妆品卫生标准、欧盟化妆品规程中均明确规定糖皮质激素、雌激素、雄激素、孕激素等为化妆品中禁用物质。有报道应用 UPLC 技术建立了同时测定化妆品中糖皮质激素、雌激素等 15 种激素分析方法,在 6 分钟内完成了多组分各类激素的快速分离检测,15 种激素的工作曲线的线性相关系数 r 均高于 0.999 5,在低、中、高(2mg/kg、10mg/kg、20mg/kg)3 个添加水平下,15 种激素的平均回收率为 88.2%~102.4%,相对标准偏差为 1.6%~7.4%。

第三节　基于质谱的新技术与新方法

一、概述

质谱技术问世于 20 世纪初,英国学者 J.J.Thomson 研制了世界上第一台抛物线质谱仪,随后又有人研制出扇形磁场方向聚焦仪器。20 世纪 50 年代初期,质谱技术用于有机分析得到了飞速发展;70 年代,出现了场解析离子化技术;80 年代,一些新的离子化技术问世,如快速原子轰击离子源(fast-atom-bombardment,FAB)、基质辅助激光解析电离源(matrix-assisted laser desorption/ionization,MALDI)、电喷雾电离源(electrospray ionization,ESI)、大气压化学电离源(atmospheric pressure chemicel ionization,APCI),这些新技术使质谱取得了长足进展。

质谱法(mass spectrometry,MS)是应用电磁学原理,利用带电粒子在电场或磁场中运动行为的不同,按其质荷比(*m/z*)大小进行分离和检测,通过测定离子质量及其强度实现样品定性、定量和结构分析的方法。质谱法根据其应用领域一般可分为同位素质谱、无机质谱、有机质谱和生物质谱等几大类。质谱法具有以下几个特点:①定性专属性强、准确度高,质量数可精确测定到小数点后 4~5 位;②灵敏度高,检测快速,有机质谱仪绝对灵敏度可达 5.0×10^{-11}g,无机质谱仪绝对灵敏度可达 10^{-14}g;③应用范围广,分析对象从无机物小分子到生物大分子,样品形态可以是气体、液体和固体;④可与其他分析技术联用,已成为一种极强有力的、可以分离和鉴定复杂混合物组成及结构的可靠手段。但质谱法样品纯度要求较高,使它的应用受到一定限制。目前,质谱技术在化学与化工、生物学与生命科学、医学、药学、材料科学、环境保护等领域的应用越来越广泛,并在蛋白质组学、代谢组学等新兴研究领域成为最强有力的分析手段及关键技术平台之一。

二、基本原理与类型

1. 色谱 - 质谱联用技术　色谱 - 质谱的在线联用组合了色谱的分离能力和质谱的定性功能,实现对复杂混合物的定量和定性分析,同时简化了样品的前处理过程,分析速度和自动化程度也大为提高。目前,色谱 - 质谱主要的联用技术包括气相色谱 - 质谱联用(gas chromatography-mass spectrometry,GC-MS)、液相色谱 - 质谱联用(liquid chromatography-mass spectrometry,LC-MS)和毛细管电泳 - 质谱联用(capillary electrophoresis-mass spectrometry,CE-MS)等方式。GC-MS 是一种比较成熟的技术,在医药研究领域中,由于大量药物是极性较大的化合物,仅有约 20% 的药物可用 GC 分析,其中多数还必须经过衍生化步骤,因此局限性很大。LC-MS 可以直接分析不挥发性化合物、极性化合物、热不稳定化合物和大分子化合物(包括蛋白、多肽、多糖、多聚物等),分析范围广,而且不需衍生化步骤,因此液质联用长期为人们所关注。当前广泛采用的色谱 - 质谱接口技术有:热喷雾(thermal spray,TSP)、等离子体喷雾(plasmaspray ionization,PSP)、粒子束(particle beam interface,PBI)、大气压电离(atmospheric pressure ionization,API)和动态快原子轰击(fast-atom-bombardment,FAB)。

2. 串联质谱　两个或多个质谱连接在一起,称为串联质谱。串联质谱具有分离、结构解析同步完成的特点,能直接分析混合物组分,有高度的选择性和可靠性。串联质谱与单级质谱相比,能明显改善信号的信噪比,具有更高的灵敏度及选择性,其检测水平可以达到皮克(pg)级。自 1983 年 McLafferty 等开发串联质谱(MS/MS)技术以来,经过短短十几年的发展,串联质谱已成为一种成熟的技术。MS/MS 在结构上主要包括三个部分,即用来质量分离的一级质谱(MS^1)、碰撞活化解离室和用来质谱检测的二级质谱(MS^2)。通过选择一定质量的离子经过 MS^1,使其进入碰撞室,与室内充有的碰撞气体(常用气体为 He、Ar、Xe、CH_4 等)进行碰撞诱导裂解,发生离子 - 分子碰撞反应,产生子离子,再经 MS^2 进行分析。在离子源中,样品分子 M 电离产生的 M^+ 还可能进一步分解生成碎片离子 F^+,而 F^+ 还可能进一步分解,生成第二代碎片离子。因此,常规质谱记录的是所有连续反应的总和,如果要观察某一个感兴趣的离子,则需要先对源中产生的离子进行分离。例如,用 MS^1 选择所需要的离子进行反应后,在 MS^2 中检测,通过离子在运动过程中发生自然的或人为的质量或电荷变化,研究母离子和子离子的关系,获得碎裂过程的信息。

MS-MS 主要有三种数据采集方式。①子离子扫描:选择一定的母离子经碰撞诱导裂解活化,MS^2 记录产生的子离子。该方式特别适合于软电离(如 ESI、CI、FD、FAB)得到的分子离子,进一步裂解以获得分子的结构信息。②母离子扫描:选择 MS^2 中的某一子离子,测定 MS^1 中的所有母离子。该方式能追溯碎片离子的来源,能对产生某种特征碎片离子的一类化合物进行快速筛选。③中性丢失扫描:MS^1

和 MS² 同时扫描,但 MS¹ 和 MS² 始终保持质量差 Δm,最终的谱图将显示来自一级谱图中通过裂解丢失中性碎片 (Δm) 的离子。中性丢失谱最能反映化合物特定官能团的信息。

串联质谱仪的组合方式有:磁分析器-静电分析器-磁分析器、静电分析器-磁分析器-静电分析器、三重四极滤质器质谱仪和混合式串联质谱仪。MS-MS 的联用方式主要有以下两种:①空间串联,采用两台质谱仪前后串联起来,称为空间串联 MS-MS,又分为磁扇形串联、四极杆串联和混合串联等。②时间串联,只用一台质谱仪完成空间串联的工作,在时间尺度上达到串联,称为时间串联 MS-MS,主要包括离子阱质谱仪和回旋共振质谱仪。

3. 敞开式离子化质谱 敞开式离子化质谱(ambient mass spectrometry,AMS)又名常压敞开式质谱、直接离子化质谱、原位直接电离质谱。是一类以大气压电离技术为基础,无须或仅需简单样品前处理,常温常压下即可对样品中复杂待测物直接分析的新型质谱技术。对于该技术的报道最初来自 2004 年普渡大学 Cooks 课题组,该课题组利用解吸电喷雾电离(desorption electrospray ionization,DESI)技术,无须前处理即在常压下对固体表面痕量待测物直接离子化,成功获得了不同表面痕量物质的质谱图。AMS 的出现,彻底改变了质谱联用技术需对样品进行复杂前处理与色谱分离过程后再引入封闭体系分析的理念,可直接采集样本分析,具有原位、实时、非破坏、高通量与低损耗等优点;相对于电子轰击电离等传统离子源,该离子源具有大气压电离源类的软电离特性,离子化效率高,准分子离子峰丰度高,碎片离子少;而同电喷雾电离等大气压电离源相比,该离子源又具有抗基质干扰、溶剂损耗少、高灵敏度等突出优点。常压敞开式离子源的成功研制及其特点,在复杂基质样品的直接分析、生物组织样本的原位分析、物体表面的快速分析等方面取得了重大突破,极大地推动了质谱技术在实时、表面、原位、高通量分析方面的发展。

针对不同样品、不同分析目的,目前已出现多达 40 余种 AMS 技术,根据基本离子化方法大致将 AMS 技术分为基于电喷雾电离、大气压化学电离原理的两大类。电喷雾电离机制包含了"溶剂蒸发"和"库仑爆炸"等离子形成过程,代表性离子源有解吸电喷雾电离(desorption electrospray ionization,DESI)、萃取电喷雾电离(extractive electrospray ionization,EESI)、探针电喷雾电离(probe electrospray ionization,PESI)、纸喷雾电离(paper spray ionization,PSI)等;大气压化学电离机制包含了"质子转移"和"电子转移"等分子离子反应过程,代表性离子源有实时直接分析(direct analysis in real time,DART)、解吸大气压化学电离(desorption atmospheric pressure chemical ionization,DAPCI)、大气压固态分析探针(atmospheric pressure solid analysis probe,ASAP)、低温等离子体(low temperature plasma,LTP)等。

三、应用

串联质谱及敞开式离子化质谱技术近年来在生物医学、药学、环境监测、食品安全及毒物分析等领域有着广泛的应用。

1. MS-MS 在药物代谢研究中的应用 由于多数药物的代谢物保留了原药分子的骨架结构,或一些亚结构,因此,代谢物可能进行与原药相似的裂解,丢失一些相同的中性碎片或形成一些相同的特征离子,用 MS-MS 分别进行中性丢失扫描、母离子扫描以及子离子扫描,即可迅速找到可能的代谢物,并鉴定出结构。利用 MS-MS 鉴定药物代谢物的方法,主要包括以下几个步骤:①测定原药的质谱;②测定原药的子离子谱,选择质子化分子离子、加合离子和主要的碎片离子进行裂解;③选择原药的主要中性丢失测定生物样品的中性丢失谱,图谱中的离子即为原药和可能的代谢物的分子离子;④选择主要的子离子测定生物样品的母离子谱,所得母离子即为各个代谢物;⑤测定生物样品中所有可能代谢物的子离子谱,对离子谱进行分析得到代谢物的结构;⑥测定代谢物的子离子谱,选择任一新出现的中性丢失与子离子重复进行步骤③和④。

2. AMS 在快速筛查中药保健品中非法添加化学药物中的应用 中药降糖类保健品由于其安全的药物来源一直受到部分患者的青睐,但一些违法厂商为了谋取更大利益在中药保健品中违规添加西药类降糖药物,以达到治病的目的,对消费者的健康产生安全隐患,因此对中药进行质量监控非常必要。

目前药品中非法添加成分的检测主要采用 LC-MS/MS 方法,通过 LC 对不同药物进行分离,之后用 MS 进行确证,但是此方法较耗时,不利于大批量样品的快速筛查。DART-MS 最大的特点就是样品无须前处理或需要很少的前处理,实验中仅需要对样品进行简单的溶剂萃取,然后利用 DART-MS 对非法添加西药成分进行有目的的筛查,整个分析过程在 10 分钟内可完成。该方法完全可以满足对市场上大量降糖类保健品进行筛查的需求,方法快速、可靠,可对中药中非法添加的化学药物进行质量监控和市场检测。

3. AMS 在活体动物组织中药物代谢分析的应用 组织药物浓度既可反映药物疗效,又关系到药物的蓄积和毒副作用等安全性问题,同时为药物靶向运输提供重要信息。常用的脏器组织包括胃、肝、肾、脑、心等。传统分析方法需将固体组织切割制成水性基质匀浆溶液,随后前处理萃取药物分析。但 AMS,尤其是 DESI 与 PESI,可直接取样测定,极大降低了前处理时间,可直接分析活体动物组织内代谢过程。为便于质谱采集大体积活体动物组织样本,可在质谱离子入口处外接长度为 200mm 离子取样管及抽吸速率为 6L/min 的小型隔膜真空泵,以促使更多待测物离子与带电液滴被吸入质谱分析,其实验结果同人体药动学相关结果范围一致。

第四节 基于核磁共振波谱的新技术与新方法

一、概述

核磁共振(nuclear magnetic resonance,NMR)是 20 世纪 40 年代年发展起来的新技术,在过去的半个世纪里,核磁共振谱仪已经获得两次诺贝尔物理学奖、两次诺贝尔化学奖和一次诺贝尔生理学或医学奖。1938 年,I.Rabi 用分子束实验发现在外磁场下的核磁共振现象,获得 1944 年的诺贝尔物理学奖。1946 年,美国哈佛大学的 Purcell 和斯坦福大学的 Bloch 各自独立观察到固体和液体状态下的核磁共振信号,他们获得了 1952 年诺贝尔物理学奖。随着化学位移和自旋耦合相继发现,核磁共振谱仪 NMR 成为解决化学问题的有力工具。1953 年,Varian 公司研制成世界第一台商品化核磁共振谱仪,1964 年超导磁场脉冲傅立叶变换核磁共振谱仪问世。为了解决生物大分子谱峰严重堆积的问题,1976 年,瑞士人 R.R.Ernst 提出两维核磁共振波谱的理论与实验方法,于 1991 年成为第一个核磁共振领域的诺贝尔化学奖得主。Wüthrich K 因将 2D NMR 用于生物大分子结构与动力学研究中,获得了 2002 年的诺贝尔化学奖。美国的 Paul Clauterbur 和英国的 Peter Mansfield 因磁共振成像研究(MRI)获得 2003 年的诺贝尔生理学或医学奖。90 年代初以来,随着超高超导磁场核磁共振谱仪、同位素标记与异核核磁共振实验的飞速发展,核磁共振已真正成为生物学家手中用于有机物分子、蛋白质、核酸等生物大分子的结构分析的一个有效工具。

二、基本原理

核磁共振(NMR)波谱是一种基于特定原子核在外磁场中吸收了与其裂分能级间能量差相对应的射频场能量而产生共振现象的分析方法。

带正电荷的原子核在作自旋运动时,可产生磁场和角动量,其磁性用核磁矩 μ 表示,角动量 P 的大小与自旋量子数 I 有关(核的质量数为奇数,I 为半整数;核的质量数为偶数,I 为整数或 0),其空间取向是量子化的;μ 也是一个矢量,方向与 P 的方向重合,空间取向也是量子化的,取决于磁量子数 m 的取值($m=I、I-1\cdots\cdots-I$,共有 $2I+1$ 个数值)。对于 ^1H、^{13}C 等 $I=1/2$ 的核,只有两种取向,对应于两个不同的能量状态,粒子通过吸收或发射相应的能量在两个能级间跃迁。

半数以上的元素的原子核除具有电荷和质量外还能自旋。由于原子核是带正电荷的粒子,它自旋就会产生一个小磁场。具有自旋的原子核处于一个均匀的固定磁场中,它们就会发生相互作用,结果会使原子核的自旋轴沿磁场中的环形轨道运动,这种运动称为进动。自旋核的进动频率 ω_0 与外加磁场强度 H_0 成正比,即 $\omega_0=\gamma H_0$,式中 γ 为旋磁比,是一个常数,不同的原子核有其固有的旋磁比 γ,这是利用核磁共振波谱仪进行定性分析的依据。当自旋核处于一个磁场强度为 H_0 的固定磁场中,若能测出其进动频率 ω_0,就可以求出旋磁比 γ,从而达到定性分析的目的。同时,还可以保持 ω_0 不变,测量 H_0,求出 γ,实现定性分析。

如果有一束频率为 ω 的电磁辐射照射自旋核,当 $\omega=\omega_0$ 时,则自旋核将吸收其辐射能而产生共振,即所谓核磁共振。吸收能量的大小取决于原子核的数量,即为定量分析的依据。具体的实现方法是:在固定磁场 H_0 上附加一个可变的磁场。两者叠加的结果使有效磁场在一定范围内变化,即 H_0 在一定范围内可变。另置一能量和频率稳定的射频源,它的电磁辐射照射在处于磁场中的样品上,并用射频接收器测量经样品吸收后的射频辐射能。当样品无吸收时,则接收的能量为一定值;如果有吸收,就会给出一个能量吸收信号。但吸收的条件必须是射频的频率 $\omega=\omega_0$。射频的频率是固定的,要使具有不同 γ 值的不同原子核都能吸收辐射能,就只有改变 H_0,使不同的自旋核在相应的某一特定的 H_0 时具有相同的并与射频频率相等的进动频率,即 $\omega=\omega_0$。这样,不同的自旋核都可以在某一特征的磁场强度下吸收射频辐射能而产生核磁共振。因此,用改变磁场强度的方法进行扫描,接收器就可以给出一系列的以磁场强度(实际上是以旋磁比)为特征的吸收信号。以磁场强度为横坐标,以吸收能量为纵坐标绘出的曲线就是核磁共振波谱图。

三、应用

在核磁共振实验中每个参数(化学位移、偶合常数、信噪比和半峰宽等)值都依赖于特定分子精密的化学环境。当严格控制实验条件后(如温度、浓度、溶剂、pH、离子强度等),添加另外一种化合物到第一种化合物中就可以清晰地观察到复合物的形成。因此核磁共振技术在药物研发领域成为一个非常有吸引力的工具。这些方法通常被分成两类:一类是测量大分子靶体(如蛋白质)信号,一类是测量与之结合的小分子配体信号。

1. 药物靶标生物大分子结构的解析 一般解析生物大分子结构的主要方法包括 X-ray、电子显微和 NMR。但是 X-ray 的应用往往受到被解析分子结晶能力的限制,而 NMR 可以在更接近于生物大分子的生理环境下,对其进行结构分析。因此,NMR 在解析蛋白质、核酸及其复合物等生物大分子结构研究方面承担着重要的角色。NMR 解析膜蛋白结构的方法又分为溶液 NMR 和固态 NMR。溶液 NMR 目前只能分析 7 个跨膜部分、分子量 100kDa 以下的膜蛋白单体。溶液 NMR 不仅要受到分子大小的制约,而且由于一般要使用增加膜蛋白溶解能力的两亲分子而导致膜蛋白在溶液中自由翻转受到限制,其解析能力大大下降。20 世纪中末期发展起来的固态 NMR 作为一种新兴方法能够克服这些障碍,可以解析溶解度很差的蛋白结构,如纤维状蛋白和膜蛋白等。

2. 生物大分子的动力学研究 一些与疾病相关的蛋白都存在几种不同的构象,清楚地了解这些构象的信息会给药物设计带来很多便利。生物大分子的动力学一般包括整个分子的翻转、结构域的重排、构象转变、侧链的旋转甚至键的振动。对许多生物分子相互作用来说,大分子的空间排列或者动态波动已经被证明是一种主要的推动力,甚至对于一些生命过程,如信号转导、转录调控和免疫应答等,动力学也作为主要的调控力量。因此在解析大分子结构的同时也常常要测量它的动力学信息。相对其他方法而言,NMR 能够提供原子水平分辨率、时间尺度从皮秒到秒的动力学信息。按照 NMR 信号获得的时间尺度来划分,通常大分子的动力学信息测定可以被分为慢速、中速和快速测定。

3. 基于生物大分子与配体小分子相互作用的药物设计和筛选 研究生物大分子和小分子配体的相互作用,特别是在体内或者细胞内的环境下研究其相互作用,能对药物的设计和筛选提供很大的帮助。采用 NMR 方法研究蛋白与配体相互作用有多种方式,主要分为检测蛋白和检测药物分子两种。由于小分子和蛋白质结合后,蛋白质结合位点的局部化学环境会发生改变,因此通过 ^{15}N 或 ^1H 的化学位移的变化可以检测到是否有小分子和蛋白结合。同时配体和蛋白的结合常数可以通过化学位移的变化和配体浓度的关系测得,结合位点也可以由发生化学位移变化的原子核来确定。NMR还可以通过蛋白质特定酰胺信号的变化直接得到配体结合位点的结构信息,这一点对辨别小分子是否结合在靶蛋白的不同亚位点上非常重要。通过比较结合在同一亚位点的小分子的结构,可以获得有效官能团的信息,以便对小分子进行优化。

4. 药物代谢中的应用 利用高分辨率的 ^{1}H-NMR 技术,可对血浆、尿液和胆汁等生物体液中所有或有特殊意义的特定代谢物进行定量分析,用于研究代谢物与生理病理变化之间的关系。药物的代谢研究分为两类,一类是给药后测量整个系统的代谢改变,另一类是研究药物本身的代谢过程。NMR 方法能够同时监测多种代谢产物,为药物代谢的研究提供了便利。

第五节 其他新技术与新方法

随着 21 世纪生命科学的发展,药物分析的领域也在不断拓展,对药物活性的早期分析及作用机制分析已拓展到分子水平。本节简单介绍在药物与生命科学中新兴的分析技术,如生物传感器技术、酶联免疫吸附测定法、聚合酶链反应技术、基因芯片技术和流式细胞术等。

一、生物传感器技术

生物传感器(biosensor)技术是一门集化学、生物学、医学、电子学和光学等多领域相互交叉发展形成的一种新兴分析技术。它是将生物敏感材料,如酶、抗原/抗体、核酸、微生物、组织、细胞等生物活性物质作为分子识别物质固定在适当的理化换能器(如电极、光敏管、场效应管、压电晶体等)上,将被测物质的浓度转换为电检测信号的小型化分析器件。生物传感器是由化学传感器衍生而来,具有高选择性、高灵敏度、快速分析、低成本、便于现场分析等优点,可以在生物复杂样品环境中,实现目标离子、小分子、核酸、蛋白质及细胞等被测组分的快速、灵敏、准确分析检测。21 世纪以来,伴随着生命科学、信息科学、材料科学等学科的迅速发展,生物传感器越来越受到人们的重视和青睐,被广泛应用于药物分析、食品检验、医疗卫生和环境监测等领域。

二、酶联免疫吸附测定法

1971 年恩格瓦尔(Engvall)和佩尔曼(Perlmann)发表了酶联免疫吸附剂测定(enzyme linked immunosorbent assay,ELISA)用于免疫球蛋白 G(immunoglobulin G,IgG)定量测定的文章,使得 1966 年开始用于抗原定位的酶标抗体技术发展成液体标本中微量物质的测定方法。该方法的基本原理是:①使抗原或抗体结合到某种固相载体表面,并保持其免疫活性;②使抗原或抗体与某种催化酶连接成酶标抗原或抗体,这种酶标抗原或抗体既保留其免疫活性,又保留催化底物活性。在测定时,把受检标本(测定其中的抗体或抗原)和酶标抗原或抗体与固相载体表面的抗原或抗体起反应。用洗涤的方法使固相载体上形成的抗原抗体复合物与其他物质分开,最后结合在固相载体上的酶量与标本中受检物质的量成一定的比例。加入酶反应的底物后,底物被酶催化变为有色产物,产物的量与标本中受检物质的量直接相关,故可根据颜色反应的深浅进行定性或定量分析。由于酶的催化效率高,故可放大催化反应结果,从而使测定方法达到很高的敏感度。

三、聚合酶链反应技术

聚合酶链反应(polymerase chain reaction,PCR)技术于 1985 年由美国科学家凯利·穆利斯(Kary Banks Mullis)发明。该技术可在体外快速扩增特定基因或脱氧核糖核酸(deoxyribonucleic acid,DNA)片段。这项新技术是根据生物体内脱氧核苷酸序列能进行快速复制的特点,实现在体外对特定脱氧核苷酸序列进行快速扩增,可在短时间内在试管中获得数百万个特异脱氧核苷酸序列拷贝。聚合酶链反应技术操作简便、结果可靠,并被世界各国广泛应用于药学、医学等各个领域的基因研究和分析,对分子生物学的发展产生了革命性的影响。发明人凯利·穆利斯也因此荣获 1994 年度诺贝尔化学奖。

四、基因芯片技术

随着人类基因组计划(Human Genome Project,HGP)的完成以及分子生物学相关学科的迅猛发展,人类疾病相关基因以及病原微生物基因的定位、克隆、结构与功能研究得到了快速发展,基因芯片(gene chip)技术就是在这个背景下发展起来的一项分子生物学新技术。基因芯片是平面载体和载体上按照某种预先设计的位置高密度有序排列的成千上万核酸探针(如寡核苷酸或基因片段)。基因芯片技术融合了生命科学、化学、微电子学、计算机科学、统计学和生物信息学等诸多学科领域的成就,具有高通量、高集成、微型化、平行化、多样化和自动化等特点。该技术的出现为生命科学、医学、药学、化学等领域的研究提供了一个强有力的工具。

五、流式细胞术

流式细胞术(flow cytometry,FCM)是利用流式细胞仪进行的一种单细胞定量分析和分选技术。流式细胞术是单克隆抗体及免疫细胞化学技术、激光和电子计算机科学等高度发展及综合利用的高技术产物。流式细胞仪(flow cytometer,FCM),又称荧光激活细胞分选仪(fluorescence activated cell sorter,FACS),作为进行流式细胞分析的仪器,它集电子技术、计算机技术、激光技术、流体力学、图像技术、细胞生物学、免疫学理论于一体,是一种非常先进的检测仪器。流式细胞术已经成为一种用途最广泛和最先进的细胞分析技术,在细胞生物学、血液学、肿瘤学、免疫学等基础和临床医学领域发挥着重要作用。

(王嗣岑)

第七章　药物分析新领域

第一节　化学药物杂质分析

任何影响药品纯度的物质均称为杂质。药品质量标准中的杂质系指在按照经国家有关药品监督管理部门依法审查批准的规定工艺和规定原辅料生产的药品中,由其生产工艺或原辅料带入的杂质,或在贮存过程中产生的杂质。按照既定的工艺进行生产和正常贮藏过程中可能含有或产生的杂质,包括工艺杂质、降解产物、异构体或残留溶剂等。药品质量标准中的杂质不包括变更生产工艺或变更原辅料而产生的新的杂质,也不包括掺入或污染的外来物质。药物的杂质不仅影响药物的纯度,还会影响药物的安全性和有效性。因此必须对药物中的杂质进行研究、检查和限度控制。

一、杂质的分类

按杂质化学类别和特性,杂质可分为:有机杂质、无机杂质、有机挥发性杂质。有机杂质主要包括合成中未反应完全的原料、中间体、副产物、降解产物等;无机杂质主要来源于生产过程中涉及的无机物质,如氯化物、硫化物、氰化物、重金属等;有机挥发性杂质即残留溶剂。

按杂质来源,杂质可分为:一般杂质和特殊杂质。一般杂质是指在自然界中分布较广泛,在多种药物的生产和贮藏过程中容易引入的杂质,如铁盐、铵盐等;特殊杂质是指在特定药物的生产和贮藏过程中引入的杂质,多指有关物质。

按杂质毒性,杂质又可分为:毒性杂质和信号杂质。毒性杂质如重金属、砷盐,金属催化剂中的钯,有机基因毒性杂质等;信号杂质如氯化物、硫酸盐等,一般无毒,但其含量的多少可反映药物纯度和生产工艺或生产过程中存在的问题。

二、杂质的制备

我国新药申报和审批过程中,按照相关要求对新原料药和新剂型中的杂质应进行研究,并对杂质和降解产物进行安全性评价,也可参考 ICH 的文件 Q3A(新原料药中的杂质)和 Q3B(新制剂中的杂质)进行研究。在药物的合成、纯化和贮存中实际存在的杂质和潜在的杂质,应采用有效的分离和分析方法进行制备和检测。对于表观含量在 0.1% 及其以上的杂质以及表观含量在 0.1% 以下的具强烈生物作用的杂质或毒性杂质,应进行定性或确证其结构。在药物稳定性试验中出现的降解产物,也应进行相应的研究。

杂质在药物中含量较低,利用直接测定法无法实现杂质的定性定量分析。因此,应对杂质进行分离以获取杂质的单一成分,从而实现对杂质的分析测定。对药物中的杂质进行杂质的分离纯化制备或合成制备,以供进行安全性和质量研究。药物中特殊杂质的制备通常有两种方法:分离纯化制备或合成制备。

（一）杂质对照品的分离纯化制备

为实现对杂质的定量及定性分析，需要获取高纯度单一成分的杂质，然而杂质在药物中含量较低，利用分析型液相色谱技术制备杂质需要消耗大量时间，利用制备型液相色谱法（LC）和制备型超临界流体色谱法（SFC）等方法可提高制备高纯度杂质的获取速度，加快杂质研究进程。

1. 制备型 LC 和制备型 SFC 经纯化的杂质可获得更高质量的图谱，但药物中杂质含量低的问题一直制约着杂质单体的获取速度。制备技术上，为了克服常规一维制备型 LC 和制备型 SFC 的缺点，而提出制备型的二维液相色谱法（Prep2D-LC）和二维 SFC，并得到越来越广泛的应用。新型的 Prep2D-LC，通过一维液相色谱对样品进行初步分离，并用质谱相对分子质量监控和中心切割的方式将目标物保存在样品环（sample loop）中，再利用在柱洗脱的方法将样品环中的样品转移至第二维液相色谱中，第二维液相色谱通过使用与第一维相同或者不同的流动相对样品进行进一步分离，同时使用质谱监控方法即可得到更高纯度的目标物。这种新方法不仅替代了一维制备型 LC，同时解决了传统 2D-LC 系统的高压以及峰展宽的问题。

2. 其他制备技术 逆流色谱法（counter-current chromatography，CCC）通过液 - 液萃取方式使杂质吸附达到最低，样品重现性能够达到 100%，而且有报道将制备型 LC 和 CCC 进行对比，结果表明 CCC 对溶解度低的样品的上样能力和高通量能力都优于制备型 LC。离心分配色谱法（centrifugal partition chromatography，CPC）利用流体静力分配方式实现对药物的纯化作用。为了实现快速制备与纯化，通过空气加压加速液固分离的快速色谱法（flash chromatography，FC）也是一种大量制备化合物的新方法。

（二）杂质对照品的合成制备

当样品中杂质的量较小，且杂质的分离纯化较困难时，可以设计适宜的合成路线，选择性地合成杂质对照品，通过比较供试品中未知杂质与合成杂质对照品的色谱与光谱特征，并利用一些分析技术与手段鉴别并确定合成杂质的结构。

三、特殊杂质结构的鉴定分析技术

药物中的微量特殊杂质，大都应用现代联用技术检测和分析解析，推测其可能的结构；并结合药物的合成工艺路线、化学反应机制等，分析杂质的引入环节，推定或确定它们的结构。

（一）质谱技术

1. 定量分析 质谱（MS）技术可作为紫外无响应杂质的一种替代定量手段，同时因其具有较高的检测灵敏度，能够对紫外单波长检测无法定量的痕量杂质准确测定。

2. 结构鉴定 对杂质单体进行结构鉴定耗时长，因此在药物的杂质谱分析中使用液质联用的方法可对杂质结构进行快速鉴定。该方法是以一级质谱确定的分子离子峰进行二级质谱碎裂分析。然而，质谱分辨率的不足常使母离子的 m/z 判断不准，从而造成杂质的元素组成不明确，同时二级碎片信息量不足也阻碍了对杂质结构的进一步解析。因此，高分辨质谱（HRMS）、多级质谱（MSn）和氢 / 氘（H/D）交换等技术以其各自的优点能够对杂质结构做出准确的解析。质谱分辨率的提高增加了相对分子质量信息的准确性并可准确预测元素组成，同时利用质谱内置软件或其他计算软件可计算出不同分子式得分高低，质谱分辨率提高也有区分不同同位素的功能，例如，相对分子质量为 500Da 左右的分子，只有分辨率达到 400 000 才能将质谱图中的 ^{34}S 和 ^{37}Cl 两种同位素峰分离开。傅里叶变换离子回旋共振质谱（FTICR-MS）一直引领着质谱的高分辨率领域，因而在新杂质准确分子质量的检测上有独特的优势。然而，FTICR-MS 的维护成本高和扫描速度慢等缺点限制了其在杂质定性中的应用。傅里叶转换仪器同时将磁场替换为电场的 Orbitrap 质谱结合了 FTICR-MS 高分辨率和飞行时间质谱（TOF-MS）高灵敏度的特点，已经越来越多应用于杂质的研究。例如，使用线性离子阱和 Orbitrap 质谱串联在负离子模式下对硫酸戊多糖进行 MS10 分析，得到了硫酸戊多糖的完整裂解途径，确定了其结构。作为一种对质谱改进的新技术，H/D 交换技术是利用 H 及其同位素 D 在原子质量上的差异实现对分子中活泼氢个数的测定。该质量差异不仅能用于母离子官能团的判定,同时在多级质谱中对比交换前后碎片离子峰质量差异可了解分子中含活泼氢官能团的裂解路径,以对杂质结构做出佐证。利用强制降解实验对药物中的降解产物进行研究时,强氧化等方法得到的降解产物常出现新的官能团,利用在线的 H/D 交换和多级质谱分析并通过与药物活性成分质谱图的对比能实现对含有活泼氢的新官能团类型以及位置的确定。

(二) 核磁共振技术

核磁共振(NMR)技术在杂质定性和定量应用中主要依赖于获得杂质单体,另外,在特殊杂质质量标准建立时对杂质对照品的标化可利用定量 NMR 技术进行。NMR 技术同时也是一种质量相关检测技术,使用 NMR 技术求算校正因子进而校正其他检测器,可实现对反应进程的监控。NMR 技术检测灵敏度依赖着探针的性能,为提高 NMR 技术检测灵敏度,有研究者发明了致冷探针,这种探针只需微克级别的化合物单体就能实现对化合物检测,这使 NMR 技术检测样品消耗量实现了由毫克向微克的飞跃。同时在线的液相核磁共振(LC-NMR)联用技术也能实现药物杂质的快速结构鉴定。

(三) 新型的分析技术

随着快速杂质分析以及结构鉴定准确性的需要,也有一些方法被用于杂质的结构鉴定,如药物杂质直接测定技术、以分子印迹法(MIP)建立同类杂质碎片数据库,以及单晶 X 线衍射技术等。

四、特殊杂质的检查方法

特殊杂质是指在药物生产、储存的过程中,根据其生产方法、工艺条件以及药物本身的理化性质可能引入的杂质。药物除检查一般杂质外,还需检查可能存在的特殊杂质。由于药物品种不同,所含的特殊杂质不同(与不同药物的生产、储存有关)。药物中特殊杂质的研究是药物质量控制的重要部分。检查方法也不同,一般按药物和杂质在理化性质上的差异进行特殊杂质的检查,常用的方法包括物理方法、化学方法、色谱法和光谱法等。

(一) 物理方法

1. 臭味 药物中如存在具有特殊气味的杂质,可由气味判断该杂质的存在。

2. 挥发性 药物具有挥发性,而杂质不易挥发。利用药物在室温或加热挥发后,遗留残渣于一定温度加热至恒重,可控制不挥发性杂质。

3. 颜色 药物自身无颜色,在生产中引入有色的相关物质或分解产物。采用检查供试品溶液颜色的方法,可以控制药物中有色杂质的量。

4. 溶解性 有的药物可溶于水、有机溶剂、酸或碱溶液中,而其杂质不溶;反之,杂质可溶而药物不溶。则可以根据溶液的澄清度进行检查。

5. 旋光性 药物有旋光性而杂质没有或杂质有旋光性而药物没有,则可以根据旋光度进行杂质检查。

(二) 化学方法

当药物中杂质与药物的化学性质相差较大时,可选择合适的试剂,使之与杂质发生化学反应,产生颜色、沉淀或气体,从而检查杂质的限量。

1. 显色反应检查法 当杂质与试剂产生颜色时,采用比色法控制杂质的限量,多为目视比色。

2. 沉淀反应检查法 当杂质与试剂产生沉淀时,采用比浊法控制杂质的限量,也可采用重量法测定杂质的含量。

3. 生成气体检查法 当杂质与试剂反应产生气体时,采用相应的气体检查法来控制杂质的限量。

4. 滴定法 滴定剂只与杂质反应,以一定浓度的滴定液滴定药物中的杂质,可以定量地测定杂质的含量。

(三) 色谱法

药物中的有机杂质,可能是已知的或未知的、挥发性的或不挥发性的,其结构和性质往往和药物相近。如果药物和杂质与某些试剂的反应相同或相似,或者它们的光谱特征相似,这时就难以采用化学方法和光谱法对杂质进行检查。由于色谱法可以利用药物与杂质的色谱性质的差异,能有效地将杂质与药物进行分离和检测,因而色谱法广泛应用于药物中杂质的检查。

1. 薄层色谱法 薄层色谱法(thin layer chromatography,TLC)是将适宜的固定相涂于玻璃板、塑料或铝基片上,成一均匀薄层,点样、展开后,根据比移值(R_f值)与适宜的对照物按同法所得色谱图的R_f值作对比,用以进行药品的鉴别、杂质检查或含量测定的方法。TLC 被许多国家的药典应用于药物中杂质的检查、药物分析等方面,且是目前药典中收载最多的鉴别与有关物质检查方法之一。常用方法有:杂质对照品法、供试品溶液自身稀释对照法、杂质对照品与供试品溶液自身稀释对照并用法,以及对照药物法。

(1)杂质对照品法:适用于已知杂质并能制备杂质对照品的情况。

根据杂质限量,取供试品溶液和一定浓度的杂质对照品溶液,分别点样于同一薄层板上,展开、斑点定位。供试品溶液除主斑点以外的其他斑点与相应的杂质对照品溶液或系列浓度杂质对照品溶液的相应主斑点进行比较,判断药物中杂质限量是否合格。

(2)供试品溶液自身稀释对照法:适用于杂质的结构不能确定,或无杂质对照品的情况。

将供试品溶液按限量要求稀释至一定浓度作为对照品溶液,与供试品溶液分别点加于同一薄层板上,展开、定位、检查。供试品溶液所显杂质斑点不得深于对照品溶液所显示斑点颜色。

(3)杂质对照品与供试品溶液自身稀释对照并用法:当药物中存在多个杂质时,若已知杂质有对照品,则采用杂质对照品法检查;共存的未知杂质或没有对照品的杂质,则可同时采用供试品溶液自身稀释对照法检查。

(4)对照药物法:当无适合的杂质对照品,尤其是供试品显示的杂质斑点颜色与主成分斑点颜色有差异,难以判断限量时,可用与供试品相同的药物作为对照品,此对照物中所含待检杂质需符合限量要求,且稳定性好。

2. 高效液相色谱法 高效液相色谱法(high performance liquid chromatography,HPLC)具有分离效能高、分析速度快、灵敏度高、选择性好和应用范围广等优点,可以准确地测定各组分的峰面积,在杂质检查中的应用日益增多。对于使用 HPLC 测定含量的药物,可采用同一色谱条件进行杂质检查。

采用 HPLC 检查杂质,2020 年版《中国药典》规定应按各品种项下要求,进行色谱系统适用性试验,以保证仪器系统达到杂质检查要求。检查杂质有四种方法:外标法(杂质对照品法)、加校正因子的主成分自身对照测定法、不加校正因子的主成分自身对照法和面积归一化法。

(1)外标法(杂质对照品法):适用于有杂质对照品,而且进样量能够精确控制的情况。配制杂质对照品溶液和供试品溶液,分别取一定量注入色谱仪,测定杂质对照品溶液和供试品溶液中杂质峰的响应,按外标法计算杂质的浓度。外标法定量比较准确,但它必须使用杂质对照品,而杂质对照品的供应相对来讲是比较困难的。

(2)加校正因子的主成分自身对照法:精密称取杂质对照品和待测成分对照品各适量,配制测定杂质校正因子的溶液,进样,记录色谱图,按内标法求出杂质相对于主成分的校正因子(f),见式 7-1。

$$f = A_s C_R / A_R C_s \qquad\qquad 式(7-1)$$

式中,A_s 为药物对照品的峰面积,C_R 为杂质对照品的浓度,A_R 为杂质对照品的峰面积,C_s 为药物对照品的浓度。

测定杂质含量时,按各品种项下规定的杂质限度,将供试品溶液稀释成和规定中限度相当的溶液作为对照品溶液,进样,调节仪器灵敏度,使对照品溶液的主成分峰高达满量程的 10%~25%。然后取供试品溶液和对照品溶液适量,分别进样,供试品溶液的记录时间除另外规定外,应为主成分色谱峰保留时间的 2 倍,测量供试品溶液色谱图上各杂质的峰面积,分别乘以相应的校正因子后与对照品溶液主成分的峰面积比较,依法计算各杂质含量,见式 7-2。

$$C_x = A_x f / A_s' / C_s' \qquad\qquad 式(7-2)$$

式中,A_x 为供试品溶液杂质的峰面积,A_s' 为对照品溶液药物主成分的峰面积,C_x 为杂质的浓度,C_s' 为对照品溶液中药物的浓度。

本法的优点是既省去了杂质对照品,而又考虑到了杂质与主成分响应因子的不同所引起的测定误差,准确度较好。缺点是在日常检验时,如果没有杂质对照品,杂质的定位必须采用相对保留时间,所以杂质相对于药物的相对保留时间也需一并载入各品种项下。

(3)不加校正因子的主成分自身对照法:适用于没有杂质对照品的情况。

将供试品溶液稀释成与杂质限量相当的溶液作为对照品溶液,调节检测灵敏度后,取供试品溶液和对照品溶液,分别进样,除另有规定外,供试品溶液的记录时间应为主成分色谱峰保留时间的 2 倍,测量供试品的溶液色谱中各杂质的峰面积,并与对照品溶液主成分的峰面积比较,计算杂质含量。

(4)面积归一化法:通常只适用于供试品中结构相似、相对含量较高且限度范围较宽的杂质含量的粗略检查。

取供试品溶液适量,注入液相色谱仪中,记录色谱图。测量各峰的面积和色谱图中除溶剂峰以外的总色谱峰面积,计算各杂质峰面积占总峰面积的百分率,应不得超过限量。

3. 气相色谱法　气相色谱法(gas chromatography,GC)用来测定药物中挥发性特殊杂质,特别是药物中的残留溶剂的检查。

各国药典均规定采用气相色谱法,除了有与 HPLC 相同的杂质检查方法外,还有"标准溶液加入法",将一定量的杂质对照品溶液精密加入到供试品溶液中,根据外标法或内标法测定杂质的含量,再扣除加入的对照品溶液含量,即得供试品溶液中杂质的含量。

4. 毛细管电泳　毛细管电泳(capillary electrophoresis,CE)可以用于酶类药物中酶类杂质的检查,检查方法与高效液相色谱法相同。

5. 纸色谱法　采用纸色谱法(paper chromatography,PC)检查盐酸苯乙双胍和抗病毒药丙帕锗中的残留原料无机锗。由于 PC 较 TLC 展开时间长,斑点扩散,不能用强酸等腐蚀性显色剂,方法也不及 TLC 简便,故在特殊杂质检查方面的应用不如 TLC 广泛。通常只用于检查大极性药物的特殊杂质,以及放射性药物注射液(或溶液)中的放射性化学杂质。

6. 超临界流体色谱法　超临界流体色谱法(supercritical fluid chromatography,SFC)以超临界流体作流动相进行分析的一种色谱技术。SFC 作为 GC 和 HPLC 的补充,可以将其分析范围扩大。与气体相比,超临界流体的溶解性更强;与有机溶剂相比,它的扩散系数更大,并且 SFC 的分析条件温和,可以用于热不稳定、极性大、挥发性小和不能衍生化的特殊杂质的分析。与 HPLC 相比,SFC 用于分离的时间短,样品前处理简单,并常常表现出高的选择性和分离效能。此外,SFE 可以使用 GC 和 HPLC 所用的检测器,并容易与质谱仪、傅里叶变换红外光谱仪和核磁共振仪等联用,使其应用越来越广泛。

7. 纸电泳　采用纸电泳(paper electrophoresis,PE)检查果糖二磷酸钠在生产与贮存过程中产生的 6-磷酸果糖及果糖等特殊杂质,分离效果好,可直观地反映特殊杂质的存在。

8. 联用技术　采用液质联用技术,对药品中杂质进行定性和定量分析,确定杂质的分子量,推测结构式,联用技术的应用将会越来越广泛。

(四)光谱法

光谱法(spectrometry)是基于物质与电磁辐射作用时,对由物质内部发生量子化的能级之间的跃迁而产生的发射、吸收或散射辐射的波长和强度进行分析的方法。分光光度法是光谱法的重要组成部分,是通过测定被测物质在特定波长处或一定波长范围内的吸光度或发光强度,对该物质进行定性和定量分析的方法。常用的技术包括紫外 - 可见分光光度法、红外分光光度法、荧光分光光度法和原子吸收分光光度法等。

光谱检查法是依据药物与药物产生的特殊杂质对光的选择吸收性质的差异进行的。由于药物和杂质的结构不同,因而对光吸收的性质往往有差异。

1. 紫外 - 可见分光光度法　紫外 - 可见分光光度法(ultraviolet and visible spectrophotometry,UV)是在 190~800nm 波长范围内测定物质的吸光度。当光穿过被测物质溶液时,物质对光的吸收程度随光的波长不同而变化。不同物质的吸收光谱具有与其结构相关的特征性。用于定量时,在最大吸收波长处测量一定浓度样品溶液的吸光度,并与一定浓度的对照品溶液的吸光度进行比较或采用吸收系数法求算出样品溶液的浓度。UV 用于如下特殊杂质检查。

(1)利用药物与药物产生的特殊杂质的紫外特征吸收的差异进行检查。当杂质在某一波长处有最大吸收,而药物在此波长下无吸收时,可以通过控制供试品溶液在此波长处的吸收度来控制杂质的量。也可以利用杂质与试剂发生呈色反应,在可见光区测定杂质的量。

(2)有的杂质紫外吸收光谱与药物的紫外吸收光谱重叠,但可以通过控制供试品溶液的吸收度比值来控制杂质的量。

(3)若药物在紫外区有明显吸收,而杂质吸收很弱或没有吸收,可以根据吸收度大小限制杂质的量。规定供试品吸收度的上下限幅度,可在一定程度上控制产品的纯度。

2. 原子吸收分光光度法　原子吸收分光光度法(atomic absorption spectrophotometry)的测量对象是呈原子状态的金属元素和部分非金属元素,是基于测量蒸气中原子对特征电磁辐射的吸收强度进行定量分析的一种分析方法。在杂质检查中,主要用于药物中金属杂质的检查,通过采用标准加入法控制金属杂质的限量。

3. 红外分光光度法　红外分光光度法(infrared spectrophotometry)是在 4 000~400cm^{-1} 波数范围内测定物质的吸收光谱,用于化合物检查的方法。除部分光学异构体及长链烷烃同系物外,几乎没有两个化合物具有相同的红外光谱,据此可以对化合物进行定性和结构分析;化合物对红外辐射的吸收程度与其浓度的关系符合朗伯 - 比尔定律,是红外分光光度法用于特殊杂质检查的依据。在杂质检查中主要用于药物中无效或低效晶型的检查。

4. 荧光检查法　物质荧光的产生是由在通常状况下处于基态的物质分子吸收激发光后变为激发态,处于激发态的分子不稳定,在返回基态的过程中将一部分能量又以光的形式放出,从而产生荧光。荧光检查法(fluorescence detection,FD)利用物质的激发和发射光谱,对物质进行分析。用于药物的特殊杂质监察时,药物无荧光,特殊杂质有荧光,可将供试品置紫外灯下检视,不得显明显的荧光。

5. 核磁共振波谱法　基于特定原子核在外磁场中吸收了与其裂分能级间能量差相对应的射频场能量而产生共振现象的分析方法。核磁共振波谱法(nuclear magnetic resonance spectroscopy)通过化学位移值、谱峰多重性、偶合常数值、谱峰相对强度和在各种二维谱及多维谱中呈现的相关峰,提供分子中原子的连接方式、空间的相对取向等定性的结构信息。核磁共振定量分析以结构分析为基础。

核磁共振波谱法在杂质定性和定量应用中主要依赖于获得的杂质单体。另外,在特殊杂质质量标准建立时对杂质对照品的标化可利用定量核磁共振波谱法进行。同时在线的液相 - 核磁共振(LC-NMR)联用技术也能实现药物杂质的快速结构鉴定。减少样品消耗量也是不断推动核磁共振波谱法的发展动力。

6. 质谱技术　质谱(mass spectrometry,MS)技术拥有高灵敏度和高分辨率等优点,近年来由于其具有卓越的定量和定性分析能力已得到了快速的发展。质谱技术可作为紫外无响应杂质的一种替代定量手段,同时因其具有较高的检测灵敏度,能够对紫外单波长检测无法定量的痕量杂质准确测定。但在对某些特殊杂质测定时,由于离子化能力弱仍需要通过衍生化或在流动相中加入碱金属离子等方法以获取质谱信息。对杂质单体进行结构鉴定耗时长,因此在药物的杂质谱分析中使用液质联用的方法可对杂质结构进行快速鉴定。

7. 旋光检查法　具有手性碳、手性轴等手性因素的物质能使光的振动面发生选择的性质叫作旋光性。具有旋光性的物质称为光学活性物质。旋光检查法(optical rotatory dispersion,ORD)通过测定旋光度来区别不同的药物,检查杂质的含量,利用的是供试品与其特殊杂质在比旋度上的差异。

特殊杂质是药物在生产、储存中引入的药物所特有的杂质。例如,阿司匹林生产、储存过程中引入的水杨酸等;硝苯地平具有光敏性,遇光易发化学歧化作用,降解为硝苯吡啶衍生物杂质,可对人体产生毒性,是硝苯地平制剂安全性的一项重要指标。因此,一致性评价中各个药品都需要针对自己的特性来进行杂质检查。

杂质研究策略：

（1）查询原研说明书，各国药典、TLC、LGC 等杂质网站等资料，初步确定品种杂质情况。

（2）测定至少 3 批原研制剂（尤其近有效期的批次）的杂质谱。

（3）测定 3 批规模化生产的仿制原料药与仿制制剂样品，并通过稳定性研究重点控制原料药和制剂过程中的降解杂质。

（4）根据原料药合成及制剂工艺，确定最后一个步骤可能引入终产品的杂质。

（5）异构体杂质，尤其对映异构体杂质应单独控制，而不应通过测定旋光度的形式控制。

（6）如果原料药结构中存在潜在基因毒性杂质及其警示结构，重点关注原料药的副产物及降解杂质，关注杂质的药理学、毒理学资料，并通过 LC-MS、GC-MS 确定限度。

（7）如果品种存在多晶型现象，还需重点关注晶型杂质，尤其稳定性差的晶型更应重点关注原料药及制剂中进行的稳定性及晶型的转变。

（8）根据以上研究结果，最终质量标准中无须制订有关物质检查项，同时制定杂质风险评估与控制策略。甚至可以采取更为大胆的做法，如果主成分规格很小（如滴眼液，单剂量在毫克级或微克级），杂质与残留溶剂均无须研究，只需在申报材料中阐明"经推算这些物质的每日最高摄入量均小于每日临床安全摄入限度"即可。

总之，一致性评价中的特殊杂质研究贯穿原料药工艺、制剂工艺和稳定性研究的各个阶段，应科学合理地进行研究。

五、新药研发中杂质的检查

杂质作为药品的一项关键质量属性，是贯穿于新药研发始终的一项重要研究内容。杂质谱分析是杂质研究工作的基础，通过全面的杂质谱分析，可指引药品制备工艺的开发和优化、质量控制策略的制定；可使杂质检查工作有的放矢，是建立合理可行检查方法的基础。

根据杂质的化学类别和特性，可分为：有机杂质、无机杂质、有机挥发性杂质。杂质谱分析是对药品中各种可能存在杂质的概貌掌握，可使杂质检查工作有的放矢，根据不同杂质的特性来针对性建立检查方法，有助于检查方法的建立和验证。

2002 年，ICH 将"杂质谱"概念引入药品研发过程。药品中的诸杂质的种类与含量总称为杂质谱。它不再仅仅关注某一或某些是否超过限度，而是从杂质的整体出发，找出杂质归属，在药物合成、纯化、工艺、储存、流通等各个环节全面控制药品质量。

从杂质谱的角度评价仿制药的质量一致性，先要从所选择的方法入手，根据各国药典、新药标准等质量标准，选择一种相对能全面考察各厂家杂质水平的方法。可以按照各国药典及中国国家药品监督管理局发布的国家药品标准进行实验，根据色谱峰中可检测的杂质峰的各个峰的分离度、塔板数、前处理方法的简便程度、安全性、空白辅料及溶剂是否对峰检测有干扰等，选择最佳检测方法对药物的杂质谱一致性进行考察。

审评工作中发现，申请人进行杂质谱分析时多存在两种极端的问题，一种极端是杂质分析过于简单，例如，工艺杂质仅关注合成原料和中间体；另一种极端是杂质分析过于繁杂，如将有机合成的各种理论上可能有的副反应杂质均简单罗列，但不做进一步的分析讨论、杂质检查。ICH Q3A 中明确要求：申请人应对原料药在合成、精制和储存过程中最可能（most likely）产生的那些实际存在的和潜在的杂质进行综合分析。因此，杂质谱分析的对象应是那些最可能产生的工艺杂质和降解产物，而不是工艺中使用的所有物料、试剂的简单罗列，也不是理论上所有可能副反应杂质的简单排列组合。合理的杂质谱分析应建立在对合成所涉及的化学反应、由原料引入的杂质及可能的降解产物进行科学合理评估的基础之上。不仅要关注实际检出的杂质，还需要对潜在杂质存在的可能性进行科学评估，以更有效地指导有关物质检查方法的筛选和建立。

1. 工艺杂质的分析 工艺杂质的分析应基于工艺开发过程中知识和数据的积累,对制备工艺以及所涉及化学反应机制要有深入的理解,要注意分析工艺中杂质的形成、去向(是否可随主成分一同进行后续的化学反应)及清除情况。对于工艺中使用的合成原料、中间体以及试剂、配位体、催化剂等等,相对比较简单,申请人基本都能关注到此类潜在工艺杂质的残留问题。

(1)原料引入的杂质:根据供应商提供的制备工艺,对外购起始原料可能引入的杂质进行全面的分析和检测,注意分析起始原料引入杂质在后续工艺步骤中的去向及清除情况,结合后续中间体中实测数据的积累,合理制定起始原料引入杂质的质控策略(源头控制、过程控制,或在终产品中继续关注)。建议重点关注那些可引入后续反应的潜在杂质,通常这类杂质的结构与主成分类似,可随主成分一同进行后续的化学反应,且理化性质也可能与主成分比较接近,后续工艺步骤对其清除能力相对其他杂质来说比较有限,在终产品中残留的可能性也较大,这类杂质也多见用于有关物质检查方法系统适用性的分离度规定。例如,EP 8.0 收载塞来昔布标准中的杂质 A 就是合成原料引入的苯环间位甲基异构体杂质随主成分一同进行后续反应而产生的工艺杂质,因其结构和性质与主成分非常接近,比较难以清除,不仅作为特定杂质规定限度 0.4%,还在系统适用性试验中规定主成分峰与杂质 A 峰的分离度不低于 1.8。

(2)副反应杂质:根据工艺开发过程中掌握的工艺认知、对所涉及化学反应机制的理解以及数据的积累,对各步骤可能产生的副反应杂质进行合理分析,并跟踪其在后续工艺步骤中的去向及清除情况,根据多批次跟踪数据的积累,合理制定各工艺副产物杂质的质控策略。同样,建议重点关注与主成分结构类似、可引入后续反应的副产物杂质。

2. 降解杂质的分析 可通过结构特征的分析以及试验的手段来研究潜在的降解途径降解产物,稳定性试验、强制降解试验是常用的试验手段。相对于稳定性试验,强制降解试验可在较短的时间内获得大量的有益信息,因此在早期研发阶段,强制降解试验是研究潜在降解途径和降解产物的一种有效手段。此外,它还可帮助建立专属性的有关物质检测方法,为制剂的处方、工艺、包材等开发工作提供有益信息。ICH Q1A 中说明强制降解试验的内容包括热、湿、氧化、光照、水解等;试验样品可采用固体、溶液 /混悬液的状态;对于试验条件,因不同产品的稳定性不同,指南中仅笼统地说明,强制降解通常是在比加速试验更剧烈的条件下进行,例如,高温试验条件一般是高于加速试验温度 10℃以上(如 50℃、60℃等)。在审评工作中经常看到申请人对试验条件缺乏必要的筛选考察,要么条件过于剧烈,产生大量无意义的次级降解;要么条件过于温和,未能体现应有的降解,无法达到强制降解试验的研究目的。建议根据原料药本身的物理化学稳定性筛选考察合适的强制降解试验条件,通常主成分降解 10% 左右即可(也有研究者推荐主成分降解 5%~20%)。对于比较稳定的药物,也没有必要采用过于剧烈的试验条件使其必须达到某种程度的降解。

3. 其他 《中国药典》及其他文献也是杂质谱分析的重要参考,可参考《中国药典》及其他文献中报道的同品种或相同结构类型药物的杂质信息。但需要注意的是,由于合成路线可能不同,不建议简单套用文献报道的工艺杂质,需要结合自拟的合成工艺分析是否可能产生与文献报道一致的杂质。例如,因合成工艺不同,USP 43、EP 10 的左乙拉西坦原料药标准中收载了不同的特定工艺杂质,(S)-2- 氨基丁酰胺盐酸盐(USP 杂质 B)和(S)-N-(1- 氨基 -1- 氧代丁 -2- 基)-4- 氯丁酰胺(USP 杂质 A)是 USP 收载的特有杂质,(2Z)-2-(2- 氧代吡咯烷 -1- 基)丁 -2- 烯酰胺(EP 杂质 B)是 EP 收载的特有杂质,分别产生于不同的合成路线;毒性杂质 2- 羟基吡啶(EP 杂质 C)虽然在 USP 43、EP 10 中均有收载,也建议结合实际制备工艺(是否使用该合成试剂)考虑是否需要作为特定杂质进行研究。

杂质研究是贯穿于药品研发始终的一项重要内容,杂质谱分析是杂质研究工作的基础,基于杂质谱分析的杂质控制是"质量源于设计"的基本理念在杂质研究与控制中的一种具体实践。从杂质谱分析入手确立科学的杂质研究思路。

但是一些仿制药的质量无法与原研药相匹配。常见的不同在于仿制药含有新的杂质或杂质的含量高于原研药。这些杂质可能导致生物利用度的降低或改变,也有可能影响药品的安全性。因此,杂质作为药物的一项关键质量属性,是研发工作的一项重要研究内容。

仿制药是与原研药在计量、安全性和有效性、质量、作用以及适应证上相同的仿制品。一致性评价是指对已经批准上市的仿制药,按与原研药质量和疗效一致的要求,分期分批进行质量一致性评价,即仿制药需在质量与疗效上达到与原研药一致的水平。高质量的仿制药应做到"生物等同,临床等同,安全等同"。若能控制原料药或制剂中的杂质含量,做到仿制药中各组分与原研药相同,便能一定程度上保障仿制药与原研药在安全性上一致,也为生物等同、临床等同提供基础。药品在临床使用中产生的不良反应除了与药品本身的药理活性有关外,有时与药品中存在的杂质也有很大关系。例如,青霉素等抗生素中的多聚物等高分子杂质是引起过敏的主要原因。

六、基因毒性杂质的检查

基因毒性杂质(genotoxic impurity,GTI)是指那些在体内外试验中,能够对 DNA 具有直接或间接破坏性,产生基因突变或体内诱变,而具有致癌可能或者倾向的杂质。基因毒性也称为遗传毒性。潜在遗传毒性杂质(potential genotoxic impurity,PGI)被定义为从结构上看类似基因毒性杂质,有警示性,但未经实验证明的化合物。基因毒性杂质特点是在浓度很低时即可造成人体遗传物质的损伤,具有致突变性和致癌性,在用药过程中严重威胁到人类的健康。其对 DNA 的损害作用包括染色体断裂、DNA 重组及复制过程中共价键的插入和修饰,也包括在细胞水平上产生基因毒性物质而产生的突变。

基因毒性杂质主要来源于原料药合成过程中的起始物料、中间体、试剂和反应副产物。此外,药物在合成、储存或者制剂过程中也可能会降解产生基因毒性杂质。

1. 烷基卤化物　烷基卤化物一般来源于残留试剂或在盐酸和醇等溶剂中产生。它能够直接与 DNA 等生物大分子发生烷基化反应,是基因毒性杂质中最常见的一类。在检测这类杂质时,首先要确定其是否具有挥发性,然后根据杂质分子的结构特点,选择最佳的分析方法进行样品供试溶液的制备与检测。

2. 双烷基硫酸酯　在制药行业中最常用的双烷基硫酸酯是硫酸二甲酯(DMS)。DMS 作为一种有效的甲基化试剂,在烷基化反应中与烷基卤化物相比有着更高的反应速率和更低的副产物产出。DMS 属于高毒类有机溶剂,对局部黏膜有强烈的刺激和腐蚀作用。急性 DMS 中毒后可引起染色体畸变,产生致畸致癌作用,是潜在的基因毒性杂质。

3. 环氧化合物　环氧化合物具有较大的环张力和很高的反应活性,易与水、醇、胺、卤代化合物、芳香化合物等多种试剂发生反应而开环,是药物合成的重要中间体。环氧化合物可以与 DNA 发生亲核反应,从而导致 DNA 发生突变,是潜在基因毒性杂质。

4. 肼类化合物　肼类化合物作为具有较强亲核力的还原剂,已被用作几种不同类型的药物生产中的合成试剂。肼类化合物还是绿色还原剂,反应生成的副产物只有氮气和水。肼类及其衍生物可以形成碳正离子、碳中心自由基和氧中心自由基等高活性的中间体,导致 DNA 发生烷基化或者其他损伤,是已知的基因毒性杂质。

5. 四甲基哌啶氧化物　2,2,6,6- 四甲基哌啶 -N- 氧自由基(TEMPO)是可以稳定存在的 N- 氧自由基,可以经过单电子氧化过程转化为氮鎓基阳离子,常用作自由基俘获剂、自由基反应抑制剂和阻聚剂,在化学和生物化学相关行业中广泛使用。TEMPO 目前没有明确的致突变性的证据,是潜在的基因毒性杂质。

6. 芳香胺　芳香胺类化合物是医药行业中常用的化工原料,其分子结构中芳香烃的苯环与氨基的氮原子相连接,分子比较活跃,经代谢活化生成稳定的氮正离子(ArN^+H)。此离子能与 DNA 结合,具有致癌性和致突变性,因此具有更易形成氮正离子结构的芳香胺的毒性更强。

7. 硼酸　硼酸和硼酸酯由于其温和的路易斯酸性及良好的稳定性,被广泛应用于制药工业中。虽然目前没有直接证据表明硼酸能够与 DNA 发生反应,但是在 13 种硼酸和硼酸酯衍生物中检测到 12 种物质具有致突变性。随着制药行业对硼酸及衍生物潜在遗传毒性认识的提高,数家制药公司检测了

17 种硼酸衍生物,发现其中 14 种物质具有致突变性。硼酸衍生结构的致突变阳性率(82.4%)超过了烷基化试剂(57.7%)和芳香胺(37.0%),硼酸作为警示结构的潜在基因毒性值得深入探索。

（杨春娟）

第二节 手 性 拆 分

临床应用的手性药物中,除天然和半合成药物外,人工合成的手性药物仍多以外消旋体为主。而近年来随着药学及临床研究工作的深入,已证明药物对映体具有不同的药动学和药效学行为,如 DL-（±）合霉素的疗效仅为 D-（−）氯霉素的一半;普萘洛尔 L- 异构体的药物活性比 D- 异构体大 100 倍;（−）美沙酮是强止痛剂,而（+）美沙酮无效。另外,药物对映体的毒性也存在很大差别,如沙利度胺对映体对小鼠的镇静作用相近,但仅 S-（−）异构体及其代谢物具有胚胎毒和致畸作用;S-（+）氯胺酮镇痛作用较 R-（−）异构体强 3~4 倍,而毒副作用明显与后者有关。由此可见,建立和发展快速而灵敏的分离(或拆分)和测定手性药物的方法,对某些手性药物进行对映体的纯度检查,对生物液体中手性药物的分离分析研究,对手性药物中单个对映体效价、毒性、不良反应及药动学性质的评价,对手性药物对映体的制备分离(或拆分)等工作是十分重要和必要的。

一、结晶法在手性拆分中的应用

传统的机械拆分法利用外消旋体中对映体结晶形态的差异,用肉眼或放大镜辨认把两种结晶体挑拣分开,方法过于烦琐。而结晶法将机械分离法进行改进,用结晶的方式进行外消旋体的分离,是手性化合物拆分中较经济常用的方法。

经典的晶种结晶法是在热外消旋体混合物的饱和溶液中,加入适量的某一对映体的晶种进行诱晶,适当冷却后这一对映体由于过饱和从外消旋混合物中析出,过滤后溶液中就含有过量的另一对映体,升高温度后加入外消旋体,冷却时另一对映体则优先沉淀出来。通过这种方法,只有加入少量左旋体(或右旋体)就可交替将外消旋体分为左旋体和右旋体。合霉素即可运用直接结晶法进行拆分。

但直接结晶的拆分方法仅适用于外消旋体混合物,其应用概率不到 10%。而 90% 的外消旋体为不生成外消旋混合物的外消旋化合物,可通过与非手性的酸或碱成盐扩大直接结晶拆分的应用范围,使部分外消旋化合物转变为外消旋混合物。也可采用与另一手性化合物(即拆分剂)形成非对映异构体混合化合物的方法,利用非对映异构体盐溶解度和结晶速率的差异,通过结晶法进行分离,最后脱去拆分剂得到单一构型的异构体,最常见的拆分剂是手性酸或手性碱。乳酸即可运用非对映异构体法进行拆分。

近年出现了组合拆分、复合拆分、包合拆分和包结拆分等新技术,是对非对映异构体拆分的有效补充。

（一）组合拆分

组合拆分是指采用结构类型相同的 2~3 个手性化合物构成的拆分剂家族代替单一拆分剂进行外消旋化合物拆分的新方法。拆分剂家族一般是将常用的手性拆分剂包括 α- 甲基苄胺、α- 氨基苯乙醇、酒石酸、扁桃酸等,进行结构修饰而形成的一组衍生物。在拆分剂家族中,每个化合物之间要具有非常强的结构类似性和立体化学均一性。这种方法与经典的手性拆分方法相比具有结晶速度快、收率高、纯度好等优点。

实际操作过程是将拆分剂家族和被拆分的外消旋化合物以物质的量比 1:1 的比例溶在某一种溶剂中,进行结晶拆分。与单一拆分剂相比,拆分剂家族以高选择性和高收率与外消旋体快速地形成非对映体的结晶。如以（S,S）- 酒石酸衍生物构成的拆分剂家族对 3-（1,4- 亚乙基哌啶基）- 苯甲酸酯和3,4- 二苯基四氢吡咯进行拆分:将此拆分剂家族与等物质的量的 3-（1,4- 亚乙基哌啶基）- 苯甲酸酯和 3,4- 二苯基四氢吡咯分别溶在 2- 丁酮、甲醇中,析出的结晶用 2.78mol/L 氢氧化钠溶液处理,得到左旋的游离胺。利用(S,S)-酒石酸及其衍生物构成的拆分剂家族,可成功地拆分 β₂ 受体激动剂沙丁胺醇和特布他林。

(二)复合拆分

如果外消旋化合物结构中无酸性或碱性官能团时,那么结晶法拆分的应用将受到限制,复合拆分便是一个补充。复合拆分适用于含有 π 电子的烯烃、芳香族化合物,以及富有孤对电子的有机硫、有机磷类化合物的拆分,在拆分过程中,烯烃或芳香族化合物与具有 π 电子的拆分剂通过 π-π 键形成电子转移复合物,或与手性有机金属配合物形成配合物,它们具有非对映异构体的特点而易于被分离。有机硫、有机磷类化合物的孤对电子能与 Lewis 酸性或 Lewis 碱性拆分剂中含有的空电子轨道结合形成复合物而被分离。在复合拆分中,多用有机过渡金属配合物作为拆分剂,如使用金属铂化合物对 2-乙烯基四氢吡喃进行拆分。

(三)包合拆分

包合拆分是利用拆分剂分子的空穴与构成外消旋化合物的两种对映异构体之间形成氢键或范德华力能力的不同,对其中一个异构体优先包合,再通过结晶法将两种异构体分离。包合物的形成主要有洞穴包合物和笼状包合物两种方式。在洞穴包合物中,被拆分化合物分子全部或部分地被拆分剂分子中的手性洞穴包合,而在笼状包合物中,被拆分化合物分子被数个拆分剂分子包合形成笼状或隧道的形状。与经典的结晶法拆分相比,包合拆分更有效、更简单。

(四)包结拆分

包结拆分是利用拆分剂分子选择性地与外消旋化合物中的一个异构体通过氢键、范德华力等弱的分子间作用力形成稳定的超分子配合物,即包结配合物而析出,达到手性拆分的目的。在包结拆分中,双羟基化合物联萘二酚是常用的拆分剂,这个化合物体积较大,而且它们之间可以形成氢键,这样使得客体分子能被容纳在两个双羟基化合物之间,进而形成网状结晶形式。例如,抗溃疡药兰索拉唑的拆分,将外消旋的兰索拉唑与(S)-(–)-联萘二酚溶解在苯-正己烷(体积比 2∶1)混合溶剂中,经处理后得到白色的(S)-(–)-联苯二酚和(S)-(–)-兰索拉唑的包结络合物。

二、膜技术在手性拆分中的应用

膜拆分的本质是实现对两种对映异构体的选择性转运,依据其转运方式可分为手性液膜拆分和手性固膜拆分。

(一)手性液膜拆分

手性液膜拆分的机制是将具有手性识别功能的物质溶解在一定溶剂中制成有机相液膜,以膜两侧浓度差为动力,外消旋体有选择地从高浓相向低浓相迁移,由于液膜对两种异构体的选择性差异使两者迁移速率不同,即迁移较快的一种异构体在低浓相中得到富集,从而达到手性分离的目的。

1. 支撑液膜 在支撑液膜(supporting liquid membrane,SLM)中,具有手性选择能力的载体溶解于一定的液体溶剂之中,通过与某个对映异构体特异性结合,将其从上相运输到下相,从而实现手性分离。支撑液膜作为一种萃取方法,最突出的优点是只需少量手性选择剂。通常用于手性拆分的支撑液膜是将膜液(溶剂和手性选择剂)通过毛细管吸附在多孔固体膜(液体的支撑膜)的孔道中,这种液膜也可称为浸渍式液膜。例如,采用奎宁/奎纳啶为载体制备了可持续的 SLM,对 N-保护氨基酸衍生物外消旋体进行拆分,连续 5 次分离两种物质的纯度都能达到 99%。

2. 乳化液膜 乳化液膜(emulsion liquid membrane,ELM)又称液体表面活性剂膜,实质上是一种复乳。内相和外相是相溶的,而它们与膜互不相溶。膜相通常含有表面活性剂、萃取剂(载体)、溶剂与其他添加剂以控制液膜的稳定性、渗透性和选择性。乳化液膜萃取的优点除了类似于大多数液膜过程的传输速度快、对极性溶剂容量大之外,由于表面活性剂的稳定效应,受表面活性介质破坏的影响较小,因此乳化液膜比支撑液膜过程更稳定。

3. 厚体液膜 在厚体液膜(bulk liquid membrane,BLM)中,一层相对较厚的不混溶的流体将料液相与接收相分开。膜相不需要支撑,仅借助不可混溶性与其他相分开。

(二) 手性固膜拆分

手性固膜拆分则利用膜内外自身的手性位点对两种异构体亲和力的差异,在压力差、浓度差或电势差等推动力下造成两种异构体的选择性通过,进而实现拆分的目的。根据手性拆分的要求,所用的拆分膜应具有较高的对映体选择性、较大的膜通量,且选择性及通量应稳定。包括具有手性选择性并能自身支撑的高聚物固膜;由不能自身支撑而具有手性选择性的高聚物和非选择性支撑层组成的非对称复合固膜;采用接枝或浸渍等方法将手性选择剂固定在多孔基材上的手性固膜;将环糊精等手性选择剂混合溶解于制膜液而制成的无孔高分子手性膜;采用分子印迹技术制备的具有手性识别功能的高分子膜。

三、生物法在手性拆分中的应用

微生物酶拆分法是手性药物拆分的另一种有效方法。酶具有高度立体专一性,在一定条件下,某些微生物酶只能催化外消旋体中的一个对映体,发生反应而成为不同的化合物,从而分离两个对映体,酶催化反应条件温和,操作简便又不污染环境,单一对映体得率几乎可以达到100%。

D- 苯基甘氨酸是制备抗菌药物的中药中间体,由化学合成法制备得到外消旋体,利用氨肽酶进行拆分:先把外消旋体苯基甘氨酸用醋酐乙酰化,然后用氨肽酶水解,只有 L-*N*- 乙酰化苯基甘氨酸被水解为 L- 苯基甘氨酸,D- 构型的酰胺不变,经分离后,将 D-*N*- 乙酰化苯基甘氨酸在酸性条件下水解得到 D- 苯基甘氨酸,L- 苯基甘氨酸经外消旋化循环使用。至今绝大多数氨基酸都可用生物酶法拆分得到旋光纯的对映体。Battistel 等利用吸附于载体 Amberlite XAD-7 上的脂肪酶(CCL)对萘普生的乙氧基乙酯进行水解拆分可得光学纯的(*S*)- 萘普生。

四、色谱法在手性拆分中的应用

(一) 薄层色谱法

薄层色谱法(TLC)拆分法可分为手性试剂衍生化法(CDR)、手性流动相添加剂法(CMPA)和手性固定相法(CSP)。目前,可用于 TLC 拆分的 CMPA 主要有添加手性离子对试剂、添加环糊精及其衍生物于展开系统,如以含有 *R*-(−)- 樟脑酸铵的 CH_2Cl_2-CH_3OH(75:25)为展开剂拆分了 8 种含苯基 -*α*- 氨基醇类药物;可用于 TLC 拆分的 CSP 有环糊精、纤维素及其衍生物、手性氨基酸金属配体交换及手性试剂浸渍性固定相;采用微晶三乙酰纤维素薄层板拆分了氟比洛芬、非诺洛芬及卡洛芬。

利用 *β*-CD/ 硅胶手性固定相对手性药物对映体氯喹、尼莫地平、氧氟沙星、异丙嗪、多巴酚丁胺、卡维地洛、华法林和苯海索进行分离,优化展开系统,用适当比例的乙腈 -1% TEAA、己烷 - 异丙醇、乙腈 - 甲醇 - 乙酸 - 三乙胺、甲醇 -1% TEAA 及乙腈 -1% TEAA- 三乙胺展开,系统分离了 8 种临床常用的手性药物对映体,取得良好的分离效果,对映异构体之间的相对比移值达 1.53 以上。

手性药物的 TLC 拆分法具有操作简便、设备简单、分离效率高、分析速度快、色谱参数易调整等特点,在对映体的分离中具有实用意义,但由于其灵敏度不高,故目前主要用于定性分析手性药物。

(二) 高效液相色谱法

高效液相色谱法(HPLC)拆分手性药物对映体可分为直接法和间接法。对映体混合物以手性试剂做柱前衍生形成一对非对映异构体,后以常规或手性固定相分离,成为间接法,又称手性衍生化试剂法(CDR)。而直接法使用手性流动相法(CMP)或手性固定相法(CSP)直接进行拆分。CDR 是将不对称中心引入分子内,而 CMP 和 CSP 则是将不对称中心引入分子间。

1. 手性衍生化试剂法(CDR) 是将药物对映体经手性试剂衍生,生成非对映异构体后,再进行色谱分离测定。该方法的优点是分离效果好、分离条件简便,一般的非手性柱即可满足要求;缺点是操作比较麻烦,易消旋化且需要高纯度的衍生化试剂。

采用乙酰葡萄糖异硫氢酸酯(GITC)手性试剂衍生化进行 HPLC 拆分 *β*- 氨基醇类药物对映体。四种 *β*- 氨基醇类药物对映体,包括三种 *β*- 受体拮抗剂氧烯洛尔(oxprenolol)、噻吗洛尔(timolol)、普罗帕酮(propafenone),以及拟肾上腺素类药物去氧肾上腺素(phenylephrine)。对于各种类型的样品的衍生化条件和色谱条件进行了系统研究。以胺盐形式存在的β-氨基醇类药物可直接进行衍生化,这对于肾上腺素类药物的拆分很有意义。采用普通的反相色谱系统、微量的试剂,为β-氨基醇类药物对映体的拆分和测定提供了一个有力工具。

2. **手性流动相法(CMP)**　是向流动相中加入手性试剂,它与溶质常以氢键、离子键或金属离子的配位键生成非对映体缔合物,从而以常规 HPLC 固定相分离。按分离机制,主要分为以下几种:①手性配合交换;②蛋白质复合物;③手性离子对;④手性包含复合;⑤手性诱导吸附。

3. **手性固定相法(CSP)**　是由载体键合高光学纯度的手性异构体制作而成。在拆分中 CSP 直接与对映体相互作用,而其中一个生成具有不稳定的短暂的对映体复合物,造成在色谱柱内保留时间不同,从而达到分离的目的。目前主要有:Pirkle 固定相,环糊精(CD)类固定相,纤维素及多糖衍生物手性固定相,蛋白质键合固定相,冠醚类固定相等。CSP 使用方便,一般不需要高光学纯的衍生化试剂,制备分离简便,但通用性差,样品有时须柱前衍生化。

(三)气相色谱法

气相色谱法(GC)是一种较早用于分离手性药物的色谱方法,通过选择适当的吸附剂作固定相(通常是手性固定相),使之选择性地吸附外消旋体中的一种异构体,从而达到快速分离手性药物的目的。GC 手性固定相按照拆分机制可分为三类:①基于氢键作用的手性固定相,主要是氨基酸衍生物固定相;②基于配位作用的手性金属配合物固定相;③基于包合作用的环糊精衍生物固定相,这类固定相在 GC 手性分离研究中发展最快、选择性高,且应用广泛。研究表明,手性固定相与异构体之间的作用有氢键作用、偶极结合作用和三点作用。手性固定相 GC 法分析手性药物的步骤为:①合成手性试剂;②制柱;③样品衍生化;④设定恰当的色谱条件。对 GC 的手性药物分析影响最大的因素:①手性固定相的选择,将决定手性药物能否被拆分;②样品的衍生化方法,将导致不同的拆分结果;③影响 GC 的共同因素——色谱条件的选择。GC 分离手性药物最大的特点是简单快速、灵敏、重复性和精度高,对于可挥发的热稳定手性分子,可表现出明显优势;但同样也存在着一些固有的局限性,如要求被分离的样品具有一定的挥发性和热稳定性,要实现制备比较困难。

(四)毛细管电泳

毛细管电泳(CE)为拆分极性大、热稳定性差和挥发性的手性药物提供了经济有效的手段;且由于它具有高效、高分辨率、分离速度快、仅需微量试样、仪器操作简单、操作模式多等特点,在手性药物分离中具有诸多优势而被广泛应用于药物、生物、临床医学等领域。CE 共有 6 种不同的分离模式:毛细管区带电泳(capillary zone electrophoresis,CZE)、毛细管凝胶电泳(capillary gel electrophoresis,CGE)、毛细管等速电泳(capillary isotachophoresis,CITP)、毛细管等电聚焦(capillary isoelectric focusing,CIEF)、毛细管电色谱法(capillary electrochromatography,CEC)和非水毛细管电泳(nonaqueous capillary electrophoresis,NACE)。除 CIEF 外,其他 5 种分离模式均已被成功应用于手性药物对映体的拆分。CE 拆分手性药物的影响因素包括手性选择剂的种类和浓度、背景电解质的组成(离子强度、离子类型和浓度、pH、有机溶剂等)、背景电解质的聚合添加剂,以及使用的电压和毛细管温度等。随着 CE 分离机制的不断探索、分离模式技术的发展及柱制备技术的不断完善,CE 在手性药物的拆分、鉴别及定量分析方法研究等方面将具有广阔的应用前景。

(五)超临界流体色谱法

根据手性选择剂种类不同,超临界流体色谱法(SFC)分离方式主要包括:氨基酸和酰胺类手性固定相、Prikle 型手性固定相、环糊精型键合固定相、多糖型的手性固定相,以及其他手性固定相如聚甲基异丁烯酯等。目前 SFC 正处于飞速发展阶段,各种参数(如温度、压力、流动相的组成和密度等)对分离度的影响机制并未完全清楚,人们可借鉴 HPLC、GC、CE 手性分离的经验,研制出各种类型的适合 SFC 分析的手性固定相以满足多种药物的手性分离。在手性分离方面,SFC 与 HPLC、GC 等相互补充,且具有其独特的优越性:①超临界流体的黏度接近气体,过程阻力较小,可采用细长色谱柱以增加柱效;②超临界流体的密度与液体相似,因此具有强的溶解能力,适用于分离难挥发和热稳定性差的物质,这是 GC 所不能及的;③ SFC 具有类似 HPLC 梯度淋洗的特点。SFC 在手性药物的分离应用中,具有简单快速、高效、操作条件易于变换等特点,可有效弥补 HPLC 和 GC 在拆分手性药物方面的不足。

五、功能性材料在手性拆分中的应用

(一)离子液体

离子液体(ionic liquid,IL)用于手性拆分越来越引起分析化学者的兴趣。离子液体是一种在室温或接近室温下呈现液态的、完全由阴阳离子组成的盐。通常情况下,阴离子可以是多原子或者无机阴离子,如 BF_4^-、PF_6^-、NTF_2^- 等。阳离子通常是有机阳离子,如咪唑类、季膦盐类、季铵盐类。离子液体作为新型的离子型化合物,由于具有其特殊的理化性质,具有挥发性低、液态范围宽、溶解性能好、可设计性优良等优势,在分离分析领域逐渐引起人们的重视,离子液体在分析化学方面的应用越来越多。尤其是离子液体作为 HPLC 流动相添加剂改善分离,或在 CE 中作为电解质添加剂用于手性药物拆分。目前研究最多的是以咪唑为阳离子基团的咪唑类离子液体。作为一种 HPLC 的添加剂,咪唑类离子液体显示出其在分离碱性化合物中的优势。

(二)纳米材料

纳米材料(nanometer material)现已广泛应用于生物、医药等领域,将其作为涂层固定相用于毛细管电色谱法中,能够在一定程度上解决传统开口毛细管电色谱法的相比低、柱容量小的问题。纳米材料还可以通过表面功能化而引入手性中心得到手性功能化纳米材料,提供额外的手性识别能力。

1. 金纳米材料(gold nanoparticle,GNP)　具有较好的稳定性、较大的比表面积、较强的吸附性及表面易修饰等优点。其合成方法简单,易与含有巯基(—SH)或氨基(—NH$_2$)的化合物以化学键形式结合形成功能化纳米材料,因此可以作为理想的载体用于手性色谱分离领域。例如,采用二烯丙基二甲基氯化铵(PDDA)与手性 GNP 的静电相互作用,将手性 GNP 作为手性涂层吸附在毛细管内壁上,可以拆分佐匹克隆的 3 种消旋体药物。手性 GNP 涂层柱具有较好的稳定性和重复性。

2. 聚合物纳米材料(polymer nanoparticle)　是指至少一维尺寸在 100nm 以内的聚合物,包括球状、线状、管状等各种形态,具有高的比表面积、稳定的形态结构、良好的加工性能,并易于通过化学或物理的方法进行改性。例如,在 N,N- 亚甲基双丙烯酰胺的交联作用下,使甲基丙烯酰胺与甲基丙烯酸缩水甘油醚修饰的壳聚糖纳米粒子发生共聚,从而使得到的纳米粒子键合到毛细管内壁上,该涂层柱可以很好地拆分儿茶酚和色氨酸的对应异构体。

3. 金属 - 有机骨架纳米材料(metaorganic framework nanomaterial,MOF)　是近年来引起广泛关注的一种新型功能材料。在固相催化、气体存储、医学成像、药物传输等众多领域表现出非凡的应用价值。手性金属 - 有机骨架材料作为金属 - 有机骨架材料发展的一个重要部分,凭借其手性配体引起的手性螺旋形纳米级孔道结构以及中心金属离子不饱和、配体本身官能团、合成后修饰等因素产生的多作用位点,在手性分离领域备受人们的关注。合成的手性 MOF $[Zn_2(D\text{-}Cam)_2(4,4'\text{-}bpy)]_n$,采用涂敷方法将该 MOF 用作毛细管电泳手性固定相。将所制备的手性开口柱可以用于二氢黄酮和吡喹酮外消旋体的分离,且该色谱柱具有较好的稳定性和重复性。手性功能化纳米材料作为涂层用于毛细管电色谱手性拆分中,能够在一定程度上解决传统开口毛细管电色谱法的相比低、柱容量小的问题,并提供额外的手性识别能力。利用纳米材料易修饰的特点开发新型手性功能化纳米材料作为固定相,可以提供更为广阔的色谱选择性。但是,手性功能化纳米材料作为涂层固定相用于手性分离起步较晚,可用的种类有限,新型手性功能化纳米材料的开发是研究的关键。

（杨春娟）

第三节　中药配方颗粒与经典名方质量评价

一、中药质量评价概述

（一）中药质量评价方法

中药质量标准是保证中药质量安全稳定的准绳，是中药生产和使用部门应该共同遵循的法规，对保障中药用药安全起着重要作用。建立中药质量控制体系必须立足于中药化学成分的多样性和复杂性，中药的质量控制方法只有对其组成成分进行全面控制，才能真正达到控制中药质量的目的。回顾中药质量控制的发展历程，在不同阶段有不同的中药质量控制方法。

传统的中药质量评价方法主要是对中药材的质量评价，是根据性状来判断其质量优劣的，也称"辨状论质"，即根据药材的外形、色泽、气味、质地和断面特征对药材质量进行评价，或将其与伪品和混淆品进行区别。例如，黄连（味连）的根茎呈鸡爪状，色黄；木香以身干、香气特异而浓者为佳；甘草以味甜者为好；山药以质坚实、粉性足、色白者为佳。中药材的"辨状论质"是经过长期实践对中药真伪优劣鉴别的传统总结，已成为中医药文化的重要组成部分。但是由于中药的复杂性和多样性，仅靠传统的感官经验鉴别难以反映中药的内在质量。随着时代的发展，科技的进步，人们逐渐将现代科技手段应用到中药质量评价中，力求采用更为合理的方法对中药进行质量控制。

现代质量评价方法主要包括显微鉴别、理化鉴别、薄层鉴别，重金属、农药残留检查和含量测定。目前最常用的色谱法包括薄层色谱法、气相色谱法、高效液相色谱法、毛细管电泳法、色谱联用法等。

（二）中药质量评价指标选择

在中药成分尚不完全明确的前提下，要建立中药所有成分的含量测定方法并不现实。由于中药作用机制和有效成分研究的滞后，使多数中药质量标准中的控制成分不具有代表性。目前中药质量控制指标主要有以下几种：

1. 对提取物总量控制。对中药材或中药制剂来说，当主要化学成分不清楚，或无法确定主要活性成分时，采用对粗提物，如水提物、醇提物的控制间接反映其质量，常用的有重量法。但本方法的不足在于无法明确地考察实际有效物质，必须与定性分析相结合，否则无法说明所检测的物质是否为想要控制的物质，难以解决真伪问题。

2. 对主要组分的总量控制。当明确了解药材或制剂中某一类成分是活性组分或主要化学组分时，可考虑对该类组分进行总量控制以反映其质量，如测定总黄酮、总皂苷、总生物碱、挥发油等，常用的有容量法、分光光度法等。

3. 对主要活性成分的控制。当检测样品有明确的主要活性成分时，对其进行含量控制能直接并较为有效地反映该产品的质量，有时虽然该样品中的有效物质不明确，但主要化学物质清楚，也可通过对主要化学物质含量的控制来反映样品的质量。本方法是目前中药质量控制常用的方法，其优点在于指标明确、分析数据精确可靠。缺点在于有时不能全面地反映中药综合作用的特点。本法常用的分析方法有分光光度法、薄层扫描法、气相色谱法和高效液相色谱法等。

目前，中药质量控制指标的选择趋势是由间接向直接，由单一指标成分向多指标整体分析方向发展。建立多角度、多层次综合质量评价体系将为更全面评价中药质量提供保障。

（三）中药检验工作基本程序

中药检验工作基本程序包括：取样、供试品的制备、检验和书写检验报告。

1. 取样　药品检验的首项工作是取样，即要从大量的样品中取出能代表样本整体质量的少量样品进行分析，因此取样时要考虑取样的科学性、真实性和代表性。取样的基本原则是均匀、合理。

取样时要先进行外观检查，包括：品名、剂型、批号、保质期与包装情况等；根据不同类型样品，采用不同的取样方法和不同的取样量。抽取的供检验用样品量,一般不得少于检验所需的样品量的 3 倍,即 1/3 供实验分析用,1/3 供复核用,1/3 留样保存。中药材、饮片及其制剂的取样见第四章。

2. 供试品的制备　中药所含化学成分种类与数量均较多,大多需提取分离和纯化后制成供试品溶液,才能够满足分析测定要求。供试品制备原则是最大限度保留甚至浓缩待测成分,去除干扰成分,以提高分析的专属性、准确度和灵敏度。

(1)中药的提取方法:中药的提取方法按提取原理可分溶剂提取法、水蒸气蒸馏法、升华法、超临界流体萃取法和半仿生提取法等。

1)溶剂提取法:选用适当的溶剂将中药中的待测定成分溶出的方法。一般遵循"相似相溶"原则,根据待测定成分的结构选择合适的溶剂。如游离生物碱多为亲脂性化合物,可采用极性小的溶剂提取,游离生物碱成盐后,具有较强的亲水性,可采用极性较强的溶剂提取。

选择溶剂时,一般要求溶剂对待测成分溶解度大,而对杂质的溶解度小,溶剂要求易得,使用安全。常用的提取方法有煎煮提取、超声提取、回流提取和冷浸提取等。

2)水蒸气蒸馏法:水蒸气蒸馏法适用于具有挥发性的,能随水蒸气蒸馏而不被破坏,与水不发生反应,且难溶或不溶于水的成分的提取。中药中挥发油或某些挥发性成分可用此法提取。

3)升华法:某些固体物质在低于其熔点的温度下受热,不经过熔化就直接转化为蒸气,蒸气遇冷后又凝结为固体称为升华。利用中药中成分的升华性,能从中药中提取相应的成分。如从樟木中提取具有升华性的樟脑。

4)超临界流体萃取法(SFE):SFE 是近 30 年来发展起来的一项新型萃取和分离的技术。超临界流体(SF)具有和液体相近的密度,其黏度与气体相近,扩散系数为液体 10~100 倍,因此对许多物质有较好的渗透性和较强的溶解能力。SFE 的原理是控制超临界流体在高于临界温度和临界压力的条件下,从目标物中萃取成分,当恢复到常压和常温时,溶解在超临界流体中的成分立即与气态的超临界流体分开。由于超临界 CO_2 具有较好的溶剂特性,用超临界 CO_2 萃取的天然产物具有较好的提取、分离效能,无残留溶剂等优点,国内外应用发展很快。

5)半仿生提取法(SBE):SBE 是 1995 年张兆旺等提出的中药提取新概念。即先将药材以一定 pH 的酸水提取,继以一定 pH 的碱水提取,SBE 的运用既体现了中医临床用药综合作用的特点,又符合口服药的经胃肠道运转吸收的原理。同时不经乙醇处理,可以提取和保留更多的有效成分,缩短生产周期。

(2)中药的分离纯化方法

1)液-液萃取法:液-液萃取法是利用混合物中各成分在两种互不相溶的溶剂中分配系数的不同而达到分离的方法。可采用适宜的溶剂直接提取杂质,使与欲测成分分开;也可利用欲测成分溶解度的性质,经反复处理,使其转溶于亲脂性溶剂或亲水性溶剂之中,以除去水溶性杂质或脂溶性杂质。

2)沉淀法:沉淀法是基于某些试剂与被测成分或杂质生成沉淀,保留溶液或分离沉淀以得到净化的方法。如果将被测成分生成沉淀,这种沉淀需是可逆的或者可以直接测定沉淀物,再根据化学计量关系求出被测成分含量;若使杂质生成沉淀,可以是不可逆的沉淀反应。

3)色谱法:色谱法是中药分析中常用的样品净化方法,常采用柱色谱法和薄层色谱法。

自 20 世纪 80 年代以来,高速逆流色谱技术(HSCCC)在全世界得到了迅速发展和广泛应用。该技术利用两相溶剂体系在高速旋转螺旋管内建立起一种特殊的单向性流体动力学平衡,待分离物质根据其在两相溶剂中分配系数的差异而实现高效分离。

4)膜分离技术:膜分离技术的应用是从 20 世纪 60 年代海水淡化开始的,其后各种新型膜陆续问世。目前应用较多的是超滤技术。该技术是 20 世纪 60 年代至 70 年代发展起来的一种膜分离技术,作为介质的膜具有分离不同分子量的功能。超滤技术与传统分离方法相比具有分离过程无相变、分离效率高、无须添加化学试剂、条件温和、无成分破坏、流程短等优点。

3. 检验

(1)性状:药品质量标准中有关性状的规定,包括供试品的外观、颜色、臭、味、溶解度及其他物理常数。观测的结果不仅可以鉴别药物,而且也可以反映药品的纯杂程度。

(2)鉴别:是利用药物的分子结构所表现的特殊的化学行为(如进行化学反应、测定药物的理化常数等)或光谱、色谱特征,来判断药品的真伪。

(3)检查:是判断药品的纯度是否符合限量规定的要求。检查项下包括反映药品的安全性与有效性的试验方法和限度、均一性、纯度等制备工艺要求等内容。中药材的检查系指对中药材纯度进行测定,包括水分、灰分、毒性成分、农药残留量和重金属检查等。检查项是保证用药安全的重要组成部分。《中国药典》自 2010 年版开始在附录中加强了安全性检查总体要求,如在附录制剂通则中,口服酊剂增订甲醇限量检查,橡胶膏剂首次提出不得检出致病菌检查要求等;在附录检测方法中,新增二氧化硫残留量测定法、黄曲霉毒素测定法、渗透压摩尔浓度测定法、异常毒性检查法、降压物质检查法、过敏反应检查法、溶血与凝聚检查法等。在中药正文标准中增加或完善了安全性检查项目,如对易霉变的桃仁、杏仁等新增黄曲霉素检测,其方法和限度与国际一致;在正文标准中全面禁用苯作为溶剂,对工艺中使用有机溶剂的均检查有机溶剂残留;对川乌、草乌、马钱子等剧毒性饮片采用高效液相色谱法(HPLC)等更先进、更精确的方法加以限量检查。同时有重点地对重金属和有害元素予以控制,采用电感耦合等离子体质谱(ICP-MS)测定中药中砷、汞、铅、镉、铜的含量;对一部所有中药注射剂、部分中药材和饮片(如枸杞子、山楂、人参、党参等)用药时间长、儿童常用的品种均增加了重金属和有害元素限度标准。

(4)含量测定:是控制药物中有效成分的含量,保证疗效的重要手段。药物是在鉴别、检查合格的基础上,进行含量测定。判断一个药物的质量是否符合要求,必须全面衡量。药品的鉴别、检查、含量测定等项的检查结果都应该符合规定,才能为合格药品。如果其中有任何一项不符合规定,则也认为该药为不合格产品。可用于药品含量测定的方法有容量分析法、重量分析法、仪器分析法以及其他分析法,如抗生素微生物检定法、酶分析法、电泳法等。

4. 书写检验报告

(1)原始记录要求:检验原始记录是检验人员对其检验工作的全面记载,是出具检验报告书的依据,也是进行科学研究和技术总结的原始资料。原始记录要完整、无缺页损脚;内容必须真实、简明、具体;宜用钢笔或特种圆珠笔书写,字迹清晰、色调一致,不得涂抹(写错时,划上单线或双线,再在旁边改正重写,并签名或盖章)。

(2)检验报告要求:书写检验报告时,要求文字简洁、内容完整,应给出明确的检验结论。

检验报告内容包括:供试品的名称、批号、规格、数量、来源;取样方法、取样日期;外观性状、包装情况;检验目的、项目、方法与依据、检验结果;结论及处理意见;检验者和复核者要签名盖章,并由药品检验机构技术负责人或签字授权人签发。

(四)中药质量标准的主要内容

1. 名称 中药材名称应包括中文名、汉语拼音和拉丁名。中药制剂名称包括中文名、汉语拼音,单味制剂应有拉丁名。

2. 处方 中药处方项下包含组成药味的名称、炮制方法和处方量。处方中药味的排列顺序应根据中医理论,按君、臣、佐、使顺序排列,非传统处方,按照药物作用的主次顺序排列。处方中药味的用量一律采用法定计量单位。

3. 制法 制法项下应写明制剂工艺全过程,包括药味的工艺路线、工艺参数、辅料名称与用量、制剂工艺、制成的剂型和产品数量。

4. 性状 中药的性状包括中药的颜色、气味、形状、大小、表面、质地、断面等特征。一般情况,中药性状是在除去包装后,按照颜色、形状和气味顺序进行描述。

5. 鉴别 中药鉴别方法包括显微鉴别和理化鉴别。在鉴别项下,通常显微鉴别在前,理化鉴别在后。

6. 检查 中药材通常检查水分、总灰分和酸不溶性灰分等。中药制剂应符合该剂型项下的有关规定。

7. 指纹图谱或特征图谱 中药指纹图谱是指中药经过适当处理后,采用一定的分析方法得到的能够体现中药整体特性的图谱,基于图谱的整体信息,实现对中药质量的整体评价。而特征图谱是选取中药图谱中某些重要的特征信息,作为控制中药质量的鉴别手段。指纹图谱与特征图谱技术在中药质量标准中的应用完善了中药复杂体系质量标准研究内容。目前,中药指纹图谱与特征图谱技术作为中药质量控制的方法已成为国际共识。

8. 浸出物测定 中药在无法建立含量测定项时,可暂定浸出物测定项作为评价其有效成分总量的指标,浸出物测定应根据中药特点,有针对性地选择提取溶剂和方法,使浸出物能够有效地反映中药质量。

9. 含量测定 与化学药物相比,中药材化学成分复杂。因此对于中药材含量测定指标选择,应首先研究其化学成分、作用机制、药学物质,在此基础上,选择与中医理论、用药功能主治相一致的指标进行质量评价。对于有效成分明确的中药及其制剂,应进行有效成分的含量测定以确保质量;主要活性物质是一类成分的,可进行有效部位的测定,如总生物碱、总皂苷、总黄酮等;有效成分不明确的,可选择一个或几个可能的有效成分或主要成分进行测定,或测定药物的总固体量,如水浸出物量、酸浸出物量以间接控制其质量;在加工炮制、制备、储存过程中易发生变化的成分要进行含量或限量检查;贵重药材或含剧毒成分的中药,尽可能测定其中的有效成分或剧毒性成分的含量。

10. 功能与主治 根据古书记载、药理实验和临床试验结果,确定中药的功能与主治。

11. 用法与用量 写明服药方式、服药剂量与间隔时间。

12. 注意 写明服药禁忌。

13. 规格 写明每个制剂单位装药量或测定成分的量。

14. 贮藏 写明储存条件。

二、中药配方颗粒质量评价

(一)中药配方颗粒发展概述

根据国家食品药品监督管理总局 2015 年 12 月发布的《中药配方颗粒管理办法(征求意见稿)》中的中药配方颗粒定义是:"由单味中药饮片经水提、浓缩、干燥、制粒而成,在中医临床配方后,供患者冲服使用,中药配方颗粒是对传统中药饮片的补充。"中药配方颗粒是为适应现代社会需求而出现的一种新的饮片形式,具有免煎易服、剂量准确、安全卫生、便于携带等优点。

中药配方颗粒在日本、韩国和我国台湾地区起步较早,产品均已列入医疗保险。中药配方颗粒最早出现在日本,临床上多以复方配方颗粒为基本方,加单味配方颗粒组合使用的形式,20 世纪 80 年代是日本发展配方颗粒的巅峰时期,大多数医师在临床中开具的处方都是调剂配方颗粒。中国台湾地区在 80 年代开始研究配方颗粒,患者服用配方颗粒最多可减免 80% 的医疗费用,而普通饮片则需自费,同时实行配方颗粒电子调配,目前已开发 400 多个品种。韩国在 90 年代初期开始研究配方颗粒,目前已拥有 300 多种可供临床使用的配方颗粒。

我国 20 世纪 80 年代就开始倡导中药配方颗粒的研究,相关研究始于 1993 年"星火计划",2001 年将这种用药形式正式命名为"中药配方颗粒",定位是饮片,随后出台了《中药配方颗粒管理暂行规定》,规定 5 家试点单位生产并实行批准文号管理。2003 年为推动中药配方颗粒科研、生产、临床应用规范化,在广州起草《中药配方颗粒注册管理办法(试行)》。2013 年国家食品药品监督管理总局发布《国家食品药品监督管理总局办公厅关于严格中药饮片炮制规范及中药配方颗粒试点研究管理等有关事宜的通知》,规定各省级食品药品监督管理部门不得以任何名义自行批准中药配方颗粒生产,全国仅有 6 家企业可以生产。2015 年国家食品药品监督管理总局下发的《中药配方颗粒管理办法(征求意见稿)》,拟对单味中药配方颗粒的试点生产限制性放开,同时实行备案管理。2016 年 2 月,国务院印发《中医药发展战略规划纲要(2016—2030 年)》,明确将中药配方颗粒纳入国家中医药发展战略规划。2016 年 8 月,国家药典委员会发布《中药配方颗粒质量控制与标准制定技术要求(征求意见稿)》,对中药配方颗粒质量控制与标准制定提出了具体技术要求。

（二）中药配方颗粒质量控制与标准制定

1. **基本要求** 中药配方颗粒需要建立的标准主要包括作为初始原料的中药材标准、提取用原料的饮片标准、制剂用原料的中间体标准和作为终产品的成品标准。

（1）具备汤剂的基本属性：中药配方颗粒的制备，除成型工艺外，其余应与传统汤剂基本一致，即以水为溶媒提取，以物理方法固液分离、浓缩、干燥、颗粒成型等工艺生产。中药配方颗粒药效物质应与中药饮片水煎汤剂保持基本一致。

（2）符合颗粒剂通则有关要求：除另有规定外，中药配方颗粒应符合 2020 年版《中国药典》制剂通则颗粒剂项下的有关规定。根据各品种的性质，可使用颗粒成型必要的辅料，辅料用量以最少化为原则。除另有规定外，辅料与中间体（以干燥品计）之比一般不超过 1∶1。

（3）符合质量一致性原则：应按照质量一致性原则，建立从原料、生产到使用的全产业链质量控制体系，以标准汤剂为基准进行批与批之间质量一致性的合理评价，并建立生产工艺标准规程和质量控制方法。

（4）符合品种适用性原则：中药配方颗粒是对传统饮片的补充，对于不适宜制成中药配方颗粒的品种，原则上不应制备成中药配方颗粒。

2. **标准汤剂要求** 标准汤剂系遵循中医药理论，按照临床汤剂煎煮方法规范化煎煮，固液分离经适当浓缩制得或经适宜方法干燥制得，作为衡量中药配方颗粒是否与临床汤剂基本一致的标准参照物。标准汤剂系由不少于 15 批原料分别制得，计算相关均值并规定其变异可接受的范围。中药配方颗粒的所有药学研究均须与标准汤剂进行对比，以保证与标准汤剂质量一致性。

3. **质量标准内容** 中药配方颗粒的质量标准内容主要包括：名称、来源、制法、性状、鉴别、检查、浸出物、指纹图谱或特征图谱、含量测定、规格、贮藏等。

（1）名称：名称包括中文名和汉语拼音。命名以饮片名加"配方颗粒"构成，饮片名称按照药典命名。对于不同基原品种，或临床习用需区分特定产地的品种，在×××配方颗粒名称后加括号标注其植物的中文名，如"黄芪配方颗粒（蒙古黄芪）"或"黄芪配方颗粒（膜荚黄芪）"；党参配方颗粒（潞党参）。

（2）来源：为明确来源，应在标准中说明"本品为×××制成的中药配方颗粒"。来源如为多基原药材，在×××配方颗粒名称下应明确药材基原，不同基原的药材不可相互混用。

（3）制法：根据"生产工艺要求"项下记载的制备工艺进行简要描述，包括投料量、制备过程、主要参数、出膏率范围、辅料及其用量范围、制成量等。

（4）性状：包括颜色、形态、气味等特征。

（5）鉴别：根据中药配方颗粒各品种及其原料的性质可采用理化鉴别、色谱鉴别等方法，建立的方法应符合重现性、专属性和耐用性的验证要求。

理化鉴别应根据所含成分的化学性质选择适宜的专属性方法。对于不易达到专属性要求的一般理化鉴别、荧光鉴别及光谱鉴别，一般不宜采用。色谱鉴别，包括薄层色谱法、高效液相色谱法、气相色谱法，具有直观、承载信息大、专属性强、快速、经济、操作简便等优点，可作为中药配方颗粒鉴别的主要方法。

（6）检查：中药配方颗粒应符合 2020 年版《中国药典》制剂通则颗粒剂项下的有关规定，另应根据原料中可能存在的有毒有害物质、生产过程中可能造成的污染、剂型要求、贮藏条件等建立检查项目。检查项目应能真实反映中药配方颗粒质量，并保证安全、有效。所有中药配方颗粒都应进行有毒有害物质的检查研究。以栽培中药材为原料生产的中药配方颗粒，农药残留检查可根据可能使用农药的种类进行研究；以易于霉变的中药材，如种子类、果实类等为原料生产的中药配方颗粒，应进行真菌毒素的检查研究。根据研究结果制定合理限度，列入标准正文。

（7）浸出物：应根据该品种所含主要成分类别，选择适宜的溶剂进行测定，根据测定结果制定合理限度。由于中药配方颗粒均以水为溶剂进行提取，同时其辅料多为水溶性辅料，因此，浸出物检查所用的溶剂一般选择乙醇等为宜。

(8)特征图谱或指纹图谱:由于中药配方颗粒已经不具备饮片性状鉴别的特征,应建立以对照药材为随行对照的特征图谱或指纹图谱。特征图谱可采用色谱峰保留时间、峰面积比值等进行结果评价。指纹图谱可采用中药指纹图谱相似度评价系统对供试品图谱的整体信息(包括其色谱峰的峰数、峰位、峰与峰之间的比例等)进行分析,得到相似度值进行结果评价。主要成分在特征或指纹图谱中应尽可能得到指认。应重点考察主要工艺过程中图谱的变化;在对中药材产地、采收期、基原调查基础上建立作为初始原料的药材特征或指纹图谱。中药材、中药饮片、中间体、中药配方颗粒特征或指纹图谱应具相关性,并具有明确的量值传递规律。中药配方颗粒特征图谱或指纹图谱的测定一般采用色谱法,如采用高效液相色谱法,根据中药配方颗粒品种多、批次多、检验数据量大的特点,亦可考虑采用超高效液相色谱法。

(9)含量测定:应选择与功能主治及活性相关的专属性成分作为含量测定指标,并尽可能建立多成分含量测定方法。应选择样品中原型成分作为测定指标,避免选择水解、降解等产物或无专属性的指标成分及微量成分作为指标,对于被测成分含量低于 0.01% 者,可增加有效组分的含量测定,如总黄酮、总生物碱、总皂苷等。

中药配方颗粒含量测定应选择具有专属性的方法,否则应采用其他方法进行补充,以达到整体的专属性。选用的分析方法必须按照 2020 年版《中国药典》《分析方法验证指导原则》的要求进行验证。应根据实验数据制定限度范围,一般规定上下限,以干燥品计算,应以百分含量表示。

由于中药配方颗粒的品种多、批次多、检验数据量大,在选择测定方法时,可优先考虑采用超高效液相色谱法。高效液相色谱法与超高效液相色谱法转换应进行必要的方法学验证,包括分离度、峰纯度和重现性。如果转换前后待测成分色谱峰顺序及个数不一致、检测结果明显不一致,或涉及不合格情况,应放弃方法转换。

(10)规格:以每克中药配方颗粒相当于 ××× 克饮片来表示,小数点后保留一位有效数字。

三、中药经典名方质量评价

(一)中药经典名方发展概述

"中药经典名方"一词始见于 2008 年国家食品药品监督管理局发布《中药注册管理补充规定》,指出"来源于古代经典名方的中药复方制剂,是指目前仍广泛应用、疗效确切、具有明显特色与优势的清代及清代以前医籍所记载的方剂",并提出"来源于古代经典名方的中药复方制剂,可仅提供非临床安全性研究资料,并直接申报生产"。2016 年,我国相继出台了《健康中国 2030 规划》《中华人民共和国中医药法》和《中医药发展战略规划纲要(2016—2030)》等,指明了中医药事业的发展方向,并在《中华人民共和国中医药法》中,明确提出加强古代经典名方的中药复方制剂开发。此后,国家中医药管理局和国家食品药品监督管理总局逐步推研发工作,2017 年 10 月发布了《中药经典名方复方制剂简化注册审批管理规定(征求意见稿)》,2018 年 4 月发布了《古代经典名方目录(第一批)》,2018 年 6 月征求意见结束后,发布了《古代经典名方中药复方制剂简化注册审批管理规定》。

目前我国经典名方研发还处于摸索阶段。而日本汉方药占据了全世界 90% 的中药市场销售份额,其产业化处于世界领先水平。日本汉方医药学始于我国中医药基本理论,融合了西方现代医学,并结合自身的特点而产生的一门日本固有的医学体系。日本汉方药的发展与其严格的质量管控密切相关,在质量标准中,汉方药不仅对多项指标检测、监控,并且对除可量化指标外的其他能够反映质量的项目同样重视。而我国在国家中医药管理局发布的《古代经典名方中药复方制剂简化注册审批管理规定》中,为经典名方质量控制与标准制定提供了依据。

(二)中药经典名方质量控制与标准制定

1. 实施简化注册审批的经典名方制剂的基本要求

(1)处方中不含配伍禁忌或药品标准中标识有"剧毒""大毒""有毒"及现代毒理学证明有毒性的药味。

（2）处方中药味均有国家药品标准。

（3）制备方法与古代医籍记载基本一致。

（4）剂型应当与古代医籍记载一致。

（5）给药途径与古代医籍记载一致，日用饮片量与古代医籍记载相当。

（6）功能主治应当采用中医术语表述，与古代医籍记载一致。

（7）适用范围不包括急症、危重症、传染病，不涉及孕妇、婴幼儿等特殊用药人群。

2. "标准煎液"与研制要求 "标准煎液"是指以古代医籍中记载的古代经典名方制备方法为依据制备而得的中药药用物质，除成型工艺外，其余制备方法应与古代医籍记载基本一致。"标准煎液"应作为经典名方制剂药用物质确定的基准。

古代经典名方制剂的研制分"标准煎液"研制与制剂研制两个阶段。申请人应当按照古代经典名方目录公布的处方、制法研制"标准煎液"，并根据"标准煎液"开展经典名方制剂的研究，证明两者质量的一致性。

3. 质量标准内容 经典名方制剂药品标准的制定，应与"标准煎液"作对比研究，充分考虑在药材来源、饮片炮制、制剂生产及使用等各个环节影响质量的因素，开展药材、饮片、中间体、"标准煎液"及制剂的质量概貌研究，综合考虑其相关性，并确定关键质量属性，据此建立相应的质量评价指标和评价方法，确定科学合理的药品标准。加强专属性鉴别和多成分、整体质量控制，充分反映现阶段药品质量控制的先进水平。

生产企业应当制定严格的内控药品标准，根据关键质量属性明确生产全过程质量控制的措施、关键质控点及相关质量要求。企业内控检验标准不得低于药品注册标准。

（李 清）

第四节　新型给药系统及其制剂分析

一、新型给药系统的分类

过去几十年来，对于急性病或慢性病的治疗主要是通过传统给药系统来完成，比如常见的片剂、胶囊剂、丸剂、栓剂、软膏剂及注射剂等。理想的给药系统是指"在正确的时间将适量的药物送到正确的部位"。因此，在设计药物传递系统时需要考虑到药物载体、递送途径及靶向受体，通过提高药物的生物利用度，改善治疗指数或改善患者的依从性来提高制剂的疗效。近年来，出现的一些新型给药系统可以控制药物释放速率，维持药物治疗时间，赋予药物靶向性使其可以特异性递送到组织或细胞。新型给药系统具有研发周期短、研发成本低的特点，已经成为研发机构进行药物创新的重要选择。尤其是新材料、新技术、新设备研究领域的飞速发展，有力地推动了新型给药系统的研发，目前新型给药系统可以分为缓释/控释给药系统（sustained-release and controlled-release drug delivery system）、透皮给药系统（transdermal drug delivery system，TDDS）、纳米给药系统（nanoparticle drug delivery system，NDDS）等。

（一）缓释/控释给药系统

缓释/控释给药系统是近年来发展最快的新型给药系统。2020年版《中国药典》（四部）通则定义为：缓释制剂系指在规定的释放介质中，按要求缓慢地非恒速释放物，与相应的普通制剂比较，给药频率比普通制剂减少一半或有所减少，且能显著增加患者依从性的制剂。控释制剂系指在规定的释放介质中，按要求缓慢地恒速释放药物，与相应的普通制剂相比，给药频率减少一半或有所减少，血药浓度比缓释制剂更加平稳，能显著增加患者依从性的制剂。缓释/控释制剂的释药原理主要有控制溶出、扩散、溶蚀，或扩散与溶出相结合，也可利用渗透压或离子交换机制等。

1．常见的缓释制剂类型

(1)骨架分散型缓释制剂:水溶性骨架、脂溶性骨架和不溶性骨架制剂。

(2)膜控型缓释制剂:薄膜包衣缓释制剂、缓释微囊剂。

(3)缓释乳剂:水溶性药物制成 W/O 型乳剂。

(4)注射用缓释制剂:油溶液型和混悬型注射剂。

(5)缓释膜剂。

2．常见的控释制剂类型

(1)渗透泵式控释制剂。

(2)膜控释制剂。

(3)胃驻留控释制剂。

3．缓释/控释给药系统与普通给药系统相比具有的优点

(1)延长药物作用时间,提高药物利用率。

(2)减少给药次数,对于半衰期较短或需要频繁给药的药物,可以改善患者用药依从性。例如,高血压患者需要长期服用降压药,硝苯地平普通片剂每日需要服用三次,而硝苯地平控释片只需每日一次服用即可,大大提高了患者用药依从性。

(3)血药浓度平稳,"峰谷"波动小,可以避免超过治疗血药浓度范围的毒副作用,又能使血药浓度保持在有效浓度范围(治疗窗)之内以维持疗效。

4．缓释/控释给药系统的局限性

(1)与普通制剂相比价格稍贵。

(2)易产生体内蓄积。

(3)降低了随机调节剂量的可行性。

5．不宜制成缓释/控释制剂的药物

(1)生物半衰期很短(小于 1 小时)或很长(大于 24 小时)的药物。

(2)单服剂量很大(大于 1g)的药物。

(3)药效剧烈、溶解度小、吸收无规律、吸收差或吸收易受影响的药物。

(4)需在肠道特定部位主动吸收的药物。

(二)透皮给药系统

透皮给药系统是指经皮肤给药的一类制剂,该类制剂经皮肤敷贴方式给药,药物透过皮肤由毛细血管吸收进入全身血液循环,并在各组织或病变部位起治疗和预防疾病的作用。透皮给药制剂包括软膏、硬膏、贴片,还可以是涂剂和气雾剂等。

1．透皮给药系统的优点

(1)避免肝脏首过效应,避免药物在胃肠道中降解,适用于蛋白、多肽类药物。

(2)透皮给药系统可以使药物更稳定地直接进入血液,长时间使药物以恒定的速率进入体内,减少给药次数,延长给药间隔,改善患者用药依从性。

(3)透皮制剂可以维持恒定的有效血药浓度,避免"峰谷"现象,降低毒副反应。

(4)透皮制剂通过改变给药面积调节给药剂量,减少个体用药差异。

(5)使用方便,可以随时中断给药,适用于婴儿、老年人或不易口服药物的患者。

2．透皮给药系统的局限性

(1)皮肤是人体天然的屏障,大部分药物均难以足量地透过屏障,所以透皮给药不适合剂量大的药物。

(2)药物的分子量、极性、熔点均可能影响药物的吸收。

(3)皮肤表面的微生物及皮肤中的酶对某些药物有降解作用。

(4)某些药物在皮肤中有贮留累积现象。

3. 适合透皮给药的药物

(1)分子量低、溶解度适宜、熔点低(以低于 85℃为理想)的药物。

(2)药理作用强,给药剂量小的药物。

(3)半衰期短,需长时间连续给药的药物。

(4)口服给药首过效应大或在胃肠道中易失活、刺激性大的药物。

(5)以普通剂型给药副作用大或疗效不可靠的药物。

(6)对皮肤无刺激、无过敏性反应的药物。

(三)纳米给药系统

纳米给药系统是指药物与药用材料形成的粒径为 10~1 000nm 的纳米级药物输送系统。随着纳米技术在生物医药领域的迅速发展,许多具有应用前景的纳米制剂或载体材料被发现。由于纳米粒子结构特殊,体积微小,性质优越,纳米给药系统已成为热点研究方向。

1. 纳米给药系统的分类

(1)纳米粒:纳米粒(nanoparticle,NP)主要包括纳米球(nanosphere,NS)和纳米囊(nanocapsule,NC)。NP 主要是由聚乳酸、聚乙交酯 - 丙交酯等高分子材料制成的固态胶体粒子,药物可混悬或包载于纳米粒中。

(2)固体脂质纳米粒和纳米结构脂质载体:固体脂质纳米粒(solid lipid nanoparticle,SLN)是以天然或合成的固体脂质为骨架材料制成的固态胶粒体系,是近年来很受重视的一种纳米给药系统,得到了迅速的发展,并在其基础上,研发了一种新型载体系统——纳米结构脂质载体(nanostructured lipid carrier,NLC),NLC 是由固态脂质和液态脂质混合组成,载体具有较高的晶体缺陷,便于提高载药量。

(3)聚合物胶束:聚合物胶束(polymeric micelle)在诸多纳米给药系统中,逐渐受到科研人员的关注,它是由两亲性聚合物通过自组装形式所形成的热力学稳定体系,生物相容性好,载药能力强,性质稳定,具有典型的核 - 壳结构。可分为嵌段聚合物胶束和接枝聚合物胶束。

(4)脂质体:脂质体(liposome)是指将药物包载于类脂质双分子层中形成的微型囊泡。类脂质双分子层的厚度约为 4nm。脂质体应用广泛,主要集中在模拟膜的研究、缓释及靶向给药和在体外将基因或其他物质向细胞内传递 3 个领域。

2. 纳米给药系统的特点

(1)延缓药物的释放:不同化学结构的聚合物,分子量较大的蛋白质、细胞等均可以作为纳米载体应用,载药纳米粒进入体内后,可根据载体材料的配比或种类不同,产生不同的释放速率。

(2)增加药物吸收:纳米载体材料大小通常介于 10~1 000nm 之间,纳米给药系统具有高度的分散性和巨大的比表面积,增加了与吸收部位接触面积和在小肠中滞留时间,使药物在吸收部分的摄取量得到增加。

(3)增加生物膜的通透性:药物包载于纳米给药系统改变了药物的入胞方式。纳米粒通过不同蛋白介导的内吞途径进入细胞,有利于药物的转运或进入细胞内发挥药效。

(4)靶向性:巨噬细胞可吞噬纳米给药系统,到达网状内皮系统分布较为集中的肝脏、脾等部位,在纳米给药系统设计的过程中,对其特异性地改造,也可改变体内分布,如改变粒径通过高渗透长滞留效应(enhanced permeability and retention effect,EPR 效应)到达肿瘤部位,PEG 化修饰避免网状内皮系统的吞噬,连接配基、抗体到达靶部位等。

(5)降低毒副作用:纳米给药系统的靶向性使其更多地富集于靶部位,在增加局部药物摄取量的同时,减小对正常组织的毒性和损伤。

(四)其他新型给药系统

1. 靶向给药系统 靶向给药系统(targeting drug delivery system,TDDS)又称为靶向制剂,是指载体将药物通过局部给药或全身血液循环而选择性浓集定位于靶组织、靶器官、靶细胞或细胞内结构的给药系统。靶向制剂可提高疗效,降低毒副作用,提高药品的安全性、有效性、可靠性和患者的用药依从性。

靶向制剂分为以下三类。

(1)被动靶向制剂:即自然靶向制剂,载药微粒被单核 - 巨噬细胞系统的巨噬细胞摄取,因此可在巨噬细胞丰富的组织或器官浓集,通过正常的生理过程运送到肝、脾等组织。

(2)主动靶向制剂:采用修饰的药物载体为"导弹",将药物定向运送到靶区浓集而发挥药效。例如,载药微粒表面修饰后,使之不被巨噬细胞识别,或连接特异性的配体或抗体等,能够改变微粒在体内的自然分布而到达特定的靶部位。

(3)物理化学靶向制剂:应用某些物理化学方法使靶向制剂在特定部位发挥药效。例如,应用磁性材料与药物制成磁导向制剂,在足够强的体外磁场引导下,通过血管到达并定位于特定靶区。

2. 生物黏附给药系统　生物黏附给药系统(bioadhesive drug delivery system,BDDS)是指药物借助于某些高分子材料对生物黏膜产生特殊的黏合力,与生物黏膜表面接触,通过上皮细胞进入循环系统的给药方式。黏膜给药既可以产生局部作用,又可以发挥全身作用。黏膜给药方式具有可避免首过效应、血药浓度平稳、生物利用度高、作用时间长、给药剂量小、作用时间快、应用方便等特点。生物黏附给药系统最具代表性的是鼻黏膜给药和口腔黏膜给药。

鼻黏膜给药制剂除溶液剂和气雾剂较为常用外,还有粉末制剂、凝胶制剂、微球制剂等,均可不同程度地延长药物在鼻黏膜的停留时间,从而提高药物的生物利用度。

口腔黏膜给药是目前全球药物传递系统研究的一个热点。国外学者将止痛剂、镇静剂、血管药物、晕车药用于口腔黏膜给药系统,与其他给药途径相比具有较好的临床疗效。

3. 植入控释给药系统　植入控释给药系统(implanted controlled-release drug delivery system,ICRDDS)是一类经手术植入皮下或穿刺导入皮下的控释制剂。植入剂是一种无菌固体制剂,是由药物和赋形剂经熔融、热压、辐射等方法制成,具有长效、恒释、定位作用。因而,对于一些疾病的治疗,植入剂与其他制剂相比具有不可替代的优越性。植入控释给药系统适用于半衰期短、代谢快的药物。近年来,在抗肿瘤、糖尿病胰岛素治疗、心血管疾病治疗、眼部用药及抗成瘾等方面获得了广泛的关注和较深入的研究。

植入控释给药系统具有以下优点:

(1)消除因间歇给药量和药量不均匀而产生的峰、谷现象,可在特定的作用部位以恒定的速率持续释药并维持治疗浓度,较小的剂量即可发挥治疗效果。

(2)药物作用于靶位,可避免对体内其他组织的副作用。

(3)避免一些药物的迅速代谢,延长其体内半衰期。

(4)难以通过其他给药途径给药的药物可以通过植入途径给药。

(5)可避免某些剂型给药后引起的不适感,若出现严重的不良反应或副作用可迅速取出。

4. 无针粉末喷射给药系统　无针粉末喷射给药系统(power jet drug delivery system)主要原理是利用高压气体喷射,使药物微粒(直径 20~100nm)瞬时加速至超声速(约 500~1 000m/s),然后释放至皮下或黏膜部位,发挥药效作用,具有无针、无痛、无交叉感染、便捷、安全、高效等特点,改变了传统用药方式,大大方便了医生和患者的使用,特别适合于有恐针感或需长期自我给药的患者。同时也适用于儿童预防接种、重大突发事件(地震、洪灾、急性传染病流行、大规模战争)以及边远地区、大规模野外作业等条件下的医疗预防保障。粉末喷射给药系统的主要制约因素是所用剂量必须小于 6mg,适用于小分子肽类、蛋白质、基因工程药物等,如乙型肝炎 DNA 疫苗、胰岛素、传染性疾病疫苗、镇痛药等。

二、缓释 / 控释给药系统制剂的分析

随着制剂技术和制药设备发展以及新材料的研发,缓控释制剂的发展十分迅速。缓控释制剂的给药途径包括口服、注射、经皮、植入、口腔、眼用等不同类别,而剂型则涵盖了片剂、胶囊剂、注射剂、微丸等多种剂型。对于缓控释制剂的分析一般包括体外评价、体内试验和体内 - 体外相关性评价三个部分。

(一) 缓释 / 控释给药系统制剂的体外评价

缓控释制剂的体外评价最重要的指标是释放度的评价。2020 年版《中国药典》(四部) 通则 9013 中规定,缓控释制剂需要进行释放度试验。该试验是在模拟体内消化道条件下(如温度、介质的 pH、搅拌速率等),对制剂中药物的释放程度和释放速率进行测定,以对产品进行质量控制。药典中规定缓控释制剂的释放度试验可采用溶出度仪测定。2020 年版《中国药典》(四部) 通则 0931 中有五种方法可用于缓控释制剂释放度的测定,分别为桨法、篮法、小杯法、流池法和往复筒法。试验中需根据制剂和药物的特点对不同温度、释放介质和取样时间点等条件进行合理设置。制剂的释药数据则用一级方程和 Higuchi 方程等拟合。然而,测定释放度的方法并不适用于所有缓控释制剂。对于一些特殊药物释放度的测定,有报道尝试了新的方法,如采用透析法研究聚羟基脂肪酸酯(PHA) 纳米粒中磷脂酰肌醇 -3- 激酶(PI3Ks) 抑制剂的释放度等。

近年来,中药缓释制剂的研究日益增多,中药单体化合物缓释制剂与一般化学药物缓释制剂的评价方法基本相同。但对于中药多组分缓控释制剂而言,在进行释放度测定时由于富含多个组分,成分复杂,各成分含量差异大,则不能完全套用化学药物的评价方法。因此,对于中药多组分缓释制剂体外释放度的评价,可采用以下方法。

1. 单一成分或多个成分作为评价指标　选择中药缓控释制剂中的一种或几种药效成分的释放度作为评价指标,此方法能够简单、快速地反映特定成分的释放特征。如可以将丹酚酸 B 作为指标成分,考察丹参酸微孔渗透泵片在不同时间的累积释放度,也可以通过考察丹参脂溶性成分丹参酮 II A 和丹酚酸 B 的体外释放行为,评价丹参渗透泵控释片。但是,这些方法无法呈现中药制剂中各个组分相互协同的整体性及其多层次、多靶点发挥药效的特点,其结果不够全面和客观。

2. 指纹图谱特征峰作为评价指标　在缓控释制剂中,中药多种成分是均匀分布在其中的。由于受制剂工艺和处方因素影响一致,各个成分的释放行为的不同主要取决于理化性质的差异,这些差异导致各成分之间色谱行为的差异是固定不变的。因此,各成分之间在色谱图上的峰面积可能存在一定的相关性。可以选定一个对照峰,通过数学计算求出对照峰与其他指纹峰的相关性方程,从而计算得到其他指纹峰的相对含量和释放度,可以更加全面地评价中药多组分缓释制剂的体外释放行为。

3. 多指标定量指纹图谱评价释放度　依据中药多组分制剂中的几种有效成分,并结合中药制剂的指纹图谱进行中药多组分制剂的释药行为评价,既可以反映多个成分的含量变化,又可以反映中药复方整体的含量变化。

由于缓控释制剂中药物的浓度较高,测定药物释放浓度的方法多采用高效液相色谱法(HPLC) 进行。该方法灵敏度高、专属性强。

(二) 缓释 / 控释给药系统制剂的体内分析

缓控释制剂的体内评价主要是通过动物或人体试验验证缓控释制剂在机体内控制释放性能的优劣,评价体外试验的可靠性。同时,通过体内试验对制剂进行药代动力学研究,得到相关药代动力学参数,为临床用药提供理论依据。体内评价主要包括生物利用度和生物等效性评价。

生物利用度是指制剂中的药物从药物制剂中释放并被吸收入血后的速度和程度,通常用血药浓度 - 时间曲线来评估。生物等效性是指含有相同药物的两种不同制剂,在同一实验条件下,给予相同剂量后,生物利用度(速度和程度) 落在预定的可接受限度内,则被认为生物等效。2020 年版《中国药典》规定缓控释制剂的生物利用度和生物等效性试验应在单次给药和多次给药两种条件下进行。具体要求可参考 2020 年版《中国药典》(四部) 通则(9011)。例如,在马来酸曲美布汀缓释制剂研究中,比较马来酸曲美布汀缓释制剂和普通制剂在家犬中的血药浓度,分别按单次和多次给药,进行双周期交叉实验,计算药代动力学参数。结果显示,单次给药后,缓释片与普通片比较,达峰时间(t_{max}) 与平均驻留时间(MRT) 显著延长($P<0.01$),达峰浓度(C_{max}) 显著降低($P<0.05$),其他药代动力学参数之间无显著性差异,以普通片为对照,家犬给予缓释片的相对生物利用度为 102.5% ± 6.41%。表明缓释制剂与普通制剂生物等效,且具有缓释特征。多次给药后,稳态达峰时间显著延长($P<0.01$),稳态达峰浓度显著降低($P<0.05$),C_{ss}、

C_{min}、$t_{1/2}$、$AUC_{0\sim\tau}$ 等参数无显著性差异,表明缓释制剂与普通制剂达稳态的程度相同,缓释制剂稳态血药浓度的波动程度较小。

生物利用度和生物等效性试验中需对所采集的血样(或尿样)样品进行含量测定,必须要建立灵敏、可靠的定量分析方法。而之前,则需采取适当的样品前处理技术将血样(或尿样)进行处理,即实施分离、净化、浓集等,为药物的测定创造良好的条件。

缓控释制剂在生物样品中药物的定量测定,常采用的方法包括 HPLC、GC、LC-MS/MS、GC-MS 等。

1. HPLC 和 LC-MS/MS 高效液相色谱法(HPLC)具有灵敏度高、分析速度快、分离效果好等优点,特别是与质谱、核磁共振波谱等联用后,使得生物体等复杂体系中的药物、代谢产物或内源性物质等微量成分的准确定量得以实现。近年来,超高效液相色谱法(UPLC)和多维色谱技术的迅速发展,为微量样品的分离和分析提供了快速灵敏高效的检测手段。

HPLC 通常连接紫外检测器、电化学检测器、蒸发光检测器等对缓控释制剂进行体内评价。如对双氯芬酸钠多孔渗透泵控释系统进行体内外评价时,采用 HPLC-UV 测定人血浆样品中的双氯芬酸钠,定量下限为 0.01μg/ml。2D-HPLC 结合捕集柱技术也可应用于双氯芬酸钠缓释片的研究。采用该方法对人口服双氯芬酸钠缓释片后血浆浓度进行测定,定量下限可达为 14.3ng/ml。在对一种新型的吗啡缓释制剂进行体内评价时,采用原位 Ag/AgCl 参比电极的电化学检测器进行测定,方法的检测限可达到 1ng/ml。

LC-MS/MS 联用技术已成为生物样品中药物定量分析的主流方法,在众多已发表的缓控释制剂评价的文章中,选择的质谱离子源 90% 以上为电喷雾离子源(ESI),该离子源主要用于中等极性至强极性的化合物的测定。质谱的扫描模式也基本上采用多级反应监测(MRM)模式。MRM 是三重四极杆串联质谱最常用的扫描方式。该方式选择性好,灵敏度高,能够满足多组分以及复杂样品的分析。

2. GC 和 GC-MS GC 和 GC-MS 在缓控释制剂的体内评价中,也是常见的一种分析测定手段。该方法主要针对测定尿液样品中药物的含量。质谱的扫描模式多为单离子监测(SIM)模式。在对尿液中沙丁胺醇缓释制剂进行研究时,可采用 GC-MS 的方法进行测定。

除了对缓控释制剂药物在体内浓度进行测定评价外,还应关注缓控释制剂本身在体内的状态。通过体内 X 射线成像的方法,考察制剂在机体内的情况。对硫酸沙丁胺醇的漂浮胶囊进行体内评价时,制备了含硫酸钡包油珠的硫酸沙丁胺醇漂浮胶囊,并对其进行体内 X 射线成像研究,以确定其在家兔胃中的特异性功能。在 X 射线照片中,可清楚地观察到在胃肠道上段(GIT)中漂浮胶囊的存在。研究表明,所制备的漂浮胶囊能够在兔胃中长时间保留,具有良好的胃特异性储存功能,该方法可更直观地进行缓控释制剂的体内评价。

(三)体内 - 体外相关性评价

体内 - 体外相关性,指的是由制剂产生的生物学性质或由生物学性质衍生的参数(如 t_{max}、C_{max}、AUC),与同一制剂的物理化学性质(如体外释放行为)之间建立合理的定量关系。缓控释制剂要求进行体内 - 体外相关性实验,它应反映整个体外释放曲线与血药浓度 - 时间曲线之间的关系。只有当体内外具有相关性时,才能通过体外释放曲线预测体内情况。

2020 年版《中国药典》(四部)通则 9013 中将体内 - 体外相关性归纳为三种:①体外释放曲线与体内吸收曲线上对应的各个时间点分别相关,这种相关简称点对点相关,表明两条曲线可以重合或者通过使用时间标度重合。②应用统计矩分析原理建立体外释放的平均时间与体内平均滞留时间之间的相关。由于能产生相似的平均滞留时间可有很多不同的体内曲线,因此体内平均滞留时间不能代表体内完整的血药浓度 - 时间曲线。③一个释放时间点($t_{50\%}$、$t_{90\%}$ 等)与一个药代动力学参数(如 AUC、C_{max} 或 t_{max})之间单点相关,它只能说明部分相关。

2020 年版《中国药典》中规定的缓控释制剂的体内外相关性,系指体内吸收相的吸收曲线与体外释放曲线之间对应的各个时间点回归,得到直线回归方程的相关系数符合要求,即可认为具有相关性。

1. 体内 - 体外相关性的建立

(1)体外累积释放百分率 - 时间的体外释放曲线:如果缓控释制剂的释放行为随外界条件变化可变

化,就应该另外再制备两种供试品(一种比原制剂释放更慢,另一种更快),研究影响其释放快慢的外界条件,并按体外释放度试验的最佳条件,得到基于体外累积释放百分率 - 时间的体外释放曲线。

(2)体内吸收百分率 - 时间的体内吸收曲线:根据单剂量交叉试验所得血药浓度 - 时间曲线的数据,对体内吸收符合单室模型的药物,可获得基于体内吸收百分率 - 时间的体内吸收曲线,体内任一时间药物的吸收百分率(F_a)可按 Wagner-Nelson 方程计算,见式 7-3。

$$F_a = \frac{C_t + k\mathrm{AUC}_{0\sim t}}{k\mathrm{AUC}_{0\sim\infty}} \times 100\% \qquad\qquad 式(7-3)$$

式中,C_t 为 t 时间的血药浓度,k 为由普通制剂求得的消除速率常数。

双室模型药物可用简化的 Loo-Riegelman 方程计算各时间点的吸收百分率。

2. 体内 - 体外相关性检验　当药物释放为体内药物吸收的限速因素时,可利用线性最小二乘法回归原理,将同批供试品体外释放曲线和体内吸收曲线相对应的各个时间点的释放百分率和吸收百分率进行回归,得直线回归方程。如直线的相关系数大于临界相关系数($P<0.001$),可确定体内外相关。

三、透皮给药系统制剂的分析

透皮给药系统,又称透皮治疗系统,是指使药物以一定的速率通过皮肤,经毛细血管吸收进入血液循环而达到有效血药浓度产生疗效的一类给药系统。1979 年美国 FDA 批准的第一个透皮贴剂(TTS)东莨菪碱贴片上市,标志着透皮给药研究进入一个崭新的阶段。与传统的给药方式相比,透皮给药系统优点明显,药物吸收不受消化道、肠道等因素干扰,可避免肝脏"首过效应",可维持人体血药浓度的稳定,增加药效,使用方便、安全,降低药物的不良反应。

(一)透皮给药系统制剂的体外评价

皮肤一般被认为是一个防御与排泄的器官。药物经皮转运途径主要分两种,一种是透过角质层和表皮进入真皮,扩散到毛细血管,转移到体循环,这条途径也是药物透过皮肤吸收主要途径;另一种是通过毛囊、皮脂腺和汗腺等附属器官吸收。皮肤的生理构造、药物的理化性质及经皮给药系统的设计是影响药物吸收的主要因素。皮肤表面角质层的屏障作用是阻碍药物渗透进入体循环的主要障碍,其使药物特别是大分子药物难以透过皮肤,影响药效的发挥,为此人们采取多种方法来增加药物的透过率。目前,常用的促进透皮吸收的方法有物理方法(离子导入法、超声导入法、电致孔法等)、化学方法(化学促渗剂、前体药物)和药剂学方法(脂质体、传递体、微乳等)等。

透皮给药系统体外研究主要包括皮肤的选择、离体皮肤的制备、试验装置选择及接受介质的选择。用人的皮肤进行体外渗透研究无疑是最佳选择,但由于人的皮肤不易获得,因此常用动物皮肤或人工合成膜代替。虽然不同种属的动物皮肤其渗透能力有差异,但作为实验研究,国内大部分仍然选择使用方便、易于获得的大鼠皮肤。研究中所用皮肤应尽可能使新鲜解离皮肤,从尸体上剥离的皮肤应在 12 小时以内进行,如不立即用于实验,可真空包装后置于 –20℃以下保存备用。动物处死后去毛,剥离皮肤,立即以生理盐水淋洗,除去脂肪层,置于 4℃的生理盐水中保存备用。实验装置主要有立式扩散池、水平式扩散池和流通扩散池。立式扩散池由上下两个杯状磨口玻璃容器对合而成,皮肤样本夹于两室之间,用铁夹固定。上室为供给室,下室为接受室。该装置主要用于贴剂、软膏的体外渗透性的比较研究。水平式扩散池由两个对称的玻璃半室组成,每个半室均有恒温水夹套,每室均有磁力搅拌子。皮肤固定在两室之间,铁夹固定。该装置很适合研究液体介质中成分的经皮扩散而不受重力的影响。流通扩散池由两个不锈钢半室叠合而成,皮肤样本固定在两个半室之间,用螺丝钉固定。另配有一玻璃贮藏液管,采用恒流蠕动泵从贮藏液管向接受室定量输入接受液,由另一侧管流出。这种装置可较好地模拟药物经皮渗透的实际过程。药物通过皮肤角质层后,一般迅速被真皮中毛细血管移除,所以使用的接受介质应保证物质漏槽条件以模拟这一生理现象。常用的接受介质是生理盐水和等渗磷酸盐缓冲液。

2020 年版《中国药典》通则中收录贴剂,要求外观应完整光洁,有均一的应用面积,冲切口应光滑,无锋利的边缘。原料药可以溶解在溶剂中,填充入贮库,贮库应无气泡和泄漏。原料药如混悬在制剂中必须保证混悬和涂布均匀。常规的检查项目有黏附力、含量均匀度、重量差异、释放度和微生物限度。

(二) 透皮给药系统制剂的体内分析

药物经皮给药后欲使机体吸收产生治疗作用,则需要知道药物被机体吸收的量,体外经皮透过实验虽然能提供有用的资料,但与体内吸收有一定的差异,因此经皮给药系统的开发需要进行体内研究。

经皮给药系统的体内研究可在动物或人体上进行。动物在体经皮吸收一般方法是:选择合适的用药部位,通常采用动物的腹部和背部,去毛后将 TTS 贴于适宜的部位,然后间隔一定时间采集血样或尿样分析测定。在人体进行经皮吸收的研究是最直接的方法,但人体研究应在离体研究和动物在体研究的基础上进行。具体方法是:取一定剂量的 TTS 贴在适宜的部位,然后在一定的时间采集血样或尿样,用灵敏的分析方法予以测定。

经皮给药系统的药物一般剂量都较小,经吸收进入体内的量少,血药浓度往往低于一些分析方法的检测限度,因而对体内药物浓度的检测方法要求较高。经皮给药系统的体内分析可直接测定经皮给药后的体内药物及代谢物浓度;或用放射性核素标记药物,在生物样品中测定放射活性;也可通过测定与药物有关的生理反应或引起的体内化学物质浓度变化间接获得。如胰岛素的经皮系统可通过测定体内血糖浓度变化间接获得胰岛素在体内的作用过程。

1. HPLC　HPLC 在经皮给药系统的体内研究中经常应用。但常规的 HPLC 已不能适用于经皮给药系统体内研究的要求,必须结合药物的结构、理化性质和样品特点,改进样品的分离、富集方法,或选择合适的检测器来提高检测的灵敏度,达到可应用于经皮给药系统体内研究的目的。

2. 放射免疫分析法　放射免疫分析法(RIA)是一种竞争蛋白结合分析方法,随着很多试剂盒的商品化,RIA 在生物分析中的应用越来越广泛,目前也有一些透皮给药的体内测定采用 RIA,以满足透皮给药后浓度低样品检测的需要,如激素类药物促黄体激素、睾酮、雌二醇等。

3. 放射性标记法　放射性核素示踪技术在经皮给药的测定中应用较为普遍,尤其为了获得经皮给药的生物利用度,将经皮给药系统与放射性核素标记的药物同时应用于动物或人体,可获得经皮给药系统与口服或注射相比较的生物利用度。稳定同位素可在合成中引入药物分子,从而得到稳定同位素标记的药物,常用的稳定同位素有 ^2H、^{13}C、^{15}N、^{18}O 等。稳定同位素标记药物主要通过质谱法进行检测,利用稳定同位素与其较轻核素间的质量差异进行定性和定量。现在常用 GC-MS 和 HPLC-MS 进行分离和检测,专一性强,检测量一般为纳克(ng)水平或更低。

四、纳米给药系统制剂的分析

纳米制剂拥有特殊的表面效应和小尺寸效应等,与常规药物相比,纳米制剂颗粒小,表面反应活性高,活性中心多,催化效率高,吸附能力强,因此具有许多常规药物不具备的特点。可以通过修饰纳米制剂表面来实现长循环的目的,延长其在体内的循环时间,从而达到控释的效果。一般情况下,要延长纳米粒在体内的滞留时间,需要增大微粒表面亲水性,亲水性的外壳可以减少纳米粒对血中成分的吸附,表面活性剂吸附层可以降低吞噬细胞的吞噬能力,从而延长药物在体内的循环时间。例如,纳米粒表面形成的 PEG 水化层可以有效地将纳米粒与血浆蛋白隔离开,减少纳米粒对血浆蛋白的吸附,进而避免网状内皮系统的吞噬,延长纳米粒的体内循环时间。此外,PEG 修饰还可以改善纳米粒的稳定性,调节药物的释放。纳米制剂的另一个显著优势就在于其靶向性,如对于抗肿瘤纳米粒,可以通过制备过程中控制纳米粒的粒径形成对肿瘤部位的被动靶向,或者通过前药策略实现主动靶向。为了进一步提高 PEG 化纳米粒的细胞摄取,常用的策略是在纳米粒的表面修饰靶向配体,利用靶向配体与肿瘤细胞表达的受体间的相互作用,触发受体介导的纳米粒的内吞。目前,常用的配体包括:抗体及其片段类(ErbB2/ErbB3、J59 等)、适配体类(A10、pegaptanib 等)、多肽类(RGD、iRGD 肽等)、糖类(半乳糖、乳糖、甘露醇、透明质酸等)、小分子类(叶酸)等。

(一) 纳米给药系统制剂的体外评价

尽管纳米制剂在抗肿瘤药物传递领域取得了显著性的进步,广泛应用于临床的治疗中,但是有很多因素影响着纳米粒的体内行为——如体内循环时间和组织分布——进而影响载药纳米粒的体内抗肿瘤效果。例如,尺寸大小在纳米粒的体内循环和组织分布中扮演着重要的角色,粒径小于10nm的纳米粒将快速地被肾小球滤过,导致纳米粒被快速清除,而大粒子又很容易被网状内皮系统识别而清除,因此纳米制剂的尺寸可以影响其体内行为。在进行体内研究前需要对纳米制剂进行体外评价,下面以纳米粒和脂质体为例介绍纳米制剂的质量评价方法。

1. 形态观察、粒径和粒度分布测定 纳米制剂粒径大小和分布均匀程度与其包封率和稳定性相关,直接影响其在机体组织的行为和处置。测定方法有光学显微镜法、电子显微镜法、激光散射法、离心沉降法和微孔滤膜 - 光密度法等。纳米制剂的形态观察以高倍显微镜观察较好。粒径小的以电子显微镜来观察。

2. Zeta电位测定 Zeta电位是一个粒子在特定介质中获得的全部电荷,可用于判断分散体系的稳定性。研究表明,纳米粒的Zeta电位将影响纳米粒的体内分布行为。相比于荷电的纳米粒,非荷电纳米粒被网状内皮系统发现的可能性更低(±10mV),而荷正电的纳米粒要比荷负电的纳米粒更易吸附血浆蛋白,进而导致纳米粒被网状内皮系统快速清除。目前测量Zeta电位的方法主要有电泳法、电渗法、流动电位法及超声波法,其中电泳法应用最广。

3. 主药含量测定 纳米制剂中主药的含量可采用适当的方法经提取、分离测定,如以柱层析分离结合分光光度法测定含量,也可以使用超声波细胞破碎仪破坏纳米粒或用表面活性剂破坏脂质体双分子层使药物释放,再以分光光度法与标准品对照计算含量,或使用高效液相色谱法(HPLC)测定含量。

4. 载药量和包封率的测定 2020年版《中国药典》(四部)通则(9014)微粒制剂指导原则中介绍了载药量和包封率的检查。载药量是指微粒制剂中所含药物重量的百分率,见式7-4。

$$载药量 = 微粒制剂中所含药物重量 / 微粒制剂的总重量 \times 100\% \qquad 式(7\text{-}4)$$

若得到的是分散在液体介质中的微粒制剂,应通过适当方法(如凝胶柱色谱法、离心法或透析法)进行分离后测定,按式7-5计算包封率:

$$包封率 = \frac{微粒制剂中包封的药量}{微粒制剂中包封与未包封的总药量} \times 100\%$$

$$= \left(1 - \frac{液体介质中未包封的药量}{微粒制剂中包封与未包封的总药量}\right) \times 100\% \qquad 式(7\text{-}5)$$

包封率一般不得低于80%。

5. 体外释放度测定 体外释放度是评价纳米制剂质量的重要指标,也是控制其制剂质量的重要手段。纳米制剂具有粒径分布范围不均一性、结构复杂性和可变形的特殊性质,存在如取样分离不准确、过滤时可能会破坏载体结构等多方面的问题,从而难以准确反映纳米制剂的体外释放特征。纳米制剂体外释放度评价方法主要有取样分离法、流通法、透析法、弗朗茨扩散池法和结合法(如流通池与透析膜结合法),以及近年来报道的新方法,如电化学法、非电化学法和微渗析法等。

(二) 纳米给药系统制剂的体内分析

纳米给药系统制剂进入体内后至少存在三种形态成分,即纳米制剂、释放药物和非载药聚合物辅料。纳米制剂表面通常包被了生物相容性很好的亲水性聚合物(如聚乙二醇等),不易被体内药物靶点和代谢酶所识别,无药效且毒副作用很低,而释放出的游离药则是药效和毒性的物质基础。目前,用于纳米制剂体内分析的方法主要包括荧光标记法、放射性标记法、核磁共振成像及质谱法等。

1. 荧光标记法 荧光标记法是一种常用的示踪和定量体内纳米给药系统的方法。该方法将荧光示踪剂加到纳米给药系统中,通过监测荧光示踪剂来间接反映纳米给药系统的体内过程。常用的荧光染料有4-氯苯磺酸盐、自淬灭羧基荧光素、聚二乙炔等。

(1)4-氯苯磺酸盐:4-氯苯磺酸盐(DiD)是一种亲脂性的荧光染料,可以对细胞膜和其他脂溶性生物结构进行染色。DiD与细胞膜结合后其荧光强度大大增强,具有高荧光性和光稳定性,并且在脂质环境中具有极高的淬灭常数,偏光依赖性和较短的激发态寿命(约 1 纳秒)。DiD 对细胞染色后将在质膜内横向扩散,在其最佳浓度时可以使整个细胞膜染色,这使得 DiD 可以用来对活细胞进行成像和流式细胞术分析。DiD 具有近红外激发和发射波长,组织穿透性强,荧光量子产率高等优点。

(2)自淬灭羧基荧光素:自淬灭羧基荧光素是一种研究纳米给药系统药代动力学和生物分布的常用工具,其羧基为活性基团,能与蛋白质,核酸的—NH$_2$、—SH、—COOH 结合形成荧光标记物,而自淬灭羧基荧光素在纳米给药系统的核心中可自动淬灭,通过在 485/538nm 处检测到荧光,荧光标记法已成功应用于肝、脾、肾、肺、脑、脊髓,以及血浆和大脑内皮细胞中完整脂质体的定量。

(3)聚二乙炔:聚二乙炔(PDAs)是一类共轭聚合物,可由二乙炔单体在光辐照、自由基诱导或等离子体处理下聚合而成。PDAs 有烯炔交替主体结构,颜色为深蓝色,吸收紫外光最大至 640nm,扩展 π 电子离域赋予其光学性质。当 PDAs 遇到热、有机溶剂、机械应力或分子识别时,就会发生蓝到红的颜色变化,最大吸收波长由 640nm 变为约 540nm,从而产生荧光。PDAs 的近红外发射特性使其在生物系统中具有良好的表现。用 PDAs 作为荧光示踪剂,在细胞中追踪叶酸 - 聚二乙酰基脂质体。该研究通过荧光细胞成像技术对 Bcap-37 乳腺癌细胞和 Hs578Bst 正常细胞中叶酸聚二乙酰基脂质体的内化和分布进行了考察。

2. 放射性标记法　放射性标记法是一种常用的纳米给药系统示踪方法,其原理是利用放射性同位素来取代化合物中一种或几种原子使其能够被识别,进而用于示踪目标化合物在体内的分布情况。常用的放射性同位素有 ^{64}Cu、^{99m}Tc 和 ^{89}Zr 等。以正电子发射层析(PET)为代表的放射标记检测技术具有较高的灵敏度和空间分辨率(3~5mm),PET 通过检测可以发射正电子的同位素在人体各部位的正电子浓聚程度来实现图像采集,该技术已被 FDA 批准成为用于临床的主要分子成像技术之一。此外,PET 可以检测特定目标区域的放射性强度,并基于信号强度的差异实现直接定量分析。

^{64}Cu 作为一种金属正电子放射性核素,具有较长的半衰期,相对较低的最大正电子能量(0.66MeV)和较短的正电子范围,可提供高质量的 PET 图像。将 ^{64}Cu 装载在脂质体的亲水核心中,通过 PET 测定 ^{64}Cu 来定量脂质体在组织和血液中浓度。

^{99m}Tc 常用于标记吸入性纳米制剂。用 ^{99m}Tc 放射标记法研究了吸入性脂质体在肺中的沉积和清除情况。脂质体的 ^{99m}Tc 放射性标记可通过外小叶放射性标记、包封标记和 pH 梯度加载等多种方法实现。

^{89}Zr 衰变时间较长,标记过程简单。用 ^{89}Zr 标记纳米给药系统,采用 PET 检测 ^{89}Zr 的放射性,从而对纳米给药系统进行体内示踪,成功地对 ^{89}Zr 标记的纳米给药系统在缺失中性粒细胞的荷瘤小鼠体内的药代动力学进行了评价。

3. 核磁共振成像　核磁共振成像(NMRI)是一种具有良好空间分辨率的临床检测技术。NMRI 作为一种非侵入性检测技术在研究纳米颗粒的体内生物分布方面具有很好的应用前景。常用的用于体内纳米给药系统检测的 NMRI 造影包括 T1、T2、化学交换饱和转移(CEST)造影。

T1 造影由顺磁中心产生,缩短了水质子的纵向弛豫时间。使用 Gd- 螯合物作为造影剂,用 NMRI 测定体内的纳米给药系统。该方法安全性好,可以用于纳米给药系统的临床检测。

T2 造影是通过减少水质子的横向弛豫时间而形成的。超顺磁性氧化铁纳米颗粒属于 T2 造影剂,可在 T2 加权图像上产生负对比度。超顺磁氧化铁纳米颗粒比顺磁 T1 造影剂具有更高的摩尔弛豫率,被广泛应用于 NMRI 分子成像。

CEST 是一种新型的 NMRI 对比成像技术。CEST 是利用质子谱中的特定共振频率,对溶质分子上可交换的质子进行选择性饱和,这种饱和通过化学交换和偶极交叉弛豫传递给溶剂质子,从而构成强大的灵敏度增强机制,使低浓度溶质通过水信号可视化。同时用 T1、T2 和 CEST,测定脂质体在体内的多种形态。

NMRI 为纳米给药系统的体内研究提供了一种灵敏、无创和高空间分辨率的检测手段。但是,由于生物基质高度复杂,导致 NMRI 对生物样品分析的特异性较低。而且,造影剂可能会影响纳米给药系统的药代动力学行为。此外,还应考虑造影剂存在的安全性隐患等问题。

4. 质谱法　质谱法是通过对离子化待测物的质荷比的测定而实现对待测物进行定性和定量分析的一种方法。质谱法是一种新的体内定量纳米给药系统的分析方法,具有良好的选择性、灵敏度和准确度。利用电感耦合等离子体质谱(ICP-MS)对肿瘤组织中的脂质体及其包被物进行定量。用四种不同的镧系金属螯合物通过包封或表面键合来标记脂质体,被标记的脂质体通过静脉注射进入荷瘤小鼠后,采集肿瘤并进行 ICP-MS 分析。

五、药用辅料的分析

药用辅料系指生产药品和调配处方时使用的赋形剂和附加剂,是除活性成分或前体以外,在安全性方面已进行了合理的评估,并且包含在药物制剂中的物质。我国药用辅料的质量标准、通则和指导原则均收载于 2020 年版《中国药典》(四部)中。药用辅料的质量可能会影响到制剂的质量和有效性。但是同一药用辅料可用于不同剂型、不同给药途径、不同的用途。因此,辅料的质量应设置相应的质量指标和质量控制项目。辅料的质量考察试验通常包括两部分:①与生产工艺及安全性有关的常规试验,如性状、鉴别、检查、含量等;②影响制剂性能的功能性指标,如黏度、粒度、水分等。

普遍认为,辅料是无活性、无毒性的惰性物质。然而,近年来越来越多的研究发现,一些辅料尤其是大分子或聚合物辅料不仅本身具有某些毒性与活性,而且还可能与负载的药物或体内药物代谢酶或转运体之间发生相互作用,从而可能导致不良反应事件的发生。因此,很多药学工作者建议应对辅料在体内的过程进行考察和评价,阐明其活性与毒性作用的物质基础,揭示辅料 - 药物之间相互作用的机制,保障用药安全。

大分子或聚合物辅料的结构和组成具有多分散性特点,进入机体后成分更为复杂,即包括辅料本身、小分子杂质及其产生的多种类型的代谢产物。目前常用的辅料分析的比色法和酶联免疫法等方法虽然简单、快速,但是并不适合复杂生物基质中辅料的分析,且不能有效地对不同尺度的辅料进行区分。因此,针对上述辅料,可采用高效液相色谱法(HPLC)、液相色谱 - 质谱联用法(LC-MS/MS)对辅料进行分析。

(一)高效液相色谱法

1. 分离机制　根据分离机制,HPLC 可分为分配色谱法、吸附色谱法、分子排阻色谱法和离子交换色谱法四类基本类型的色谱方法。目前,常用于大分子辅料分析的主要有分配色谱法和分子排阻色谱法两类。

分配色谱法分离的原理是利用不同分离组分在固定相或流动相中溶解度的差异来实现分离,其原理与液 - 液萃取基本相同。一般来说,可根据辅料的脂 - 水分配系数选择正相或反相分配色谱法。脂溶性极强或水溶性极强的辅料通常选择正相的色谱柱,而脂 - 水分配系数适中的辅料可以选择反相的色谱柱。

分子排阻色谱法又称空间排阻色谱法、尺寸排阻色谱法和凝胶渗透色谱法等。分子排阻色谱法的固定相是多孔凝胶,其分离的原理是根据凝胶孔径大小与被分离组分的分子尺寸相对关系来实现分离,而与流动性的性质无关。一般分子的尺寸大小随相对分子质量的增加而增大,所以当流动性载着样品进入色谱柱时,小分子可以渗透到凝胶孔穴内,最后流出色谱柱;分子质量越大,越难以渗透到凝胶孔穴中,越早流出色谱柱,从而实现对不同分子质量组分的分离。

2. 检测系统　检测器是液相色谱仪中的关键部件之一,其作用是将色谱洗脱液中的待测组分的量或浓度转变为可测的电信号,用于定性和定量分析。对辅料进行分析时,液相色谱仪常用的检测器包括荧光检测器、示差折光检测器、蒸发光散射检测器和安培检测器等。

(二)液相色谱 - 质谱联用法

辅料在生物体内浓度较低,内源性基质干扰强,LC-MS/MS 技术有望实现辅料的快速、精准分析。

辅料从液相色谱中分离后进入质谱,可通过质谱不同的扫描模式对其进行分析,常用的扫描模式包括多级反应监测(MRM)、多级离子监测(MIM)、源内裂解和全质荷比裂解(MS^{ALL})等,有时可使用两种或两种以上的扫描方式。MRM 扫描模式在定量分析方面有出色的表现,是药物分析领域定量的"金标准"方法。但大分子或聚合物辅料的分子量与电荷分布错综复杂,导致其前体离子的数量极为庞大,而 MRM 扫描模式只能对有限分子量确定的目标化合物进行定量分析,因此单独使用 MRM 方法对聚合物或大分子辅料进行质谱分析存在着极大的挑战性。目前,针对聚合物或大分子辅料,常采用以下技术进行分析。

1. 基于四极杆串联质谱的源内裂解技术 源内裂解技术是将离子源内的解簇电压(DP)调高,增加离子间的碰撞概率,诱导前体离子发生源内裂解,从而产生大量的碎片离子。而后采用质谱 MRM 或 MIM 扫描方式对这些碎片离子进行定量,从而实现定量分析。

2. 基于四极杆 - 飞行时间质谱的 MS^{ALL} 技术 四极杆 - 飞行时间质谱(Q-TOF-MS)是一种将四极杆、碰撞室和飞行时间质量分析器(TOF)串联起来的质谱。数据非依赖型采集方式(DIA)被称为全质荷比裂解(MS^{ALL})技术,在此模式下,质谱的第一个四极杆处于开放状态,不对离子的质荷比进行筛选,而是将所有离子全部直接传送到碰撞室中。然后,通过在碰撞室中施加碰撞能量,使聚合物发生碰撞诱导解离,产生特定的碎片离子,最后通过具有高分辨率的 TOF 质量分析器和高灵敏度的检测器来获得这些碎片离子的定性或定量信息。此方法已被广泛地应用于蛋白质组学和代谢组学等领域的定性分析研究中,也为大分子药用辅料的生物样品分析提供了新思路。碰撞室内的高裂解效率、TOF 质量分析器的高分辨能力、稳定的质量精度及高速的扫描能力,是 MS^{ALL} 技术能够准确定量分析复杂生物样品中待测物的决定性因素。

3. 基于四极杆 - 飞行时间质谱的连续可变窗口全信息离子采集(SWATH)技术 Q-TOF-MS 中配备的 SWATH 技术是窗口可变、数据非依赖性的最新 Q1 扫描技术。SWATH 技术可兼顾定量及定性结果,当前多用于蛋白质组学的鉴定和定量研究。SWATH 的工作流程:Q1 可变窗口(2~100Da)扫描→ Q2 MS/MS^{ALL} 裂解→ TOF 高分辨检测。SWATH 技术是继承并发展了 MRM 的数据采集模式及定量分析优势,并将 MRM 的"点对点"定量(选定母离子→单位质量数子离子)转变成 SWATH 的"面对面"定量(选定窗口母离子→多个精确质量数子离子)。该采集和分析流程非常适合多组分、多形态的大分子辅料的分析。

(顾景凯)

第五节 抗体药物质量控制

一、概述

抗体是指机体的免疫系统在抗原刺激下,由 B 淋巴细胞增殖分化的浆细胞所产生的、可与相应抗原发生特异性结合的免疫球蛋白(immunoglobulin, Ig)。抗体属于免疫球蛋白,由一个 B 淋巴细胞(单克隆细胞)接受抗原刺激所产生的抗体称为单克隆抗体(monoclonal antibody),简称单抗。该抗体能够与抗原的独特表型特异性结合。由于 B 淋巴细胞在产生抗体后会逐渐衰老死亡,因此,并不适合生产抗体。杂交瘤技术的出现具有重大意义,它既具有免疫细胞分泌抗体的能力,又具有肿瘤细胞无限繁殖的能力。如今,利用 DNA 重组技术可以修饰抗体或制备各种类型的新型抗体,同时,抗体的全人源化已经成为主流趋势。由于单抗具有特异性强、抗体成分均一、可重复大量生产等优点,目前广泛应用于疾病治疗、基础研究和临床诊断等方面。

人用重组单克隆抗体制品,系指采用各种单克隆抗体筛选技术、重组 DNA 技术及细胞培养技术制备的单克隆抗体治疗药物,包括完整免疫球蛋白、具有特异性靶点的免疫球蛋白片段、基于抗体结构的融合蛋白、抗体偶联药物等。其作用机制是通过与相应抗原的特异性结合,从而直接发挥中和或阻断作用,或者间接通过 Fc 效应子发挥包括抗体依赖和补体依赖细胞毒作用等生物学功能。

治疗性单克隆抗体最常用的是 IgG 类型,它是由两条相同的重链(heavy chain,HC)和两条相同的轻链(light chain,LC)通过链间二硫键连接而组成的蛋白分子,分子结构呈"Y"形,相对分子质量约为150kDa。重链含 450~550 个氨基酸残基,相对分子质量为 55 ~70kDa,根据重链的类型不同,IgG 分为IgG1、IgG2、IgG3 和 IgG4。轻链含约 210 个氨基酸残基,相对分子质量为 24~25kDa,有 κ 和 λ 两种类型。重链和轻链均由可变区(variable domain,V 区)和恒定区(constant domain,C 区)两部分结构域组成,可变区内各含有 3 段互补决定区(complementarity determining region,CDR 区),每个 CDR 区由 2~17 个氨基酸残基组成,其氨基酸残基的种类差别很大,是特异性结合相应抗原的片段(antigen-binding fragment,Fab),因此将"Y"形结构的上半部分称为 Fab 段。轻链含有 1 个恒定区 CL;重链含有 CH_1、CH_2、CH_3 和 CH_4 四个恒定区(因抗体类型不同而不同,IgG1 含有 3 个 CH 区域),是抗体分子可结晶的片段(crystallizable fragment,Fc),因此将"Y"形结构的下半部分称为 Fc 段,Fc 段 CH_2 区域含有一个 N 糖基化位点,对于肽链的正常折叠和空间构象有重要作用。重链与轻链之间用链间二硫键连接,轻链和重链内部含有链内二硫键,这些链间和链内二硫键用于维持蛋白的疏水中心,保持蛋白空间结构稳定。在 CH_1 和 CH_2 区域之间有一个铰链区(hinge region),用于连接抗体的 Fab 段和 Fc 段,维持抗体结构的灵活性。

抗体的 Fab 段能够特异性识别肿瘤相关抗原,从而调控相关的下游信号通路,直接发挥中和或阻断作用,抑制肿瘤细胞增殖和迁移。抗体的 Fc 段介导效应功能,包括抗体依赖细胞介导的细胞毒作用(antibody-dependent cell-mediated cytotoxicity,ADCC)、抗体依赖细胞介导的吞噬作用(antibody-dependent cell-mediated phagocytosis,ADCP)及补体依赖细胞毒作用(complement-dependent cytotoxicity,CDC)。在 ADCC 和 ADCP 中,抗体与效应细胞(如自然杀伤细胞和巨噬细胞)表面的 Fc 受体结合激发对靶细胞的吞噬和溶解作用。在 CDC 中,抗体通过激发补体系统杀伤靶细胞。

抗体偶联药物(antibody-drug conjugate,ADC)是通过一个化学链将具有生物活性的小分子药物连接到单克隆抗体(单抗)上,单抗作为载体将小分子药物靶向运输到目标组织中。目前绝大部分 ADC 的研发是由靶向特异性抗原的抗体(antibody)通过连接子(linker)与高效细胞毒性的小分子(drug)化学药物偶联而成,利用抗体与靶抗原特异性结合的特点,将小分子药物靶向传递至肿瘤细胞,进而发挥杀伤肿瘤细胞的作用。与抗体药物相比,ADC 能更高效地杀伤靶细胞。当然,ADC 的设计也比抗体更加复杂,需要考虑抗体、连接子、小分子药物三个成分及他们之间的合理组合。其中抗体的选择是 ADC 设计的起点,也是 ADC 适应证选择的决定性因素,靶抗原应通常具有肿瘤或疾病相关且高水平表达的特征;连接子在 ADC 的体内循环过程中应足够稳定,同时在进入靶细胞后又能将小分子药物以高效活性的形式有效释放;小分子药物对于肿瘤细胞应具有高效的杀伤作用。与传统的抗体药物或者细胞毒性药物相比,ADC 具有更为复杂的结构和质量属性。

二、人用重组单克隆抗体质量控制

抗体复杂的生产工艺造成抗体产品的高度异质性,异质性是单抗产品的特征,单抗是变异体的混合物。异质性来源有糖基化修饰、糖化、脱酰胺化、异构化、氧化、二硫键杂化、N 端/C 端修饰、截短和聚集等。这使得其质量控制更加复杂,难以通过某几种分析方法定义其质量,需要通过尽可能多的正交方法相互辅助来控制产品质量。单克隆抗体的主要质量属性一般可分为:一级结构(primary structure)、糖基化修饰(glycosylation)、高级结构(high order structure)、颗粒与聚集(particles and aggregate)、纯度与杂质(purity and impurity)、生物学活性(bioactivity)、免疫学特性(immunology)、蛋白质含量(protein content)等。

1. 一级结构

(1)完整蛋白分子量:电喷雾电离(electrospray ionization,ESI)和基质辅助激光解吸电离(matrix-assisted laser desorption ionization,MALDI)技术的发展,使得大分子蛋白的质谱分析成为可能。用MALDI 技术电离产生的蛋白主要带单电荷;ESI 技术电离产生的蛋白则主要带连续多电荷态,因此即使蛋白分子量超出质谱仪检测范围,仍能得到蛋白的完整分子量。采用 ESI 技术得到的完整蛋白谱图,需要用去卷积的方法得到完整分子量。

蛋白完整分子量的测定,可以直接进样,也可以与RP-HPLC联用来提高灵敏度和通量。RP-HPLC多用C4~C8的色谱柱,通常情况下,色谱柱需加温。所得分子量数值需要与蛋白的理论分子量进行比较。蛋白理论分子量的计算至关重要。例如,采用元素平均质量还是单同位素质量,元素原子质量的微小变化经过加和累积,会严重影响理论分子量的数值。LC-MS测定完整蛋白分子量。高分辨质谱测得的完整蛋白分子量和理论分子量十分接近(≤50ppm)。蛋白完整分子量测定,可以提供蛋白的初步信息,而且实验过程简单,几乎不需要对蛋白进行过多处理,所得数据对蛋白一级结构有直观的判定。

(2)亚基分子量:将抗体蛋白通过化学手段[如二硫苏糖醇(DTT)或三(2-羧乙基)膦(TCEP)]还原,得到单条蛋白重链和轻链,之后进行LC-MS分析,重链和轻链在色谱上完全分离之后,再进入到质谱仪中分别进行分析。另外,某些蛋白酶,如木瓜蛋白酶和胃蛋白酶,可以在IgG铰链区酶切,产生大的单抗片段。

蛋白酶IdeS,是从酿脓链球菌中分离出来的,如今广泛使用其重组型。IdeS可以选择性地酶切单抗铰链区的G-G段,得到F(ab')$_2$和单链Fc(scFc)。IdeS酶切后的片段,可以进一步用化学手段还原,得到更小的片段。

(3)肽谱图分析:肽谱图是确认蛋白一级序列的主要手段。抗体在蛋白水解酶作用下,断裂成为大小不一的肽段,之后采用LC-MS或LC-MS/MS手段进行分析。还原性肽谱图还包含将蛋白变性、还原、打开链内和链间二硫键的过程。二硫键一旦被打开,为防止自由巯基再度氧化成为二硫键,需要对自由巯基进行烷基化处理(碘乙酸或碘乙酰胺)。若制备非还原肽谱图的样品,则不需要还原的过程。

目前,肽谱图分析常用蛋白水解酶为胰蛋白酶和Lys-C酶,其中以胰蛋白酶最为常见。胰蛋白酶具有活性高、污染物少、特异性强的优点。胰蛋白酶的水解位点为精氨酸和赖氨酸的羧基端。大多数单抗含有丰富的精氨酸和赖氨酸,有多个酶切位点,易于水解成多条肽段,进行质谱和色谱分析。

样品通过RP-HPLC(常用UPLC)进行分离,用紫外检测器与质谱检测器测定。常用反相C18色谱柱分析,肽段按照疏水性由弱到强的顺序依次流出,得到紫外色谱图和总离子流色谱图两张谱图,称为液质肽谱图。同种单抗的肽谱图,各个肽段的出峰时间和相对峰高相似。每一种单抗的色谱图是特异性的,可以与已知的标准单抗的色谱图进行对比。HPLC肽谱图可以直观地发现蛋白的差异,肽谱图中的所有峰均可以用质谱进一步定性,归属每个色谱峰中所含肽段。另外,肽谱图分析是监测蛋白翻译后修饰(如氧化、脱酰胺、C端Lys切除等)的重要手段。

肽谱图是计算蛋白序列覆盖度的主要手段。序列覆盖度是指检测到的氨基酸数量占该蛋白质总氨基酸数量的比例,与氨基酸序列的确证共同保证了药物一级结构的正确性,对保证药物的高级结构形成及维持药物性质具有很重要的意义。若需要对蛋白进行全序列检测(即序列覆盖度为100%),采用单一蛋白水解酶难以满足实验要求,这是因为某些小肽段(含有2~4个氨基酸残基)在C18色谱柱上不保留,增加了检测困难;某些大肽段或由于蛋白酶漏切产生的肽段,增加了质谱解析的困难。因此,可以将不同酶切位点的蛋白酶联合使用,达到全序列检测的目的。

(4)翻译后修饰:蛋白的翻译后修饰(post-translational modification,PTM)是指蛋白质在翻译后或翻译中经历的一个共价加工的过程,如在某些氨基酸残基上加上修饰基团或水解掉某些基团,因此改变了蛋白质的性质,影响基因表达、信号传导通路、细胞分裂进程等。测定蛋白翻译后修饰主流分析方法为肽谱图法。对于某一个特定肽段而言,在没有发生任何翻译后修饰的情况下,其序列信息和分子量是确定的。而翻译后修饰会导致特定肽段分子量的改变。通过质谱分析,得到肽段的分子量信息,可以定位至蛋白发生修饰的位点。

(5)二硫键构型:二硫键是蛋白中经常出现的一种共价键,是肽链上两个半胱氨酸残基(Cys)的巯基基团发生氧化反应形成的,有链内(intra)和链间(inter)两种形式。以IgG1κ为例,在IgG1抗体中共有16条二硫键。与肽键不同,二硫键容易断裂,也可以再度氧化成二硫键。二硫键的正确形成对抗体的结构和功能至关重要,如果二硫键发生错配,形成结构异常的抗体分子,不仅会导致抗体生物学活性消失,还有可能产生新的抗原位点,引起不可预知的副作用,因此需要对二硫键的配对方式进行验证。

2. 糖基化修饰 美国 FDA 从 1986 年批准第一个抗体药物 OKT3 至今,已经批准了 63 个抗体药物和 14 个融合蛋白药物,其中多数药物带有糖基化修饰。对于糖蛋白药物,糖基化修饰往往占到所有翻译后修饰的 50% 以上,糖基化修饰会影响药物的免疫原性、半衰期、效应因子作用等,对药物安全性和有效性起到重要作用。

(1)糖基化位点:糖链通过还原端的 N- 乙酰葡萄糖胺(GlcNAc)以 β-1,4 键和蛋白质肽链中 Asn 的酰胺氮连接,形成 N- 糖链。能被 N- 糖基化的 Asn 位点必须处于 Asn、Xaa 和 Ser/Thr(或 NXS/T)连续氨基酸序列中,其中 Xaa 可以是除 Pro 以外的任何氨基酸,N- 糖链都有一个由 3 个甘露糖(Man)和 2 个 N- 乙酰葡萄糖胺(GlcNAc)组成的五糖核心构成。

糖基化位点测定需要借助 LC-MS/MS 手段,可通过对切糖还原肽图和未切糖还原肽图的图形比较,图形不一致的色谱峰即为发生糖基化的肽段,利用二级质谱确定糖基化位点。或者进行糖肽分析,配合使用 CID(碰撞诱导解离)和 ETD(电子传递解离)碎裂方式得到肽段碎片和糖基碎片,进而确定糖基化位点。

(2)糖基化分析:糖基化分析可以从三个维度进行,即全分子分析、糖肽分析和游离寡糖分析。

1)全分子分析:ESI 源与高分辨质谱联用是检测蛋白分子量的常用手段。单克隆抗体分子量接近 150kDa,在 ESI 源内可携带多个电荷(40~70)使得单抗的质荷比(m/z)范围在 2 500~3 500 之间。在此 m/z 区域内,飞行时间质谱(TOF-MS)和静电场轨道井质谱等高分辨质谱均可以分辨单克隆抗体的不同糖型。

2)糖肽分析:对于多个糖基化位点的抗体产品,游离寡糖分析方法不能特异性地解析出各位点的糖基化修饰情况。在糖蛋白经变性还原处理后,用蛋白水解酶(如 trypsin)将蛋白水解成特定的肽段后进入 LC-MS 中分析,再利用专业软件和人工比对可以鉴定糖基化位点、解析寡糖结构和得到位点特异性的糖型修饰信息。

3)游离寡糖分析:游离寡糖分析是抗体药物糖基化分析非常重要的部分,使用 PNGase F 糖苷酶特异性切掉 N- 糖链,经过纯化去除蛋白,得到游离糖链,由于糖自身没有发色基团,往往要对其进行标记或衍生化,通过荧光分子标记后,借助 HPLC 或 CE 分离,配合荧光检测器进行分析。

3. 高级结构

(1)差示扫描量热法:热稳定性是蛋白高级结构的一个重要表征参数,是指蛋白质在高温下对抗自身去折叠的能力。差式扫描量热法(differential scanning calorimetry,DSC)可以用于评价蛋白热稳定性,蛋白从完全折叠状态转变到完全去折叠状态这一过程的中间点,即蛋白 50% 去折叠的温度被看作是蛋白的熔点 T_m。低的 T_m 值暗示了一个低的热稳定性。对于特定的蛋白质折叠区域和固定的溶液条件,T_m 是恒定的,T_m 的任何变化都暗示出蛋白发生了微小的去折叠,从而可能引起其生物学活性的变化。

(2)傅里叶变换红外光谱法:傅里叶变换红外光谱法(Fourier transform infrared spectrometry,FTIR)是一种快速、无须标记、非破坏性的技术,只需要少量样品即可完成检测。其原理为蛋白样品在中红外区域(4 000~1 000cm^{-1})有两个主要类型的振动:伸缩振动和弯曲振动。肽键 C=O 键的伸缩振动在 1 680~1 620cm^{-1} 范围内形成酰胺 I 带,肽键 C—N 的伸缩振动和 N—H 键的弯曲振动在 1 560~1 520cm^{-1} 范围内形成酰胺 II 带,平面内 N—H 弯曲和 C—N 伸缩振动的复合组合产生了 1 330~1 230cm^{-1} 范围的酰胺 III 带,一般采用酰胺 I、酰胺 II、酰胺 III 研究 IR 中蛋白质的构象变化。特别是酰胺 I 带是蛋白质二级结构最敏感的指纹区。

(3)圆二色谱法:圆二色谱法就是利用蛋白质的圆二色性(circular dichroism,CD)及不对称分子对左右圆偏振光吸收的不同进行结构分析。蛋白质是由氨基酸通过肽键连接而成的具有特定结构的生物大分子。在蛋白质或多肽中主要的光活性基团是肽链骨架中的肽键、芳香氨基酸残基及二硫键等。当平面圆偏振光的吸收不相同时,产生吸收差值。由于这种吸收差的存在,造成了偏振光矢量的振幅差,圆偏振光变成了椭圆偏振光,这就是蛋白质的圆二色性。圆二色谱法是一种比较简单且有效的技术,为基因工程表达的蛋白质类产品的高级结构确认提供了便捷的手段,是研究稀溶液中蛋白质构象的一种快速、简单、较准确的方法。

4. 颗粒与聚集 溶液中的蛋白质分子可以通过多种聚集过程形成蛋白质颗粒,注射到人体内后可能会产生不良的免疫反应,这种影响是评估产品质量时需要考虑的重要风险因素,因此监测注射用药的颗粒含量是非常必要的。

通常情况下,根据颗粒的大小进行分类,>100μm 的颗粒为可见微粒,1~100μm 的颗粒为亚可见微粒,100~1 000nm 的颗粒为亚微米颗粒,<100nm 的颗粒为纳米颗粒,纳米颗粒和亚微米颗粒包括了蛋白质溶液中的低聚物及可溶性的蛋白聚集体。

注射用蛋白药物中不应存在肉眼可见的颗粒,目测是常用的可见颗粒检测方法,在《美国药典》《欧洲药典》和《日本药典》中均有描述。

《美国药典》和《欧洲药典》对注射用蛋白药物中亚可见微粒的检测有明确要求,通常采用光阻法或显微计数法,对≥10μm 和≥25μm 的颗粒进行统计,《美国药典》进一步指出需要关注 10μm 以下的颗粒含量,建议用 ≥2μm 和≥5μm 分两组进行统计。

0.1~1μm 的颗粒可以用光散射的方法进行测定,而低于 0.1μm 的颗粒则需要用基于浓度的方法进行检测及定量,如分子排阻色谱法、十二烷基硫酸钠 - 聚丙烯酰胺凝胶电泳等。

5. 纯度和杂质

(1)分子大小变异体:完整的单克隆抗体是由两条轻链与两条糖基化重链通过二硫键连接而成。在生产或贮存的过程中容易产生大小变异体,包括聚集体、低分子量片段(如 LC、HC、HL、HH、HHL)等。这些变异体可能影响单抗的安全性和有效性,因此需要作为关键质量属性进行监控。目前主要采用分子排阻色谱法(SEC)和十二烷基硫酸钠毛细管电泳(CE-SDS)等方法对单体、聚合体或片段进行定量分析。

1)分子排阻色谱法(SEC):SEC 是根据待测组分的分子大小进行分离的一种液相色谱技术,色谱柱多以亲水硅胶、凝胶(葡聚糖凝胶和琼脂糖凝胶等)等为填充剂,这些填充剂表面分布着不同孔径尺寸的孔,单抗药物分子进入色谱柱后,它们中各个组分按其分子大小进入色谱柱基质的孔内,聚集体这些分子量较大的组分不能进入填充剂颗粒内部,最早被流动相洗脱出来,而单体和片段等分子量较小的组分能扩散进入孔径内部,然后根据分子大小依次被流动相洗脱出来。

2)十二烷基硫酸钠毛细管电泳(CE-SDS):CE-SDS 是在毛细管中加入线性高分子溶液,形成筛分介质,根据被分析物的荷质比和分子体积大小进行分离。蛋白分子与阴离子表面活性剂 SDS 按质量比1:1.4 键合变性,形成棒状蛋白质 -SDS 复合物,复合物所带的负电荷大大超过了蛋白质分子原有的电荷量,蛋白质基于分子大小进行分离,分子体积小的先出柱,分子体积大的后出柱。

(2)电荷变异体:单克隆抗体在其复杂的生产或贮存过程中,由于翻译后修饰或者自身降解等原因,如甲硫氨酸氧化、焦谷氨酸环化、脱酰胺、异构化、唾液酸化、C 端赖氨酸截除、糖基化等,常引起抗体表面电荷不同而产生电荷变异体,这些变异体可能影响抗体的活性、免疫原性,对抗体的质量以及生产工艺有重要表征意义,因此单抗的电荷异质性分析尤为重要。目前常用的分析电荷异质性方法有离子交换色谱法(IEC)、毛细管区带电泳(CZE)、等电聚焦电泳(IEF)、毛细管等电聚焦电泳(CIEF)、全柱成像毛细管等电聚焦电泳(iCIEF)等。IEC 是基于蛋白质分子表面的电荷分布进行蛋白质组分的分离,保留了蛋白质的天然构象及生物学活性,因此能够反映蛋白质的结构信息。尽管 IEC 可以鉴定出多种电荷变异体,但通常将主峰以外的峰进行分组,位于主峰前的洗脱组分定为酸性峰,主峰后的洗脱组分定为碱性峰。CZE 是毛细管电泳中最简单、最普遍的一种分离模式,通常把它作为其他模式的母体。其分离原理主要是根据被分析物的荷质比差异,使其淌度不同,各物质以不同的速度在缓冲液中移动而实现分离。IEF、CIEF 和 iCIEF 是基于样品等电点的不同进行分离。在 CIEF 和 iCIEF 中,样品和两性电解质混合并且充满毛细管柱,并施加电压。两性电解质在毛细管内形成稳定 pH 梯度,电荷变异体在连续pH 梯度中以不同的速度迁移,在其相应的等电点的 pH 下呈电中性停止迁移,不同等电点的组分被聚焦在不同位置而达到分离。各方法分离机制不同,各有优缺点,可以从不同的角度采用正交的方法对电荷异质性进行分析。

(3)工艺相关杂质:工艺相关杂质是从生产工艺中产生的杂质,可来源于细胞基质如宿主细胞蛋白(host cell protein,HCP)与宿主细胞 DNA(host cell DNA),细胞培养物如诱导剂与抗生素或培养基成分,下游工艺如处理试剂或层析柱析出物、亲和填料蛋白质 A 脱落。重组单抗产品中的杂质可能影响其安全性,应采用合适可控的生产工艺使这些杂质残留量降至最低。

1)宿主细胞蛋白残留:HCP 检测最常用的检测方法是酶联免疫吸附测定(enzyme linked immu-nosorbent assay,ELISA),将宿主细胞蛋白的特异性抗体包被 96 孔板,加入待测样品及标准溶液,溶液中的宿主细胞蛋白与包被抗体结合,洗涤后加入酶标抗体,加底物显色并用酶标仪测定吸光度,通过标准曲线法测定样品中残留蛋白量。目前多使用商品化的 HCP 检测试剂盒,优点是使用简便、适用范围广,但专属性需要确认。工艺特异性的试剂盒可以专属、准确的检测本工艺产品,但生产周期长,适用范围小。另一种 HCP 检测方法是 LC-MS 分析,其优点专属性好、分辨率高,但方法开发难度大,成本相对较高。

2)蛋白质 A 残留:由于蛋白质 A 与单抗有很好的亲和能力,在抗体的纯化工艺步骤中通常采用蛋白质 A 亲和层析。在样品洗脱过程中可能会造成少量的蛋白质 A 脱落,蛋白质 A 一旦脱落,会与抗体产物紧密结合,会导致安全性隐患,因此在产品的纯化过程中要考虑将其去除,并且进行控制。

蛋白质 A 检测常用的方法是 ELISA 技术,将蛋白质 A 的特异性抗体包被 96 孔板,加入待测样品及蛋白质 A 标准溶液,溶液中的蛋白质 A 与包被抗体结合,洗涤后加入酶标抗体,加底物显色并用酶标仪测定吸光度,通过标准曲线法测定待测抗体溶液中的蛋白质 A 含量。

3)宿主细胞 DNA 残留:宿主细胞在发酵过程中一方面细胞自身会经历代谢、衰老、凋亡过程,另一方面各种理化性质的改变也会产生宿主细胞坏死凋亡,导致单抗产品中宿主细胞 DNA 的引入。虽然经过后续各纯化步骤去除,但最终产品中依然可能会有宿主细胞 DNA 残留。理论上,残留的宿主细胞 DNA 有激活癌基因、传染病基因,导致癌症和传染病的可能性。

2020 年版《中国药典》收录的外源性 DNA 残留量的测定可根据供试品具体情况选择 DNA 探针杂交法、荧光染色法和定量 PCR(qPCR)。《美国药典》(USP 43)收录的方法为 DNA 探针杂交法、阈值法和定量 PCR(qPCR)。

6. 生物学活性　生物学活性是保障产品有效性的最重要指标之一,反映了产品发挥特异性生物效应的能力。生物学活性的测定是考察产品全面特征的重要步骤,贯穿于整个产品生命周期。

生物学活性的测定方法主要分为以下几种:①基于动物的体内分析方法,检测体内某一器官对产品的生理反应,如肿瘤的生长情况或某些指标的变化等;②基于细胞培养的体外分析方法,在细胞水平上检测生化或生理反应,如促细胞生长、抑制细胞生长、细胞死亡、细胞凋亡和诱导细胞因子生成等;③生化分析方法,如酶促反应速率或免疫相互作用引起的生理反应;④配体受体结合活力分析。

单抗药物的体外生物学活性,常用的技术手段分为两种,一种是基于细胞功能机制的检测,如细胞增殖分析、细胞死亡或凋亡的分析、补体依赖细胞毒作用(CDC)、抗体依赖细胞介导的细胞毒作用(ADCC);另一种是基于 ELISA 技术的检测,如抗体受体结合力分析、抗体 Fc 段及其受体结合力分析。

(1)基于细胞机制的检测方法

1)细胞增殖检测方法的原理及流程:细胞增殖检测方法已广泛应用于分子生物学、遗传学、肿瘤生物学、免疫学、药理和药代动力学等领域。细胞增殖是指细胞在周期调控因子的作用下,通过 DNA 复制、RNA 转录和蛋白质合成等复杂反应而进行的分裂过程,是生物体的重要生命特征。

检测细胞存活与增殖的方法主要包括观察 DNA 合成含量和检测细胞代谢活性两种,前者主要是 DNA 前体物质(胸腺嘧啶核苷类似物)掺入法,如 5- 溴脱氧尿嘧啶核苷(BRDU)、5- 乙炔基 -2′- 脱氧尿嘧啶核苷(EDU)法;后者主要为溴化噻唑蓝四氮唑(MTT)、2,3- 双(2- 甲氧基 -4- 硝基 -5- 磺苯基)-2H-四唑 -5- 甲酰胺内盐(XTT)、3-(4,5- 二甲基噻唑 -2- 基)-5-(3- 羧甲酯基)-2-(4- 磺苯基)-2H- 四唑)(MTS)、

细胞计数试剂盒 -8(CCK-8)、水溶性四氮唑 -1(WST-1)、阿尔玛蓝(Alamar Blue)、荧光细胞活性检测试剂盒(CTG)发光法。

2)CDC 分析方法原理及流程:CDC 是通过特异性抗体结合靶细胞表面抗原,形成复合体,补体 C1q 结合抗体 Fc 段,经过经典途径激活补体,形成攻膜复合体,导致靶细胞膜穿孔凋亡。在 IgG 亚型中,IgG1 和 IgG3 的 CDC 较强,IgG2 较弱,IgG4 无 CDC 效应。测定方法用具有特定抗原的靶细胞铺板,再加入补体与梯度稀释的能特意性识别靶细胞抗原的抗体,共同孵育后,加入显色液,读取吸光度,拟合 "S" 型曲线,计算引起靶细胞凋亡的抗体 EC_{50} 值(半数有效浓度),EC_{50} 值越小,抗体的 CDC 越强。

3)ADCC 分析方法原理及流程:ADCC 是指表达 IgG Fc 受体的 NK 细胞、巨噬细胞和中性粒细胞等,通过与已结合在肿瘤细胞等靶细胞表面 IgG Fc 段结合,从而杀伤这些靶细胞的作用。ADCC 作用机制为抗体的 Fab 段与靶细胞表面的抗原决定簇特异性结合,效应细胞借助其表面的 Fc 受体识别结合在靶细胞表面的抗体 Fc 段,效应细胞活化,释放穿孔素、颗粒酶等细胞毒性物质,引起靶细胞凋亡,达到杀伤靶细胞作用。在 IgG 亚型中,IgG1 和 IgG3 的 ADCC 较强,IgG2 和 IgG4 的 ADCC 较弱。测定方法通常用具有特定抗原的靶细胞铺板,再加入效应细胞与梯度稀释的能特异性识别靶细胞抗原的抗体,共同孵育后,加入显色液,读取吸光度值,拟合 "S" 型曲线,计算引起靶细胞凋亡的抗体 EC_{50} 值,EC_{50} 值越小,抗体的 ADCC 越强。

(2)基于 ELISA 技术的检测:ELISA 技术是将抗原结合在固相载体表面,加入待测抗体,经过特异性反应形成抗原抗体复合物,经洗涤后去除未反应的抗体,再加相应酶标记抗体,最终形成抗原 - 抗体 - 酶标记抗体复合物,加入酶底物反应后生成有色物质,产物的量与待测物质的量正相关,根据颜色深浅进行定性或定量分析。由于 ELISA 技术具有灵敏、特异、简单、快速、稳定及易于自动化操作等特点,目前已广泛应用于生物医学各领域。ELISA 技术既可以测定抗原,也可以测定抗体,大概可分为以下四种类别。

1)直接法测定抗原:直接法适合大分子量抗原的分析。在固相载体表面直接结合抗原,加入酶标特异性抗体孵育,洗涤未结合的酶标抗体及杂质,加入底物进行颜色反应,此时检测信号代表了抗原总量。该方法优点是操作简单,因无须使用二抗可避免交互反应,缺点是一级抗体都需要标记,信号只经过一步放大,灵敏度较低,且容易出现假阳性,因此应用范围非常有限,可以检测血清种属,也可进行单克隆抗体制备中的初步筛选。

2)间接法测定抗体:间接法是检测抗体常用的方法,也可以检测抗原。将特异性抗原与固相载体联结,形成固相抗原,加入待测抗体,与固相抗原结合形成抗原 - 抗体复合物,再加入酶标抗体,与固相免疫复合物中的抗体结合,洗涤后,固相载体上的酶量与受检抗体的量正相关。间接法的优势是使用酶标记抗体,将反应信号进一步放大,有较高的灵敏度,而且同一种酶标记抗体可以应用于不同的检测中;劣势是发生交互反应的概率较高。在单抗生物学活性检测中,抗原抗体结合活力、抗体与 Fc 受体结合活力及血液中抗体浓度分析多采用间接法检测。

3)双抗夹心法测定抗原:双抗夹心法是检测抗原最常用的方法。将特异性抗体与固相载体结合,形成固相抗体,加入待测抗原,与固相抗体结合形成抗原抗体复合物,再加入酶标抗体,洗涤去除未经结合的酶标抗体,此时固相载体上的酶量与待测抗原的量正相关。加入底物后经酶催化底物产生有色产物,检测后得到待测抗原的量。此法适用于检验各种蛋白质等大分子抗原,具有很高的特异性。若采用固相载体上的抗原和酶标抗原分别与被检抗体结合,则是双抗原夹心法。

4)竞争法测定抗原或抗体:小分子抗原或半抗原不具备两个以上的抗原决定簇,因此不能用双抗夹心法测定,可采用竞争法。将抗体与固相载体联结,形成固相抗体,抗原进行酶标记,酶标抗原和一定量的待测抗原与固相抗体竞争结合,待测抗原含量越多,结合在固相上的酶标抗原越少,产生的有色物质越少。在很多定量分析中,都采用此法,如今已有很多成熟的试剂盒产品。当抗原纯度不够或其中含有干扰物质时,可用竞争法测特异性抗体。

7. 免疫学特性　生物分子间的相互作用分析技术,尤其是表面等离子体共振(surface plasmon

resonance,SPR),已经广泛应用于蛋白质与蛋白质、蛋白质与多肽、蛋白质与 DNA,以及蛋白质与小分子的相互作用分析过程中。不同于传统的酶联免疫吸附测定(ELISA)及放射免疫分析(RIA),SPR 技术无须标记,直接测定分析物与固定于芯片表面的配体之间的相互作用,实时监测复合物的结合和解离过程,这对于表征抗体药物的动力学特性是非常重要的。

(1)SPR 技术:当入射光以临界角入射到光密介质与光疏介质的界面时发生全反射,由于介质表面镀有一层金膜,入射光可以引起金属中自由电子的共振,导致反射光的能量在一定角度内大大减弱,能量最低点对应的角度称为 SPR 角(θ)。当入射光的波长和金膜的厚度等因素保持不变时,介质表面分子量的变化可以引起 SPR 角的变化,进一步转化为响应信号(RU)。应用 SPR 技术进行动力学分析一般包括四个阶段:①缓冲液流过芯片表面获得基线;②分析物流过芯片表面产生结合曲线;③缓冲液流过芯片表面产生复合物的解离曲线;④芯片表面再生使得信号回到基线。

(2)SPR 应用于 Fc 受体和补体 C1q 的动力学分析:Fc 区域可能影响人体内抗体的多种受体通路。尤其是 Fcγ 受体(FcγRs)通路可以调节抗体的体内效应功能,新生儿受体(FcRn)通路可以影响抗体在血液循环过程中的半衰期。

人体内存在五种 FcγRs,分别是 FcγR I、FcγR II A、FcγR II B、FcγR III A 和 FcγR III B。其中,FcγR II B 和 FcγR III B 具有抑制效应功能的作用,FcγR I、FcγR II A 和 FcγR III A 可以刺激效应功能,FcγR III A 是临床上与 ADCC 联系最密切的受体。单克隆抗体与 FcγRs 的亲和力测定可以采用共价偶联 FcγRs,固定抗组氨酸标签的抗体(anti-His 抗体)捕获带组氨酸(His)标签的 FcγRs,或者利用蛋白质 A 和蛋白质 L 捕获抗体的方法。

单克隆抗体与 FcRn 的结合,可以避免抗体在溶酶体内产生降解(低 pH 环境),然后在细胞表面释放进入血液循环(高 pH 环境)。即使单克隆抗体具有相同 Fc 区域的氨基酸序列,FcRn 的结合活性也有显著的差异。在进行动力学分析时,通常需要把 FcRn 直接固定于芯片表面,或者通过链霉亲和素包被过的芯片去捕获生物化的 FcRn,单克隆抗体作为分析物,考虑到配体固定水平的不同会影响实验结果,建议严格控制分析条件。

单抗药物的 CDC 信号通路启动的第一步是 C1q 与单克隆抗体结合,C1q 结合于 IgG 的 CH_2 结构域。Patel 等用蛋白质 L 捕获 IgG,研究四种 IgG 亚类与 C1q 的结合活性,采用稳态模型进行分析,IgG1、IgG2、IgG3、IgG4 与 C1q 的亲和力分别为 81nmol/L、191nmol/L、88nmol/L、232nmol/L。这个结果与 IgG 亚类的 CDC 差异一致(IgG3>IgG1>IgG2~IgG4)。

8. 蛋白质含量　蛋白质分子中含有共轭双键的酪氨酸、色氨酸等芳香族氨基酸,其在 280nm 波长处具最大吸光度,在蛋白质吸光系数确定的条件下,吸光度大小与蛋白质浓度呈正比。通常先确定供试品的吸光系数,再采用紫外分光光度法在 280nm 波长下测定蛋白含量,此方法操作简便快速,适用于纯化蛋白质的检测。除此之外,《中国药典》也收录了几种蛋白质含量测定方法。

(1)凯氏定氮法:蛋白质是含氮的有机化合物,当与硫酸和硫酸铜、硫酸钾一同加热消化时使蛋白质分解,分解的氨与硫酸结合生成硫酸铵。然后碱化蒸馏使氨游离,用硼酸溶液吸收后以硫酸滴定液滴定,根据酸的消耗量算出含氮量,再将含氮量乘以换算系数,即为蛋白质的含量。氮转化成蛋白质的换算系数因蛋白质中所含氨基酸的结构差异会稍有区别。

(2)福林酚法(Lowry 法):蛋白质分子中含有的肽键在碱性溶液中与 Cu^{2+} 螯合形成蛋白质 - 铜复合物,此复合物使酚试剂的磷钼酸还原,产生蓝色化合物,在一定范围内其颜色深浅与蛋白质浓度呈正比,以蛋白质对照品溶液作标准曲线,采用比色法测定供试品中蛋白质的含量。

(3)双缩脲法:蛋白质分子中含有的两个以上肽键在碱性溶液中与 Cu^{2+} 形成紫红色络合物,在一定范围内其颜色深浅与蛋白质浓度呈正比,以蛋白质对照品溶液作标准曲线,采用比色法测定供试品中蛋白质的含量。

(4)2,2'- 联喹啉 -4,4'- 二羧酸法(BCA 法):蛋白质分子在碱性溶液中将 Cu^{2+} 还原为 Cu^+,2,2'- 联喹啉 -4,4'- 二羧酸(BCA)与 Cu^+ 结合形成紫色复合物,在一定范围内其颜色深浅与蛋白质浓度呈正比,以蛋白质对照品溶液作标准曲线,采用比色法测定供试品中蛋白质的含量。

(5)考马斯亮蓝法(Bradford 法):在酸性溶液中考马斯亮蓝 G250 与蛋白质分子中的碱性氨基酸(精氨酸)和芳香族氨基酸结合形成蓝色复合物,在一定范围内其颜色深浅与蛋白质浓度呈正比,以蛋白质对照品溶液作标准曲线,采用比色法测定供试品中蛋白质的含量。

9. 安全性及其他检测　除上述特性分析外,还应对单抗产品的安全性进行严格控制,如无菌、细菌内毒素、微生物负荷、异常毒性检查应符合 2020 年版《中国药典》和"人用重组单克隆抗体制品总论"相关要求。

产品还应合理评估外观(如性状、颜色、澄清度等)、可见异物、pH、渗透压、装量/装量差异、不溶性微粒等,冻干制剂还应考虑复溶时间、水分等。

三、抗体偶联药物质量控制

抗体偶联药物(ADC)具有比单抗更复杂的结构和更特殊的质量属性。质量控制策略应基于对关键原材料(单抗、连接子、小分子药物等)的质量评价、对终产品关键质量属性的理解及对工艺认识的不断积累,结合风险评估手段综合制定。

单抗的质量控制可参考前面章节,在此不再赘述。

ADC 的质量属性通常包括:评估偶联工艺对抗体一级结构的影响,确定药物主要偶联位点、药物抗体偶联比和药物分布、分子大小变异体、电荷变异体、高级结构、免疫学特性、生物学活性、杂质和含量等。

1. 一级结构和药物偶联位点　采用肽图谱法和质谱分析法,评估偶联工艺对单克隆抗体一级结构(如氨基酸序列完整性、二硫键连接、糖基化修饰和翻译后修饰等)的影响。如果采用的偶联化学工艺过程预期不会影响糖基化修饰,则偶联后的 ADC 可以考虑不重复进行糖基化修饰相关特性分析。此外,还可利用质谱法对抗体偶联药物的小分子药物与单抗的主要偶联位点和每个位点的相对偶联比例进行鉴定和分析。

2. 药物抗体偶联比(drug to antibody ratio,DAR)　是 ADC 重要的质量属性之一,直接影响其安全性和有效性。它表示连接到每个抗体分子上的小分子药物的平均数量。根据连接子、小分子药物的化学性质以及偶联方式(氨基偶联、巯基偶联、定点偶联等)选择分析手段,常用方法有:紫外-可见分光光度法、疏水色谱法、反相色谱法、质谱法。由于单抗分子本身的相对分子质量大,在生产及储存过程中可产生大量的修饰,理论上这些异质性的组合可使单抗分子产生约 1×10^8 种异构体。药物在单抗上的偶联进一步增加了抗体的异质性。

3. 药物分布　ADC 偶联产物,尤其是非定点偶联 ADC,通常是混合物,包含连接不同数量小分子药物的 ADC 分子。药物分布,即具有不同数量小分子药物的 ADC 分子分别占总的药物分子的比例。测定方法通常采用疏水高效液相色谱法(HIC-HPLC)、反相高效液相色谱法(RP-HPLC)、毛细管电泳(CE)或质谱法(MS)等,可鉴定不同载药量组分的分布,如含有 $0,1,2,\cdots\cdots n$ 种药物的抗体组分。

4. 分子大小变异体　与人用单克隆抗体产品相同,常用方法如分子排阻色谱法(SEC)、十二烷基硫酸钠毛细管电泳(CE-SDS)和分析型超速离心(AUC)等多种方法对 ADC 的分子大小变异体进行适当鉴定。需要特别关注聚合体,因为许多与抗体偶联的小分子药物具有较强的疏水性,可能会增加生产和储存期间聚合体的形成。

5. 电荷变异体　对于单克隆抗体,通常采用毛细管区带电泳(CZE)、离子交换色谱法(IEC)、毛细管等电聚焦电泳(CIEF)或成像毛细管等电聚焦电泳(iCIEF)等适当方法测定电荷变异体。这些方法对 ADC 分析的适用性取决于药物-连接体的特性及结合位点的选择(如赖氨酸、链间巯基、碳水化合物等)。虽然 IEC 是测定抗体电荷变异体的常用方法,但由于小分子药物多位点连接的可能性及与色谱柱固定相之间潜在的非特异性相互作用,该方法可能不适用于抗体偶联药物电荷变异体的分析。

6. 高级结构　传统的生物物理学方法(如圆二色谱法、差示扫描量热法、动态光散射和傅里叶变换红外光谱法等)可用于鉴定 ADC 的生物物理学性质。然而,由于抗体或抗体偶联药物具有较大的分子量,往往限制了上述方法检测结构异质性的能力,达不到理想的灵敏度。在研究 ADC 产品时,偶联药物的存在也可能会使结果分析复杂化。

此外,抗体偶联药物的高级结构还可通过生物学功能确定。生物学活性是对高级结构的确证;其他能够反映产品功能活性的体内或体外生物活性检测方法,也可以作为高级结构的补充确证方法。

7. 免疫学性质和生物学活性 采用适当方法(如 ELISA 或 SPR 等)评估偶联对抗体免疫学性质的影响。ADC 应保持其与目标抗原结合的特异性并显示各批次之间具有结合活性的一致性。

ADC 的主要作用机制是通过抗体与细胞外靶抗原结合,被细胞内吞,然后利用小分子药物杀死细胞。应通过细胞杀伤测定法证明靶点依赖性细胞毒性(生物学效应),对该作用机制进行证实。

对于单克隆抗体,Fc 介导的效应子功能可能在作用机制中起作用并对产品安全性和有效性产生影响。对于抗体偶联药物,由于与 ADC 的细胞内吞的竞争效应,Fc 介导的效应子功能可能对抗肿瘤作用无显著影响。但是,如果 Fc 介导的效应功能显示与 ADC 的临床活性相关,则应进行基于细胞的生物活性测定或其他可以反映效应子功能的测定。

8. 工艺相关杂质和污染物 应鉴定潜在的工艺相关杂质,如游离药物及其相关物质、残留溶剂或重金属等,并根据情况进行定性和定量评价。对于 ADC 中残留游离药物的测定可以先沉淀蛋白质,然后采用能够检测小分子药物的方法分析上清液中残留的游离药物,也采用其他样品制备方法。游离药物残留应结合相关游离药物的药理、毒理特性及药物最大使用剂量,设定合理的限度标准。

应严格避免和适当控制污染物,包括所有偶然引入,且不属于生产工艺预期使用的物质,如微生物、内毒素等。

9. 含量 蛋白质含量测定是蛋白质药物质量控制中的重要指标之一,准确的蛋白质含量测定对比活性计算、残留杂质的限量控制及产品的分装均具有重要意义。常用方法为测定 ADC 的消光系数后,采用分光光度法在 280nm 处测定蛋白质浓度。对于 ADC,除多肽骨架外,还应考察小分子药物或连接子 - 小分子药物对 280nm 处吸光度测量值的潜在贡献,如发现明显干扰,在供试品浓度计算中应纳入适当的校正因子。

10. 安全性及其他检测 除上述特性分析外,还应对 ADC 产品的安全性进行严格控制,如无菌、细菌内毒素和生物负荷检查应符合"人用重组单克隆抗体制品总论"相关要求。异常毒性检查应结合 ADC 的毒理学数据和临床给药剂量,评估该项检查的适用性、合理性和可操作性。

ADC 产品还应合理评估外观(如性状、颜色、澄清度等)、可见异物、pH、渗透压、装量 / 装量差异、不溶性微粒等,冻干制剂还应考虑复溶时间、水分等。

(沈振铎)

第八章　代谢组学分析方法与应用

1999 年，Nicholson 等人首次提出代谢组学（metabonomics，与后来出现的 metabolomics 均被广泛使用）的概念，并将其定义为"对机体由于病理生理或遗传修饰等刺激产生的动态代谢反应的定量测定"。近年来，代谢组学迅速发展起来，并成为继基因组学、转录组学、蛋白质组学后，系统生物学的重要组成部分之一。代谢物处于生物系统中生化活动的终端，因此反映的是已经发生的生物学事件。此外，基因表达和环境因素的变化对生物系统所产生的影响都可在代谢物水平上得到最终的表型体现。因此，与其他组学相比，以小分子（通常指分子量 <1 000）代谢物为主要研究对象的代谢组学能够更为准确地反映生物体的终端和整体信息。

根据研究目的的不同，通常可将代谢组学分为非靶向代谢组学和靶向代谢组学两种类型。非靶向代谢组学致力于尽可能系统而全面地对生物系统中的所有内源性小分子代谢物进行检测分析，而靶向代谢组学则更侧重于针对感兴趣的一组特定代谢物进行分析。此外，近年来，结合非靶向和靶向方法优势的"拟靶向"代谢组学方法也得到一定程度的发展。完整的代谢组学研究通常包括医药生物学问题提出、实验设计、样品采集与制备、数据采集、数据预处理与分析、差异代谢物筛选、代谢通路分析、生物学意义阐释等步骤。代谢组学研究中常用的样品有生物体液（包括血液、尿液、脑脊液、泪液、唾液等）、细胞、器官组织、粪便等。需要根据样品类型、研究目的与分析平台选择合适的方法对样品进行处理；样品处理后，采用液相色谱 - 质谱联用（LC-MS）、气相色谱 - 质谱联用（GC-MS）、核磁共振（NMR）等分析平台对内源性代谢物进行检测，获得代谢谱和丰度等定性、定量信息；进而采用多变量、单变量统计分析等方法对所获得的组学数据进行分析，筛选有显著变化的差异代谢物，并研究所涉及的代谢通路，最终进行生物学意义和机制阐释。

如前所述，代谢组学研究中主要的分析技术平台有 LC-MS、GC-MS、NMR 等。其中，LC-MS 是目前最为常用的一种，具有较高的色谱分离效率和灵敏度，代谢物的分析种类广泛，样品处理较为简单，但样品离子化易受基质效应的影响；GC-MS 具有较高的灵敏度与选择性，代谢物的分析范围广泛，有标准品谱库，但不适用于非挥发性或热不稳定物质的分析，样品通常需要经过衍生化处理；NMR 样品处理简单，可实现对样品的非破坏性定性、定量分析，但灵敏度低，代谢物的分析范围也比较有限。上述各种分析技术平台均具有其独特的优势同时也存在一定的局限性，目前尚无任何一种单一的分析技术可以实现对整个代谢组全面而准确的分析。因此，需要根据研究目的选择合适的分析平台，或采用多种分析平台相结合的方法（如正在得到发展的 MS-NMR 技术）以实现对代谢组更为全面的分析。

自 1999 年概念的提出以来，代谢组学已经在生命科学的各个领域得到了广泛的应用，尤其在疾病诊断、疾病机制研究、细胞代谢、新药研发与精准用药等生物医药研究领域显示出了良好的应用前景，已成为推进各领域研究迅速发展的有力工具。

以下针对代谢组学研究中的实验设计、分析方法及其在医药研究中的应用进行介绍。

第一节 代谢组学实验设计

根据所关注的医药生物学问题进行科学合理的实验设计,是保证代谢组学研究顺利进行的前提。代谢组学研究中的实验设计需要考虑以下五个方面:①提出合理可行的医药生物学问题;②选择代谢组学分析的类型——靶向或非靶向代谢组学;③分析技术平台;④样品制备方法;⑤数据预处理与分析方法。

1. 提出合理可行的医药生物学问题 代谢组学研究都是以从代谢层面解决生物学问题为目的。因此,在进行代谢组学实验设计时,至关重要的一步是首先提出正确、合理、可行的医药生物学问题。只有医药生物学问题明确后,才能围绕着以解决该问题为目的,设计后续的实验方案。这里主要需要考虑的包括但不限于:该生物学问题是否与代谢相关? 代谢组学研究是否可以为回答该生物学问题提供有用的相关信息? 应该采用何种样本进行代谢分析? 应该如何进行分组,需要多少组和生物重复来回答该生物学问题等?

2. 选择代谢组学分析的类型 靶向代谢组学是对特定的代谢物进行分析,检测的均为已知的代谢物,且监测的代谢物数量相对较少;非靶向代谢组学则是对生物体内各种类别的代谢物进行分析,可发现未知代谢物,且监测的代谢物数量远多于靶向代谢组学,但是后续的代谢物鉴定步骤极具困难和挑战性。研究者需要根据实验目的选择使用靶向或非靶向代谢组学,并据此选择合适的分析仪器平台。

3. 分析技术平台 由于不同代谢物的理化性质差异极大,目前尚无一种单一的分析技术可以对所有的代谢物进行检测。因此,需要根据实验目的选择合适的分析方法,或者采用多种分析方法相结合的方式来完成代谢物的检测。代谢组学研究中常用的分析技术平台有 LC-MS、GC-MS、NMR 等。

4. 样品制备方法 代谢组学研究中所采用的样品类型广泛,常见的有生物体液(包括血液、尿液、脑脊液、唾液等)、细胞、组织和粪便等。样品的采集与制备是代谢组学研究的重要环节,生物样本的质量与制备直接影响到检测到的代谢物数量与所获得数据的质量。由于生物样本中代谢物的理化性质与浓度存在多样性和差异性,没有任何一种样本采集和制备方法能够适用于所有的代谢物。根据研究对象、实验目的与分析平台的不同,需要选择不同的采集与前处理方法,以获得尽可能多的代谢物并保证数据的重现性与可靠性。

5. 数据预处理与分析方法 数据预处理与分析是代谢组学研究的重要环节之一。数据预处理的目的主要是通过对原始数据进行谱峰提取、去卷积化、谱峰对齐、缺失值补充、归一化、数据中心化(居中和缩放)和数据转化等操作,以便进行后续的数据分析来发现生物样品间的显著变化。数据预处理可通过商用软件(如 MassHunter、MarkerLynx、Compound Discoverer 等)或开源软件(如 XCMS、Skyline、MZmine 等)实现。代谢组学研究中通常采用多变量统计分析方法对多维的代谢组学数据进行降维处理,主要包括非监督方法与监督方法两种类型。常用的非监督方法有主成分分析(principal component analysis,PCA)、层次聚类分析(hierarchical clustering analysis,HCA)等;常用的监督方法则包括偏最小二乘法判别分析(partial least squares discrimination analysis,PLS-DA)、正交偏最小二乘法判别分析(orthogonal partial least squares discrimination analysis,OPLS-DA)等。通常先采用 PCA 观察所分析样品的整体代谢谱信息,并排除潜在的异常离群值;继而进一步用 PLS-DA 或 OPLS-DA,并结合 t 检验等单变量分析方法来筛选差异代谢物。非靶向代谢组学研究需要用数据库进行代谢物的鉴定,常用的数据库有:人类代谢组数据库(Human Metabolome Database,HMDB)、京都基因与基因组百科全书(Kyoto Encyclopedia of Genes and Genomes,KEGG)、Metlin、MassBank、ChemSpider 等。

6. 生物学意义的阐释 接下来需要对通过上述步骤所发现的代谢物进行代谢通路分析与其生物功能的解释。一些常用的数据库,如 HMDB、KEGG、MetaboAnalyst 等可以进行代谢通路的分析。针对所指向的代谢通路,通常需要结合所要解决的生物学问题的背景进行文献检索和分析,继而产生科学假设。

一、细胞实验设计

与动物模型或临床样本相比,对细胞进行代谢组学研究具有很多优势,如容易培养、实验条件较为可控、成本低、重现性好、干扰因素小等。除原代细胞培养外,年龄、性别、种群等因素在细胞代谢组学研究中均较容易控制。代谢物能够反映遗传因素与环境因素对细胞综合作用的结果。通过对胞内或胞外的代谢物进行检测分析,细胞代谢组学能够提供关于细胞的生理学、功能与反应机制等信息。细胞代谢组学研究应用广泛,在疾病机制、毒理学、药物作用机制研究等领域均有涉及。

体外细胞代谢组学研究的主要目的是获得能够反映体内代谢状态的可靠数据。为了达到这一目标,进行科学合理的实验设计是至关重要的,它能够确保后期研究的可行性与代谢组学结果的可靠性。实验设计需要考虑研究目的与实验过程中各个环节的可变因素,以下将从细胞代谢组学研究的各个环节对细胞代谢组学实验设计进行介绍。

(一)细胞类型

代谢组学研究被应用到多种类型的细胞,包括从不同组织获得的原代细胞、肿瘤细胞与干细胞等。细胞实验设计首先需要根据研究目的选择合适的细胞构建模型。

原代细胞保留了原组织的大部分表型特征,是最接近体内情况的细胞模型,因此多应用于研究特定组织的代谢途径与调控机制。然而由于来源受限(尤其是人源)与高度表型差异性,原代细胞在代谢组学研究中的应用受到严重限制。

细胞系与原代细胞相比具有容易获得、操作简单、寿命长、培养条件标准化与表型稳定等优势,因此广泛应用于代谢组学研究。肿瘤细胞具有区别于正常细胞的独特代谢表型,利用代谢组学方法测定肿瘤细胞与正常细胞的代谢差异,有助于理解肿瘤的发生发展机制,发现新的诊断标志物与治疗靶点。

干细胞研究为再生医学带来了希望,目前研究较多的干细胞有胚胎干细胞、神经祖细胞、造血干细胞等。应用代谢组学分析干细胞代谢谱的变化,在干细胞命运与其生理功能的研究中具有重要作用,也可作为评价干细胞治疗的工具。

(二)细胞代谢物分析——胞内或胞外代谢物分析

细胞代谢组学可以对胞内代谢物与胞外代谢物进行分析。胞内代谢物分析可以准确地反映细胞的代谢状态,但需要对细胞进行破坏来提取胞内代谢物。胞外代谢物分析可反映细胞与培养基间代谢物交换的结果,包括底物的摄取与代谢产物的外排等。因此,胞外代谢物分析可以在不破坏细胞的情况下提供细胞的代谢信息。由于难以建立代谢物分泌与细胞状态之间的直接联系,胞外代谢物分析的生物学意义阐释受到了一定的限制。胞内和胞外代谢物分析可以互为补充,提供更多的代谢相关信息。

(三)培养条件

不同细胞可能适用于不同的培养方式,因此需要考虑培养条件对细胞代谢组学研究的影响。培养基成分、培养方式、细胞密度、细胞培养代数等因素均会影响代谢组学分析的结果。

培养基成分是影响细胞生长的主要因素,不同培养基中成分构成不同,底物(如葡萄糖、氨基酸等)的消耗速率也不同,进而导致胞内与胞外代谢物组成变化。贴壁培养、悬浮培养与二维培养、三维培养等不同培养方式会影响细胞的表型进而导致代谢物组成的变化,这可能是细胞-细胞与细胞-基质间相互作用的差异导致的。细胞密度会影响细胞的增殖进而对细胞的代谢物组成产生影响。不同细胞的生长特征不同,需要根据细胞的生长特征选择合适的接种密度。另外,细胞的培养代数也会对细胞的代谢组特征产生影响。

除以上培养条件外,药物的加入会影响细胞增殖速度甚至导致细胞死亡,进而影响细胞状态与数量。细胞数量很大程度上决定了能够检测到的代谢物总量,因此细胞数量的变化会导致胞内和胞外代谢组的改变。通常以细胞计数、蛋白定量或特异性代谢标志物对细胞数量进行评价。测定细胞数量、增加样品重复、数据归一化等方法均可以在一定程度上减轻由于细胞数量不同对代谢组学结果造成的影响。

(四)样品制备

样品制备是代谢组学研究中的关键步骤。细胞样品的制备与生物体液相比更为复杂,通常包括样品收集、淬灭、代谢物提取等步骤。细胞样品的制备方法取决于细胞类型、培养形式(贴壁培养或悬浮培养)、分析胞内或胞外代谢物等。通常,细胞样本的收集主要涉及细胞与培养基的分离。对于悬浮细胞,可以通过离心方式去除培养基,获得细胞沉淀。对于贴壁细胞,必须将细胞与培养材料进行分离,常用的分离方法有胰蛋白酶消化法与细胞刮刀刮取法。有研究表明,胰蛋白酶消化法可能会导致细胞的代谢谱发生改变进而对分析结果产生影响,因此,在代谢组学研究中,大多采用细胞刮刀刮取法来收集贴壁细胞。

为了避免样品收集过程中代谢物发生降解,通常使用淬灭法对细胞进行处理。淬灭是为了迅速使细胞的代谢酶失活,尽量减少样本采集过程中代谢物的变化,从而减少由此导致的实验误差的方法。理想的淬灭方法应该能够立即终止细胞代谢反应,并且保持细胞形态的完整性以防止胞内代谢物的泄漏。常用的淬灭溶剂有:低温有机溶剂(如甲醇、乙腈等)、低温等渗溶液(如生理盐水)或液氮。淬灭过程通常会伴随着一定程度的细胞内代谢物的泄漏,并且代谢物泄漏的程度与淬灭温度、淬灭时间与淬灭溶剂等因素有关;在样品收集时应尽量快速淬灭并注意平行操作,将代谢物泄漏造成的影响降到最低水平。

提取过程应能够保证细胞有效地释放代谢物,并尽量减少代谢物的泄漏与蛋白沉淀等潜在干扰因素,还需要与后续的分析方法相兼容。通常靶向代谢组学要求选择性地提取需要检测的代谢物,非靶向代谢组学则需要考虑非选择性地提取尽可能多的代谢物。液液萃取法在细胞代谢组学样品提取中应用最为广泛,通常使用单独的有机溶剂、含水有机溶剂或不同有机溶剂的组合来进行代谢物的提取。可根据实验目的选择合适的提取溶剂。通常用含水的有机溶剂进行极性代谢物的提取,如甲醇/水溶液、乙腈/水溶液、甲醇/三氯甲烷/水溶液等。有文献报道分别用甲醇、80%甲醇、甲醇/三氯甲烷/水、丙酮、80%丙酮提取 HepG2 细胞中的游离氨基酸,比较后发现 80%甲醇的提取率最高,并有较好的重现性。脂溶性代谢物的提取多采用三氯甲烷、二氯甲烷、甲基叔丁基醚(methyl tertiary butyl ether,MTBE)、异丙醇等有机溶剂。为同时提取细胞中的极性与非极性代谢物,可使用甲醇/三氯甲烷/水、甲醇/MTBE/水等复合溶剂。细胞破碎是否完全也会影响代谢物的提取效率,结合超声破碎、冻融循环等方法可以提高代谢物的提取效率。

淬灭与代谢物提取也可以相结合以减少代谢物的降解,其中应用比较多的是低温 80%甲醇水溶液或低温 70%乙腈水溶液。细胞提取溶液中代谢物的浓度较低,为了检测到更多的代谢物,通常需要对样品进行浓缩处理。除液液萃取法外,固相萃取与固相微萃取方法也可以用于代谢物的提取,但更适用于靶向代谢组学分析。另外,为了监测和消除样品制备与检测过程中的偏差,可在样品处理过程中添加内标,在代谢组学研究中,通常使用同位素标记的不同代谢物作为内标。

(五) 样品检测

样品处理后需要对提取的代谢物进行检测。检测到的代谢物数目取决于所选择的样品制备方法与分析技术平台。选择合适的分析技术平台时需要考虑仪器的灵敏度、分辨率、分离效率等参数。代谢组学研究中常用的分析技术平台有 LC-MS、GC-MS、NMR 等。不同的分析技术平台具有各自的优势与局限性,需要根据研究目的和样品性质进行选择。非靶向代谢组学是一种探索性的分析,致力于在生物样品中检测到尽可能多的代谢物,因此要求检测仪器具有高分辨率、高质量精度与较宽的质量范围。TOF、Orbitrap、FT-ICR 等质量分析器分辨率高、质量精度高、数据采集范围广,因而广泛应用于非靶向代谢组学研究。这其中,TOF 分辨率高、质量精度高,且数据采集范围广,但数据的准确性容易受到环境(尤其是温度)的影响;FT-ICR 分辨率最高,但扫描速度慢且操作复杂,维护成本高;Orbitrap 分辨率与稳定性高于 TOF,且操作相对简单,因此在非靶向代谢组学研究中具有更为广泛的应用前景,但是受到缺乏相应数据处理软件和代谢物鉴定数据库的限制。靶向代谢组学更侧重于对特定代谢物的检测分析,因此对仪器的灵敏度、扫描速度、选择性有高要求。三重四极杆(QQQ)与离子阱(Ion Trap)质量分析器分辨率低,但灵敏度高、选择性高、稳定性好、数据采集范围广,因此在靶向代谢组学中应用广泛。靶向代谢组学和非靶向代谢组学可以相互结合以进一步理解细胞发生的生物学事件。通常先使用非靶向代谢组学对样品进行整体代谢谱分析,以发现潜在的生物标志物,再采用靶向代谢组学对其进行确认。

样品检测过程中,仪器的性能可能会发生变化,导致代谢物的响应强度或保留时间发生改变,进而影响数据的质量,因此需要进行很好的数据质量控制。通常采用混合相同体积的所有待测样品制备质控（quality control，QC）样品，并在数据采集过程中每隔十数个样品检测一次 QC 样品以监控仪器的稳定性。另外对样品检测顺序进行随机化处理对于保证数据质量的可靠性也是极其重要的。

（六）数据预处理与分析

从 LC-MS、GC-MS、NMR 等仪器获得的原始数据文件首先需要经过谱峰提取、去卷积化、谱峰对齐、缺失值补充、归一化、数据中心化（居中和缩放）和数据转化等预处理后才能转变为可进一步进行数据分析的多维数据。常用的数据预处理软件有 MassHunter、MarkerLynx、Compound Discoverer 等商用软件与 XCMS、Skyline、MZmine 等开源软件，可根据需求选择合适的软件进行数据预处理。预处理后获得的代谢组学数据是大量且多维的，如何从这些数据中挖掘有用的信息是代谢组学研究所面对的重要挑战。选择合适的数据分析方法也是细胞代谢组学研究实验设计的重要部分。

在代谢组学研究中，通常需要采用单变量与多变量分析方法对预处理后的数据进行分析。单变量分析方法主要有参数检验和非参数检验两种，用于评价单个变量的变化。多变量分析方法能够同时考察所有的变量，并识别大量数据中潜在的相似性和差异性，以寻找潜在的差异代谢物。多变量分析方法主要包括非监督方法和监督方法。非监督方法在不需要分组信息的情况下探索样品间可能存在的相互关系（如分组、聚类等），并且可以识别和排除干扰后续统计分析的异常值（outlier）。常用的非监督方法有 PCA、HCA、非线性映射等。监督方法用于建立组间的数学模型，使各组样品间达到最大分离，进而筛选组间差异变量。代谢组学研究中常用的监督方法主要包括 PLS-DA、OPLS-DA 等。

非靶向代谢组学研究中需要进行代谢物的鉴定。在基于 LC-MS 的代谢组学研究中，仪器类型的不同与质谱采集参数的差异导致获得的多级质谱碎片种类与强度差异较大。因此 LC-MS 无法像 NMR 或 GC-MS 那样在通用的标准品数据库中进行谱图检索，代谢物的鉴定仍是基于 LC-MS 的非靶向代谢组学研究的瓶颈之一。高分辨质谱能够提供高准确度的数据，可以帮助缩小代谢物鉴定时数据库搜索的可能范围，因此通常用高分辨质谱获取的质谱信息结合数据库进行代谢物的鉴定。代谢组学研究中常用的数据库有 Metlin、HMDB、MassBank、LIPIDMAPS、KEGG、ChemSpider、PubMed 等。经高分辨质谱数据结合数据库搜索所鉴定出的代谢物需要与相应标准品的谱图进行比较，以完成最终的结构鉴定。代谢组学标准化工作组（Metabolomics Standards Initiative，MSI）在代谢物鉴定指南中建议代谢物鉴定时至少需要两个相互独立且正交的数据，如保留时间、MS 或 NMR 谱、精确质量、同位素比例、^{1}H 或 ^{13}C NMR 谱、二维 NMR 谱等。

二、动物实验设计

人类疾病的发生发展机制非常复杂，以人体本身为实验对象探讨疾病机制存在诸多限制。动物模型经常用于进行人类疾病的研究。与临床样本相比，可以通过严格控制实验条件（如饮食、环境、遗传背景等）来排除动物实验中实验变量以外其他因素的干扰，并且样本收集与制备步骤更为可控。代谢组学方法结合动物实验在药物研发、疾病研究、精准医学等领域均有广泛的应用。开展实验动物的代谢组学研究时，需要考虑实验动物的选择、饲养环境、样本的采集与制备、样品检测与数据分析方法的选择等环节，制订合理的实验方案。

（一）实验动物的选择

小鼠、大鼠、兔、豚鼠是常用的实验动物，具有个体小、生命周期短、易于操作、繁殖性能好等优点。建立实验动物模型时，需要尽量选择与人体结构、功能、代谢与疾病特征相似的动物来进行动物实验。通常动物模型的选择是基于某些疾病模型的可用性，而不是考虑与所使用的模型动物相匹配的人类疾病的发病机制，因为实验动物只能模拟疾病的特征而不能显示确切的发病机制。另外，需要尽量选择标准化的实验动物，排除因实验动物携带细菌、病毒、寄生虫与潜在疾病对代谢组学结果造成干扰。

（二）饲养环境

饲养环境不仅影响动物的行为，而且会对实验结果造成影响。用实验动物进行实验时，饲养环境标准化是必要的。首先必须为实验动物提供适宜的温度、湿度与气流等基本要求，另外动物饲养盒内的动物数量、垫料类型、水、食物等都是动物实验设计中应考虑的饲养条件因素。

（三）样本的采集与制备

相比临床样本，实验动物中样本的采集较为方便。动物实验中常用的样本类型主要包括血液、尿液等生物体液与组织、粪便等。样本的采集与制备是动物代谢组学研究至关重要的一步，会直接影响代谢组学实验的数据质量。因此，使用合理的样本采集与制备方法对样本进行采集与制备是极有必要的。血液、尿液、组织等样本的采集与制备方法和临床样本基本一致（详见"临床试验设计"部分），可根据样本类型与实验目的、分析平台选择合适的样本采集与制备方法。

（四）样品检测与数据分析方法

动物代谢组学研究中所应用的分析技术平台与数据分析方法和细胞代谢组学研究基本相同，需要根据研究目的与样本类型选择合适的分析技术平台对样品进行检测，并选择相应的数据分析方法进行代谢组学数据的挖掘。

三、临床试验设计

疾病的发生发展会导致机体的内源性代谢物发生相应的变化，通过代谢组学研究对内源性代谢物进行分析有助于理解疾病发生发展的机制，发现用于疾病诊断的生物标志物并寻找新的治疗靶点，推进个体化治疗。与细胞模型和实验动物模型不同，临床样本中变量更多，包括遗传背景、性别、年龄、体重、饮食、种族、吸烟、环境、药物等因素都会对各种临床组织、生物体液的代谢组学造成影响。因此，临床样本的代谢组学研究需要详细的标准化设计，排除与研究目标无关的变量影响。

（一）患者的个体差异

患者的个体差异会对代谢组学测定的结果造成影响，需要控制与实验变量无关的其他因素以尽可能减小随实验结果的影响。患者的个体差异包括遗传因素与性别、年龄、饮食、体重、药物、并发症等其他因素的影响，另外昼夜节律等因素也会影响代谢物的组成。实验设计时需要综合考虑以上因素，建立合适的标准筛选患者，以获得稳定可靠的代谢组学数据结果。

（二）样本类型

与动物代谢组学类似，临床代谢组学研究中常用的样本类型主要有：生物体液（血液、尿液、脑脊液、泪液、唾液等），组织与粪便等。血液、尿液常用于发现生物标志物的代谢组学研究，而组织多用于研究疾病发生发展的机制。与尿液相比，血液样本应用更为广泛，因为血液代谢组相对于尿液日内变化较小。根据疾病类型，血液、尿液有时可能不足以反映疾病进展。例如，在进行中枢神经系统疾病的代谢组学研究时，可能需要收集脑脊液等样本来获得更为准确的信息。

（三）样本的采集、制备与储存

临床样本的采集、制备与储存会对代谢物的组成造成影响。需要根据研究目的、样本类型与分析技术平台制订适宜的样本采集、制备与储存方案，以减少该过程中代谢物的损失对代谢组学结果的影响。

代谢组学研究中最常采用的血液衍生样品包括血清和血浆。采血管、处理时间、溶血、温度等因素会导致血清和血浆样本产生差异，引起代谢物组成的改变。因此，采血过程中要求标准化操作，保证采血管、抗凝剂、处理时间、离心机参数设置的一致，减少实验误差。血清和血浆样品长期保存建议在−80℃以下温度或液氮中。另外，冻融循环会对血清和血浆的代谢轮廓产生较大的影响，因此建议将样品分装至多个冻存管或离心管中保存，避免冻融循环对样品稳定性造成影响。血液样本前处理中应用最多的是液液萃取法，主要是加入合适的有机溶剂沉淀蛋白，同时将代谢物提取至溶液中。常用的有机溶剂有甲醇、乙腈、异丙醇、丙酮等，需要根据实验目的选择合适的有机溶剂并考察温度、提取时间等因素进行代谢物的提取。

尿液样本的收集应尽快完成，并立即用液氮进行冷冻后长期保存于−80℃以下环境。采集时间与温度同样会影响尿液中代谢物的稳定性与细菌的生长，因此建议在4℃、冰上或者干冰上收集尿液样品。尿液样品在−20℃保存6个月代谢物的稳定性没有明显变化，长期保存则建议置于−80℃以下环境。尿液样本中细菌的生长会影响代谢物的组成，因此在样本收集时通常会加入叠氮化钠等防腐剂以防止细菌生长,同时避免代谢物的降解。也有研究表明 0.22μm 滤膜的除菌效果优于叠氮化钠,因此建议用 0.22μm 滤膜过滤除菌。另外冻融循环会影响尿液中代谢物的组成,因此尿液样本应尽量减少冻融循环。

与血清、血浆等生物体液相比,尿液的成分较为简单,且蛋白含量较低,因而样本处理方法也较为简单。在非靶向代谢组学研究中,尿液样本处理最常采用的是稀释法,即将尿液与水按照一定比例混合后低温高速离心,取上清液经 0.22μm 滤膜过滤后检测分析。尿液中的高盐成分会造成严重的离子抑制,干扰代谢物的检测,稀释法能够减少离子抑制的影响。然而,低丰度代谢物经稀释后可能会降低到检测限以下,导致所能检测到的代谢物种类较少。应用固相萃取法或液液萃取法对尿液进行纯化可以除去尿液中的盐类成分、蛋白质,从而减少基质效应的影响,并且样本经浓缩处理后会使低丰度代谢物更容易测得。

组织样品的收集与制备相较于血液、尿液等生物体液更加复杂,需要更为谨慎的操作。为避免代谢物的降解,组织样品的采集过程应尽可能快,并于采集后立即进行快速冷冻(通常是放入液氮中)。组织异质性的存在会对后期分析结果产生较大影响,为了保证结果的可重复性,应尽可能保证取样部位的一致。残留的结缔组织和血液会干扰分析结果,因此要去除结缔组织并以生理盐水冲洗组织以除去残留的血液。组织样品收集完成后,应长期保存于 −80℃ 以下或液氮中。组织样本的制备需要加入匀浆步骤,以使组织能够与提取溶剂充分接触并充分释放代谢物。通常利用研钵对组织进行研磨或用组织匀浆机制备组织匀浆液。使用研钵对组织进行研磨时通常加入液氮并注意快速操作以防止代谢物的泄漏;使用组织匀浆机时通常加入低温提取溶剂以防止代谢物降解。组织样品的提取通常分为单相提取和双相提取两种。单相提取经常采用水 / 甲醇、水 / 乙腈、水 / 甲醇 / 三氯甲烷等单相溶剂体系,以在单一溶液中提取到更多的代谢物。双相提取通常采用水、甲醇等极性溶剂与三氯甲烷、二氯甲烷、MTBE 等非极性溶剂混合,实现极性代谢物与非极性代谢物的提取与分离。

临床代谢组学研究中还需要考虑的其他因素包括:靶向和非靶向代谢组学的选择、分析平台的选择与数据分析方法的选择等,这几项因素在细胞、动物、临床样本的代谢组学研究中是通用的。进行临床代谢组学研究实验设计时,需要综合考虑以上各个因素,设计科学合理的实验方案,保证获得可靠的结果。

第二节　代谢组学分析方法

理想的代谢组学分析方法要求具有高灵敏度、高通量、无偏向性等特点,并且具有良好的稳定性与重现性。由于代谢物的复杂性和理化性质的多样性,目前尚无任何单一的分析方法可以实现对整个代谢组的全覆盖测定,因此最好采用联用技术与多种分析方法的结合。NMR、MS、色谱、毛细管电泳(CE)、电化学技术等分离分析方法均可用于代谢组学样品的检测,目前代谢组学的分析方法主要是基于 NMR 和 MS 两大类分析技术完成的。NMR 具有所需样品量少、可实现对样品的非破坏性检测、稳定性好等优点,可以获得丰富的结构信息用于代谢物的鉴定,在代谢组学研究中广泛应用。然而较低的灵敏度导致 NMR 对低丰度代谢物的检测存在困难,限制了其在代谢组学研究领域的应用。相比之下,MS 灵敏度高、专属性强、质量检测范围广,可以实现对多种代谢物的同时快速检测与鉴定。此外,MS 可以与多种分离分析技术联用,从而兼顾质谱的高灵敏度、高专属性、普遍适用性与色谱的高分离度、高通量优势,在代谢组学研究中发挥着越来越重要的作用。基于 MS 的联用技术中,在代谢组学研究中应用较为广泛的是液相色谱 - 质谱联用(LC-MS)、气相色谱 - 质谱联用(GC-MS)、毛细管电泳 - 质谱联用(CE-MS)等。以下将主要针对 LC-MS、GC-MS、CE-MS 分析方法进行介绍,并介绍一些其他新的分析方法与其在代谢组学研究领域的应用。

一、基于 LC-MS 的分析方法

LC-MS 联用技术结合了液相色谱的高分离效率与质谱的高灵敏度、高专属性,且具有样品制备较为简单、代谢物覆盖范围广等优势,是目前代谢组学研究中应用最多的分析技术。与 GC-MS 相比,

LC-MS 更适用于对非挥发性化合物、热不稳定性化合物与高极性化合物的分析测定。同时,LC 系统可与多种质谱仪串联,从而实现不同的分析目的。如将 LC 与单四极杆(Q)、三重四极杆(QQQ)、离子阱(Ion Trap)、四极杆离子阱(Q-Trap)等质谱串联,可实现靶向代谢组学分析;而将 LC 系统与飞行时间(TOF)、四极杆飞行时间(Q-TOF)、静电场轨道阱(Orbitrap)或傅里叶变换 - 离子回旋共振(FT-ICR)等高分辨质谱串联,可进行非靶向代谢组学分析。然而,LC-MS 技术应用于代谢组学研究也有其局限性,如化合物必须经过离子化、分析方法的偏向性与通量限制、数据处理的复杂性、代谢物鉴定存在困难等,这些局限性也是当前基于 LC-MS 的代谢组学分析技术的研究热点。

LC-MS 联用仪主要由 LC 系统、LC-MS 接口与 MS 系统三部分组成。样品首先随着流动相进入色谱柱进行分离,分离后的各组分在离子源实现离子化生成带电离子,后者进入质量分析器根据 m/z 的大小实现分离。以下将对 LC 系统、LC-MS 接口、MS 系统等各部分与其进展进行介绍。

（一）LC 系统

代谢组由 1 000~200 000 个理化性质差异显著的代谢物组成,目前尚无任何单一的色谱条件可实现对整个代谢组的覆盖。高效液相色谱法(HPLC)有正相色谱法(NPLC)、反相色谱法(RPLC)、亲水性相互作用色谱法(hydrophilic interaction chromatography,HILIC)与离子交换色谱法(ion exchange chromatography,IEC)等多种分离模式。根据化合物的极性选择不同的分离模式对化合物进行分离,可以提高样品检测的灵敏度与选择性。此外,超高效液相色谱法(ultra performance liquid chromatography,UPLC)、纳流液相色谱法(nanoLC)与二维液相色谱法(2D-LC)等新型液相技术的出现,也进一步提高了基于 LC-MS 的代谢组学分析平台的灵敏度、分离效率与代谢物的覆盖率。

1. 反相色谱法　由于具有高灵敏度、高分离效率、高通量等优势,基于 C18 色谱柱的反相色谱法(RPLC)广泛应用于代谢组学研究中。RPLC 适用于对脂质、脂肪酸等非极性化合物的分离,而对氨基酸、核酸、有机酸等极性小分子化合物的保留能力差,导致大量高极性代谢物在死体积时间附近出峰,互相干扰且基质效应严重,给代谢物的定性定量带来了极大挑战。为了增加对极性代谢物的保留,可以向流动相中添加三丁胺、三丁基乙酸、己胺等离子对试剂。然而离子对试剂会对正离子模式下代谢物的检测产生较强的离子抑制,并且在液相系统中难以清除。另一种增加 RPLC 中极性代谢物保留的方法是衍生化处理。有文献报道开发了一系列针对不同类型代谢物的衍生化方法,包括:用 $^{12}C/^{13}C$- 丹磺酰氯对胺类和羟基代谢物进行衍生化;用 $^{12}C/^{13}C$- 二甲氨基苯甲酰溴化物对羧基代谢物进行衍生化;用 $^{12}C/^{13}C$- 丹磺酰肼对羰基代谢物进行衍生化。通过这一系列衍生化方法,实现了对基于四种功能集团(氨基、羟基、羧基、羰基)分类的代谢组中 95% 以上代谢物的测定,很大程度上扩展了代谢物的覆盖率。

2. 超高效液相色谱法　过去的研究尝试进一步提高基于 LC 的分离方法的灵敏度、通量、代谢物覆盖范围,其中最为突出的成就就是超高效液相色谱法(UPLC)的出现。UPLC 采用粒径小于 2μm 的填料代替 RPLC 中粒径 3.5~5μm 的填料作为固定相,系统压力大于 105kPa,能够显著改善色谱峰的分离度与检测灵敏度,同时大大缩短了检测周期。最近开发的用于 UPLC 的 <2μm 表面多孔二氧化硅颗粒(核 - 壳结构二氧化硅颗粒)具有与传统的 <2μm 全多孔杂化二氧化硅颗粒相当的分离效率与更低的系统操作压力。UPLC 与 HPLC 相比分离度高、灵敏度高、分析速度快,这些优势使得 UPLC 与质谱联用时,能够对样品进行更高效的分离,从而减少离子抑制,增加 LC-MS 的灵敏度。

3. 亲水性相互作用色谱法　RPLC 适用于弱极性与中等极性化合物的分离,正相色谱法(NPLC)能够实现对极性化合物的分离和保留。但是 NPLC 存在重现性差,流动相(三氯甲烷、乙酸乙酯等)对强极性化合物的溶解性极差并且与质谱不兼容等缺点。1990 年 Alpert 首次提出亲水性相互作用色谱法(HILIC)的概念,克服了 RPLC 在分离极性化合物方面的不足,扩展了代谢物的覆盖范围。HILIC 的分离机制目前还存在争议,主要包括三方面:①分配机制;②离子交换;③偶极 - 偶极相互作用。不同的化合物在不同的固定相和色谱环境下显示不同的保留特征,因此在 HILIC 中化合物的实际分离机制取决于化合物的性质、固定相的功能基团与流动相的组成。HILIC 采用极性材料作为固定相和高比例有机溶剂作为流动相,为强极性化合物的分离提供了很好的选择。常用的固定相包括裸露硅胶、两性离子固定相、酰胺键合相,其他有二醇基、氨基、氰基键合相等。HILIC中常用的流动相是乙腈/水、乙腈/甲醇/水、乙腈/异丙醇/水,也可加入甲酸铵、乙酸铵等缓冲盐以同时满足溶解度与质谱兼容性的要求。

与RPLC相比,HILIC具有多种优势,如系统压力低、灵敏度高、化合物在流动相中溶解性能好等。尽管具有以上优点,但是相较于RPLC,HILIC在代谢组学研究中的应用仍然相对较少,主要是因为其应用灵活性较差、保留时间重现性差、峰容量低等。为了尽可能检测更多的代谢物,目前很多代谢组学研究中同时使用RPLC和HILIC两种色谱柱,结果表明HILIC可以为RPLC提供补充信息,两者结合使用可以扩大代谢物的检测范围。

4. 二维液相色谱法　生物体中的代谢物组成复杂,理化性质差异极大,采用一维液相(无论RPLC或HILIC)-质谱联用技术均无法提供足够的峰容量对其实现分离。二维液相色谱法(2D-LC)是将分离原理不同的两根独立色谱柱串联起来构成的分离系统,能够减少生物样品中代谢物的共流出,进而改善同分异构体的分离。根据切换系统的不同,可以把2D-LC分为中心切割和全二维液相色谱法两种类型。中心切割是将第一维色谱柱中分离出的某个或某些感兴趣的组分切入第二维色谱柱进一步分离,适合于目标组分分析。与中心切割相比,全二维液相色谱法受到更为广泛的关注。全二维液相色谱法通过将第一维色谱柱分离出的所有组分全部在线引入第二维色谱柱进行二次分离从而实现正交分离的效果。针对传统方法对代谢物分析覆盖度不足的问题,有文献报道开发了能够同时分析代谢组和脂质组的新型二维液相-质谱联用方法。与传统方法不得不采用两次分析相比,该方法尤其适用于少量样品的大规模代谢组学研究。在另一项研究中建立了能够同时检测短链、中链、长链酰基辅酶A的在线二维液相-质谱联用分析方法,具有高通量、覆盖度广、重复性高等优势。通过该方法从肝组织中提取并鉴定到了90种酰基辅酶A,极大程度地增加了酰基辅酶A类化合物的覆盖度。

5. 纳流液相色谱法　纳流液相中流速在10~1 000nl/min范围,色谱柱的内径通常为0.01~0.1mm。与传统的RPLC或UPLC相比,纳流液相色谱法(nanoLC)的分离效率、峰容量增加,并且减少了样品和流动相的消耗,与质谱的兼容性更好。更重要的是nanoLC与MS串联后,由于流速低,流动相对样品的稀释减少,离子化效率高,可以极大程度地增加LC-MS检测的灵敏度。nanoLC在蛋白质组学中应用较为广泛,但在代谢组学研究中的应用还比较少见。有研究表明nanoLC-ESI-MS平台与传统的LC-ESI-MS平台相比,灵敏度提高2 000倍,LOD与LOQ降低300倍。另一项研究评价了纳流液相-质谱联用(nanoLC-MS)与微流液相-质谱联用(microLC-MS)分析尿液、汗液样品的性能,发现与microLC-MS相比,nanoLC-MS能够提供更高的代谢物覆盖率。

（二）LC-MS接口

在LC-MS中,由于LC的流动相为液体且流速较大,而MS需要在高真空的环境下工作,因此,LC与MS如何连接成为LC-MS中的关键技术之一。接口技术一度是限制LC-MS发展的瓶颈,先后开发了包括热喷雾接口、粒子束接口、动态快原子轰击接口等20多种不同接口,但这些接口均存在不同的缺陷,严重限制了其在LC-MS联用技术中的应用。LC-MS联用技术是在大气压电离(API)技术成熟之后才开始迅速发展的。API技术在大气压条件下完成样品的离子化过程,提高了离子化效率,进而增加了质谱检测的灵敏度。API技术主要包括电喷雾电离(ESI)、大气压化学电离(APCI)、大气压光电离(APPI)等,其中ESI在基于LC-MS的代谢组学研究中应用最为广泛。

ESI是一种比较温和的电离方式,它可以在大气压状态下将溶液中的待测物离子转化为气态离子,适合于极性强、非挥发性与热不稳定性代谢物的分析,是目前应用最为广泛的电离技术。在ESI中,经过液相分离后的样品溶液通过加有高电压的喷针,在高电压和雾化气(通常是N_2)的作用下,溶液迅速雾化成带电液滴,随着溶剂快速蒸发,带电液滴的表面积不断减小,进而导致其表面的电荷密度逐渐增加。当到达"雷利极限"时,液滴表面电荷间的库伦排斥力足以抵消液滴的表面张力,带电液滴发生"库伦爆炸",形成带电样品离子。APCI是采用电晕放电的方式对气相中的分析物质进行电离,要求被分析物质具有一定的挥发性。APCI比较适合于中等极性与弱极性化合物的分离,主要产生单电荷离子,因此谱图解析相对简单。APPI和APCI类似,不同之处在于APPI利用紫外灯取代电晕针进行离子化,通常还使用称为"掺杂剂"的额外溶剂或流动相改性剂协助完成光电离过程。APPI 可看作是对 APCI 的补充,其适用范围与 APCI 较为接近。

(三) MS 系统

MS 具有灵敏度高、专属性强等特点,可实现对众多化合物的同时快速分析与鉴定,广泛应用于代谢组学研究领域。MS 系统主要由样品导入系统、离子源、质量分析器、检测器与数据分析系统五部分组成。根据质量分析器对 MS 进行分类,可以分为单四极杆(Q)质谱、三重四极杆(QQQ)质谱、磁质谱、离子阱(Ion Trap)质谱、飞行时间(TOF)质谱、傅里叶变换 - 离子回旋共振(FT-ICR)质谱与静电场轨道阱(Orbitrap)质谱等。Q、QQQ 和 Ion Trap 质谱具有较高的灵敏度但分辨率较低,多与选择反应监测(SRM)或多反应监测(MRM)检测模式结合进行靶向代谢组学分析。TOF 质谱、FT-ICR 质谱、Orbitrap 质谱等具有较高的分辨率与较强的质谱解析能力,多与数据依赖性采集(DDA)或数据非依赖性采集(DIA)检测模式结合进行非靶向代谢组学分析。为提高质谱检测的性能,不同的质量分析器之间也会进行串联,如四极杆 - 飞行时间(Q-TOF)质谱、线性离子阱 - 静电场轨道阱(LTQ-Orbitrap)质谱等。以下将着重对 QQQ、TOF 质谱、FT-ICR 质谱与 Orbitrap 质谱等质量分析器进行介绍。

1. QQQ 质谱 靶向代谢组学是对特定化学类别或代谢途径代谢物的检测分析,因此对质谱的扫描速度、灵敏度与专属性有较高要求。QQQ 质谱因具有较高的灵敏度与选择性,在靶向代谢组学研究中应用最为广泛。QQQ 质谱的质量分析器中通常与选择离子监测(SRM)或多反应监测(MRM)模式结合以实现对代谢物的高灵敏与高选择性检测。在 SRM 或 MRM 模式中,第一个四极杆(Q1)和第三个四极杆(Q3)作为质量过滤器,第二个四极杆(Q2)作为碰撞室。Q1 中选择的母离子在 Q2 中发生碎裂反应,产生的碎片离子在 Q3 中进行筛选。通过 Q1 和 Q3 选择合适的 m/z 进行监测并对 Q2 中的碰撞能量进行优化,可实现靶向代谢组学研究中代谢物的高选择性和高灵敏检测。

2. TOF 质谱 非靶向代谢组学的关键是对代谢物的鉴定,因此对质谱的质量分辨率、质量采集范围与质量准确度有较高要求。TOF 质谱与 Q-TOF 质谱在较宽的质量范围内具有高质量准确度与高质量分辨率,广泛应用于非靶向代谢组学研究。在 TOF 质谱中,离子在固定长度飞行管中的飞行时间与其 m/z 的平方根成正比,因此,不同质量的离子到达检测器的时间也不同,基于此实现对不同质量离子的分离。离子的飞行时间与其 m/z 的平方根成正比,TOF 质谱具有分辨率高、扫描速度快、灵敏度高的优点。在 Q-TOF 质谱中,通过一级四极杆筛选母离子,并在碰撞室中发生碰撞解离,之后所有离子进入 TOF 质谱进行质量分离。Q-TOF 质谱中母离子和碎片离子均具有较高的质量准确度和分辨率。尽管在代谢组学研究中广泛应用,但是 TOF 质谱仍有一定的局限性。其分辨率是高分辨质谱中最低的,测量数据的准确性受操作条件(尤其是环境温度)的影响大,且样品分析时需要加入内标进行实时校正。

3. FT-ICR 质谱 FT-ICR 质谱的核心是一个处在高磁场中的分析池,它由一对激发电极、一对检测电极和一对捕陷电极构成,磁场垂直于捕陷电极。离子在高强磁场分析池中做回旋运动,离子回旋频率只与磁场强度和离子的 m/z 成正比,而与其他因素无关。通过对离子回旋运动影响电流的时域信号进行傅里叶变换,可得到频率信号,进而获得离子的 m/z 信息。FT-ICR 质谱具有超高分辨率,且可以在不损失灵敏度的情况下实现由低分辨率到高分辨率的转换。此外,FT-ICR 质谱具有高质量准确度,并可进行多级质谱分析。由于其超高分辨率与高质量准确度,FT-ICR 质谱被称为质谱仪器中的贵族。但其昂贵的价格、高额的运转费用和复杂的操作限制了它在包括代谢组学在内研究领域的推广应用。

4. Orbitrap 质谱 Orbitrap 质谱是近十多年来新推出的一种质量分析器,它利用不同 m/z 离子在特定静电场中运动频率不同对阱内离子进行分析。由于其具有较高的分辨率和质量准确度,被较广泛应用于非靶向代谢组学研究中。Orbitrap 质谱的工作原理与 FT-ICR 质谱类似,离子旋转震荡产生的镜像电流经傅里叶变换后可得到离子的频率信号,进而计算离子的 m/z。Orbitrap 质谱的分辨率低于 FT-ICR 质谱,但高于 TOF 质谱。LTQ-Orbitrap 质谱是线性离子阱质谱与 Orbitrap 质谱的两种质量分析器的串联。在 LTQ-Orbitrap 质谱中,前端的 LTQ 质谱提供结构碎片信息,而后端的 Orbitrap 质谱提供元素组成信息。Orbitrap 质谱具有高分辨率与高质量准确度,且其动态范围、灵敏度均高于 TOF 质谱,仪器操作性能受环境温度的影响小,以上诸多优势使其在非靶向代谢组学中具有广泛的应用前景,但是其相应数据处理软件和用于代谢物鉴定的高分辨率数据库发展滞后的现状却很大程度地限制了实际应用。

二、基于 GC-MS 的分析方法

自 1957 年 J.C.Holmes 和 F.A.Morrell 首次实现气相色谱 - 质谱联用(GC-MS)技术后,这一技术得到了长足的发展。随着气相色谱、质谱技术的不断发展,GC-MS 联用仪的整体性能更加先进、稳定和可靠,是各种联用技术中发展最为完善、应用最为广泛的技术。GC-MS 具有较高的灵敏度,在检测样品中的低丰度代谢物方面具有优势。另外与 LC-MS 相比,GC-MS 可以从标准谱图库中获得化合物的结构信息,从而较易实现代谢物的结构鉴定。其不足之处在于难挥发性或极性较大的成分需要经过衍生化后才能进行分析。

(一)GC-MS 的工作原理

气相色谱法(GC)是以气体(如 He_2、N_2、H_2)为流动相的色谱分离技术。在一定温度下不同化合物在流动相(载气)和固定相中的分配系数不同,导致其流出色谱柱的时间不同,从而实现分离分析。GC 具有分离能力强、灵敏度高的特点,然而在分析成分复杂的样品(如生物样品)时,仅依靠保留时间进行定性分析很难给出准确可靠的结果,尤其是对于同分异构体的分离。

MS 能够在离子源内将气化的样品分子转化为带电离子,进入质量分析器后根据 m/z 的不同实现不同化合物的分离、分析。通过 MS 可以推断化合物的分子量、分子式,进而推断分子结构。然而 MS 只能对单一组分进行定性分析,无法满足成分复杂样品的检测分析。

GC-MS 是 GC 和 MS 的有效结合,在 GC-MS 中,GC 相当于 MS 的分离与进样系统,而 MS 相当于 GC 的检测器。两者联用,可以同时获得 GC 中的保留时间、强度信息与 MS 中的 m/z 及强度信息,充分结合了 GC 的高分离能力与 MS 对化合物的结构鉴定功能,从而实现定性和定量分析的目的。GC-MS 具有高通量、高灵敏度、高分离与解析能力,并且具备标准谱库,广泛应用于代谢组学研究领域。

(二)GC-MS 的组成

GC-MS 联用仪主要由气相色谱、接口、质谱三大部分组成,其中气相色谱部分由气路系统、进样系统、色谱柱与控温系统组成;MS 部分由离子源、质量分析器、检测器与真空系统组成。在 GC-MS 分析中,样品首先在进样器被加热汽化;汽化后的样品在色谱柱中实现不同组分的分离;被分离的组分进入离子源,并在离子源发生电离,生成带电离子;带电离子进而进入质量分析器并根据 m/z 的不同进行分离分析;检测器捕捉离子流将其转化为电信号并放大传递至计算机系统,最终生成谱图。

1. 气路系统　GC-MS 中常用的载气主要有高纯(≥99.999%)He_2、N_2、H_2 等,其中 He_2 最为常用。He_2 扩散系数小,并且是惰性气体因而不会对质谱检测产生干扰。载气通常由高压气瓶进行供给,需要经过净化装置除去水分、O_2、N_2 等,进而经稳压阀、稳流阀与流量计到达进样系统。载气的纯度、压力、流速等都是影响样品分离、检测与仪器稳定性的重要因素。

2. 进样系统　进样系统是将样品直接或经特殊处理后引入气化室或色谱柱的装置,由进样器和气化室两部分组成。进样器可分为气态进样器和液态进样器两种,前者将样品直接送入色谱柱,包括顶空进样器、吹扫捕集进样器等;后者将样品引入气化室,在气化室内将样品转为气体后与载气混合进入色谱柱。进样方式有分流 / 不分流进样、毛细管柱直接进样、填充柱进样等。为了消除进样的歧视现象,提高分析的准确度和精密度,近年来固相微萃取、顶空进样器、吹扫 - 捕集顶空进样器、裂解进样器等进样器相继出现。

3. 色谱柱　色谱柱是气相色谱仪的核心,是实现化合物有效分离的场所。GC-MS 中常用小口径的毛细管柱对化合物进行分离。此外,柱温对样品在色谱柱上的分离、保留时间与强度有重要影响,在 GC-MS 分析中,通常使用程序升温法分离样品。程序升温法适用于样品中各组分温度区间相差较大,且相同温度下分离效果差的情况。随着温度变化各组分的分配系数也发生改变,随载气流出色谱柱的时间不同,从而实现不同组分的分离。

4. 接口　接口是连接 GC 与 MS 部分的装置。气相色谱柱出口端压力通常为一个大气压,而质谱中样品的离子化是需要在高真空状态的离子源内进行的,接口的重要作用就是解决 GC 与 MS 间巨大的压力差异。接口必须保持高度的密封性,将色谱柱中流出的载气尽可能地去除完全,保留样品并将其传输至离子源进行离子化。理想的接口应能够完全除去载气,且不会对待测样品造成损失。GC-MS 中常见的接口包括直接导入型、开口分流型和喷射器分子分流器型,其中直接导入型最为常用。直接导入型接口是将色谱柱直接接入质谱的离子源,使待测物随着载气直接进入离子源。在离子源内,待测样品发生电离生成带电离子,而载气则直接被真空泵抽走。通常,接口的温度应略低于柱温,但也不能过低以防止样品发生冷凝。

5. 离子源　离子源的作用是将待测样品电离成带电离子。GC-MS 中常用的离子源包括电子轰击源(EI)、化学电离源(CI)、场致电离源(FI)、场解析电离源(FD)、负离子化学电离源(NICI)等。EI 是 GC-MS 中应用最为广泛的离子源。EI 电离效率高、结构简单、稳定性好、质谱图重现性好,因此目前绝大多数化合物的标准质谱图都是由 EI 得到的。EI 也有一定的不足,主要有通常只能检测正离子,分子离子峰强度弱,不适合高分子量与热不稳定性化合物的检测等。CI 将反应气与样品混合后进行电子轰击,反应气首先被电离生成带电离子,再与待测化合物发生反应生成比待测化合物大一个质量数的准分子离子。CI 中通常使用甲烷、异丁烷与氨气等气体作为反应气。CI 得到的质谱图中通常包含较强的分子离子峰与少量的碎片离子峰,因此较易获得化合物的分子量信息,CI 可以用于正、负离子两种检测模式,但不适用于难挥发、热不稳定与高极性代谢物的检测,且没有标准谱库。

6. 质量分析器　质量分析器是质谱的核心部分,其将离子源中产生的带电离子按照 m/z 的差异分开,进行质谱检测。GC-MS 中常用的质量分析器有 Q、Ion Trap、QQQ、TOF、Q-TOF 等。

在基于 GC-MS 的代谢组学研究中,单四极杆是最为经典且常用的质量分析器,气相色谱 - 四极杆联用质谱仪(GC-Q-MS)具有结构简单、灵敏度高、稳定性好等优点,并且具有较宽的线性动态范围,在代谢组学研究领域广泛应用。气相色谱 - 四极杆联用质谱仪有全扫描(full scan)和选择离子扫描(select ion monitoring,SIM)两种扫描模式。全扫描是在指定的质量范围内对全部离子进行扫描,得到的是完整的谱图,可以据此对未知代谢物进行结构鉴定;SIM 模式只对特定的离子进行扫描,由于其谱图不完整,不能用于未知化合物的鉴定,但其灵敏度和选择性均优于全扫描模式,故多用于化合物(尤其是低丰度化合物)的定量分析。尽管具有较高的灵敏度,但四极杆质量分析器分辨率较低,在分析成分复杂的代谢组学样品时有一定的局限性。

QQQ 具有高灵敏度与专属性的特点,因此气相色谱 - 三重四极杆质谱仪(GC-QQQ-MS)在靶向代谢组学研究中应用广泛,尤其当 GC-QQQ-MS 结合 MRM 检测模式时,在靶向代谢物检测分析中显示强大的定量能力。有文献报道建立了基于 GC-QQQ-MS 的靶向代谢物分析方法,该方法能够实现对 67 种氨基酸和不含氨基的有机酸类代谢物的绝对定量分析,并且适用于尿液和血清样品的检测分析。

TOF 与 QTOF 等高分辨质量分析器具有高质量准确度与强大的定性功能。气相色谱 - 飞行时间质谱仪(GC-TOF-MS)具有结构相对简单、扫描速度快、离子采集效率高、质量范围宽等优点,广泛应用于非靶向代谢组学研究。应用基于 GC-TOF-MS 的非靶向代谢组学方法分析了暴露于电离辐射环境不同时间程度的非人灵长类动物的血清和尿液样品,发现 26 种代谢物的含量在暴露于电离辐射环境后发生了显著变化。

7. 检测器　检测器的作用是将离子信号转变为电信号,并将信号放大。GC-MS 中常用的检测器包括光电倍增管、电子倍增管、照相干板法与微通道板等。目前四极杆质谱、离子阱质谱多采用光电倍增管和电子倍增管作为检测器,而 TOF 质谱多采用微通道板作为检测器。

8. 真空系统　GC-MS 中离子源和质量分析器必须在高真空的环境下工作,高真空环境可以消除不必要的离子碰撞、散射效应、离子 - 分子反应等,从而减小本底干扰,保证获得高质量的谱图。真空系统是 GC-MS 的重要组成部分,一般由低级真空泵(机械泵)、高级真空泵(扩散泵或分子涡轮泵)组成,机械泵能达到的真空度为 10^{-3} mbar,不能满足 GC-MS 分析要求,必须依靠扩散泵或分子涡轮泵等高真空泵以获得足够的真空度。

(三)全二维气相色谱 - 飞行时间质谱联用技术

全二维气相色谱法(GC×GC)于 1991 年由 Liu 和 Phillips 等人首次提出,具有分辨率高、灵敏度高、峰容量高的优点,极大程度上解决了传统一维气相色谱法在分离复杂样品时峰容量严重不足的问题。区别于传统的中心切割仅将一维色谱柱中一种或几种感兴趣的组分送入第二维色谱柱进行分离的工作模式,全二维气相色谱法将分离机制不同且相互独立的两根色谱柱以调制器串联,经第一根色谱柱分离后的所有组分以周期性的方式全部进入第二根色谱柱进行再次分离,实现正交分离的效果。通常第一根色谱柱使用非极性的较长毛细管色谱柱,采用较慢的程序升温模式进行分离,分离后的组分经调制器连续收集、浓缩、聚焦后,以脉冲方式依次进入第二根毛细管色谱柱(极性短柱)进行二次分离,最后到达检测器。组分在第二根色谱柱的保留时间通常为 1~10 秒,因此多采用恒温分离。第二维的分离必须在一个脉冲周期内完成,要求检测器具有足够快的响应速度与数据采集速率,才能准确地构建二维色谱图。四极杆质谱因采集速度慢,不能满足以上要求,而 TOF 的采集速度可达 500 次全扫描 /s,是目前 GC×GC 分离化合物的最理想的检测器。全二维气相色谱 - 飞行时间质谱联用(GC×GC-TOF-MS)技术具有分辨率高、峰容量大、扫描速度快的优势,其灵敏度与传统 GC-MS 相比可提高几十到几百倍,非常适合于对成分复杂的代谢组学样品进行分析。

(四) 标准谱库

与 LC-MS 不同,GC-MS 有标准谱库,可以方便地对代谢物进行鉴定,因而在代谢组学中应用广泛。通常 GC-MS 仪器的数据系统软件都配有标准谱库和谱库检索程序,目前应用最为广泛的主要有三个标准谱库:①NIST 库,由美国国家科学技术研究院(NIST)出版,第 17 版收录标准质谱图超过 30 万张;②NIST/EPA/NIH 谱库,由美国国家科学技术研究院(NIST)、美国环保局(EPA)和美国国立卫生院(NIH)共同出版,2020 版本共包含 350 643 张 EI 质谱图,含有 306 869 个化合物及 447 285 个保留指数,其中有 111 253 个化合物同时具有保留指数及质谱图信息;③Wiley 质谱数据库,第 12 版收录标准谱图817 290 张,包含化合物 785 061 个。以上三个标准谱库均为通用谱库,其他还有一些专用数据库,如农药库、药物库、挥发油库等。

(五) 衍生化

GC-MS 适用于沸点低、热稳定性好、极性弱的化合物的分离分析,而不适合对沸点高、热稳定性差、极性强的化合物的直接检测。生物样品中的氨基酸、糖类、胺类、核苷酸、脂肪酸等代谢物具有极性强、热稳定性差、挥发性差的特点,不宜直接进行 GC-MS 检测,需要先用衍生化方法将这些代谢物转变为易挥发、热稳定性好的物质,才能实现对这些代谢物的检测,进而扩大 GC-MS 的代谢物覆盖范围。

通过衍生化可以达到以下目的:①将 GC-MS 检测不到的非挥发性化合物转变为可被 GC-MS 检测到的挥发性化合物形式;②改变同分异构体的色谱性能,从而改善峰形、分离度;③改善化合物热稳定性,提高检测灵敏度;④增加待测物的分子量,从而降低背景噪音,改善待测物的质谱行为,有利于化合物的结构鉴定。常用的衍生化试剂有硅烷化试剂、烷基化试剂、酰基化试剂、缩合反应试剂与手性衍生试剂等。

1. 硅烷化反应 几乎所有含活泼氢的化合物都能与硅烷化试剂发生衍生化反应,如含羟基、羧基、巯基、氨基与亚甲基的氨基酸、脂肪酸、胺类、糖类、核苷酸等,其衍生产物通常为硅醚或硅酯。常用的硅烷化试剂有 N,O- 双(三甲基甲硅烷基)乙酰胺(BSA)、N,O- 双(三甲基硅基)三氟乙酰胺(BSTFA)、N- 甲基 -N-(三甲基硅烷基)三氟乙酰胺(MSTFA)等。硅烷化衍生产物的热稳定性好、挥发性强、色谱行为好,且硅烷衍生化反应容易进行,因此硅烷化衍生反应应用最广。但硅烷化试剂容易水解而分解失效,应特别注意防潮处理。

2. 烷基化反应 烷基化反应是待测化合物上的氢原子与衍生化试剂分子上的烷基发生交换反应,常用的烷基化试剂有醇类、重氮烷烃、烷基卤化物、烷基氯甲酸酯等,其中重氮甲烷、碘甲烷等应用最为广泛。烷基化反应迅速且高效,但易产生损害色谱柱寿命的副产物。

3. 酰基化反应 酰基化反应是指含有氨基或羟基的化合物中的活泼氢被含有酰基的衍生化试剂上的酰基取代,生成酰胺类或酯类衍生产物。常见的酰基化试剂主要有酸酐、酰卤、酰胺、烷基氯甲酸酯等,衍生化反应通常在吡啶、二甲胺吡啶中进行。酰基化反应简便、经济且检测灵敏度高,但多余的酰基化试剂与衍生化副产物会对色谱柱寿命造成损害。

三、基于 CE-MS 的分析方法

生物样品中有很多极性带电代谢物,如氨基酸、糖类、核苷酸、有机酸、维生素等,这些代谢物在反相色谱柱上不易保留,而离子色谱、离子交换色谱流动相中需要添加离子对试剂,与质谱联用时会造成离子抑制并造成质谱的污染。毛细管电泳是依据不同 m/z 的化合物在高电场下的迁移率不同而实现分离目的的,适合于极性带电化合物的分离,因而 CE-MS 可用于分析代谢组学样品中的极性带电代谢物,在代谢组学研究领域有广阔的应用前景。1987 年,Smith 首次实现 CE-MS 技术,该技术将 CE 独特的分离优势与质谱的高灵敏度相结合,已广泛应用于药学、蛋白质组学、代谢组学、食品分析、环境分析等领域。

(一) CE-MS 的工作原理

CE 是 20 世纪 80 年代迅速发展起来的一类以毛细管为分离通道,以高压直流电场为驱动力,根据样品中各组分淌度与分配行为的差异实现分离的新型液相技术。CE 是继 HPLC 后的又一重大进展,它的出现使分析科学得以从微升水平进入纳升水平,并使单细胞分析成为可能。与 HPLC 相比,CE 具有高效、快速、样品用量少、溶剂消耗少、操作简单、成本低的优势;但 CE 也存在一定的不足,如迁移时间重现性相对较差、进样准确性略低、灵敏度低等。

目前用于 CE 的检测器主要有紫外(UV)、激光诱导荧光(LIF)和质谱(MS)。由于 CE 进样量少,采用 UV 检测时由于光程短会导致检测灵敏度低,而 LIF 检测器仅适合检测荧光性化合物,需要经过复杂的衍生化处理才能实现对其他非荧光性化合物的分析。MS 具有选择性高、灵敏度高的优点,能够同时测定众多化合物的分子量并提供其结构信息,进而进行快速的定性分析。

因此,将 CE 与 MS 联用可以取长补短,在一次分析中同时得到化合物的迁移时间、分子量与碎片信息。CE-MS 技术有以下优点:①高效、快速;②所需样品量少,适用于少量样品的分析;③溶剂消耗少,CE 每天只需消耗几十毫升流动相,远少于 LC;④样品前处理简单,无须衍生化反应。

(二) CE-MS 分类

按接口类型不同,可将 CE-MS 联用仪分为在线联用和离线联用两种类型。CE-MS 离线联用仪的关键在于对已分离组分的有效收集,并不涉及真正意义上的联用接口技术。CE-MS 在线联用仪主要包括 CE 系统、CE-MS 接口和 MS 检测器三部分。与 CE-MS 离线联用仪相比,CE-MS 在线联用仪具有分析速度快、样品损失少、自动化程度高等优点,应用范围更为广泛。

目前,常用于 CE-MS 中的离子源有:ESI、连续流快原子轰击离子源(continuous flow FAB,CE-FAB)、MALDI、APCI 与电感耦合等离子体(ICP)等,其中以 ESI 最为常用,绝大多数的接口技术都是基于 ESI 离子化原理来设计并应用的。

按分离模式不同,可将 CE 分为毛细管区带电泳(capillary zone electrophoresis,CZE)、胶束电动毛细管色谱(micellar electrokinetic capillary chromatography,MEKC)、毛细管凝胶电泳(capillary gel electrophoresis,CGE)、毛细管等电聚焦电泳(capillary isoelectric focusing electrophoresis,CIEF)和毛细管电色谱法(capillary electro chromatography,CEC)等。CZE、MEKC、CEC 等常见分离模式均可与 MS 联用,其中 CZE 因操作简单在 CE-MS 中应用最多。CE 几乎可以和各种质谱联用,如 QQQ 质谱、TOF 质谱、FT-ICR 质谱和离子阱质谱等。不同 CE 分离模式和不同质谱技术的联用大大扩展了 CE-MS 在代谢组学研究中的应用范围。

(三) CE-MS 接口

CE 与 MS 联用的关键在于发展两者之间的接口技术。因 ESI 在 CE-MS 中最为常用,目前绝大多数接口都是以 ESI 为基础进行设计的。CE 的缓冲液环境中盐浓度较高,而 ESI 的离子化需要在低盐环境下实现,因此 CE-MS 接口应满足尽量减小对 CE 分离效果的影响,并且高效、稳定、具有高离子化效率。目前的 CE-ESI-MS 接口主要包括鞘液接口和无鞘液接口两种类型。

1. 鞘液接口　是通过在毛细管出口端加入液体以产生稳定的电泳与电喷雾,是最早实现商品化的 CE-MS 接口装置。鞘液挥发性强且易导电、易电离,鞘液接口产生的电泳与电喷雾都比较稳定,但鞘液的加入会对样品造成稀释,进而降低检测的灵敏度。此外,鞘液也容易引起毛细管出口端的生物样品扩

散,影响峰形与分离效率。

最早实现商业化并广泛应用的连接 CE 与 ESI 的接口是同轴液体鞘流接口,这种接口死体积小,对 CE 的影响小,但鞘液的稀释效应造成检测灵敏度降低。目前主要通过将内部毛细管削尖成锥形或将内部连接鞘流的金属套管设计成锥形来提高喷雾的稳定性与喷雾效率。降低鞘液流速能够保证喷雾的稳定性,并减小对分离和检测的影响,据此设计了压力辅助的液体连接接口、鞘液纳升喷雾接口、二元斜面型鞘流接口等。

2. 无鞘液接口 在 1987 年 CE-MS 首次出现时所使用的就是无鞘液接口,但是无鞘液接口的稳定性与可重复性均较差,因而很快被同轴液体鞘流接口取代。然而由于无鞘液接口不会对样品造成稀释,检测灵敏度高,因而又逐渐重新引起了业界的关注。无鞘液接口技术不能像鞘液接口技术一样依靠稳定的喷雾实现电流回路,因此必须采用一些其他的方法来形成电流回路。

最早的方法是在毛细管的末端直接插入尺寸较细的金属电极,但这种方法的不足在于会影响 CE 的分离效率与稳定性。目前最常用的方法是在毛细管壁末端镀上一层导电的涂层,包括金、银、铜、镍等涂层,以及石墨等非金属导电涂层,但这种方法最大的问题是操作复杂且稳定性差,多次使用后涂层易脱落,会影响分离与喷雾的稳定性。第三种方法则是将毛细管分成两段,中间管路裸露部分的液体可以通过外部包裹的电极加上电压形成电流回路,但在分成两段的过程中,形成孔的大小难以保证,导致其重复性差,操作较为困难。虽然这些接口设计在一定程度上改进了 CE-MS 的检测灵敏度,但也普遍存在喷雾稳定性差与长时间运行重复性差等问题。

四、其他新技术与新方法

(一) 离子淌度质谱法

离子淌度质谱法(IMS-MS)是将离子淌度光谱法(IMS)与质谱法联用的新型二维分离质谱技术,在代谢组学与脂质组学研究领域有巨大的应用潜力。离子淌度光谱法(IMS)于 20 世纪 70 年代由 Cohen 和 Karasek 首次提出,是一种根据不同电荷、形状、大小的气相离子在电场中迁移速率的不同而实现分离的气相电泳技术。IMS 可与 TOF、Q、FT-ICR 等多种质量分析器进行联用,并且随着 ESI 和 MALDI 等软电离技术的问世,IMS-MS 在同分异构体化合物分离及生物大分子分析领域得到快速发展。IMS 对化合物的分离通常发生在毫秒时间范围内,MS 检测通常发生在微秒时间范围内,因此获取 IMS 数据所需的时间不会对基于 LC-MS 的代谢组学和脂质组学实验的检测时间造成影响。与传统的单维度 MS 相比,IMS-MS 能够实现对同分异构体的分离,并且通过降低复杂生物样品中的背景噪音将干扰基质与目标分析物分离进而提高选择性、增加峰容量。IMS 中,可以根据离子在漂移管内的漂移时间进一步计算离子的碰撞横截面积(collisional cross-section,CCS)。CCS 是能在特定实验条件下反映离子的质量、形状、电荷特征的重要参数,在不同仪器与实验室之间具有高度的可重复性。因此,IMS-MS 可以同时获得化合物的质荷比和 CCS,在化合物鉴定方面显示独特的优势。

与常规 MS 相比,IMS-MS 在离子源和质量分析器之间增加了一个离子漂移管结构,离子源电离生成的离子在离子漂移管内按照迁移速率不同进行预分离,进而进入质量分析器按质荷比大小进一步分离。根据分离原理的不同,可以将 IMS-MS 主要分为漂移时间离子淌度质谱法(drift-time ion mobility spectrometry-mass spectrometry,DTIMS-MS)、行波离子淌度质谱法(traveling-wave ion mobility spectrometry-mass spectrometry,TWIMS-MS)、场不对称形离子淌度质谱法(field asymmetric waveform ion mobility spectrometry-mass spectrometry,FAIMS-MS)三种类型。DTIMS-MS 是应用最为普遍的 IM-MS 技术,离子进入含缓冲气体的漂移管后,在均匀电场的作用下根据不同的迁移速率进行分离。TWIMS-MS 中,在周期分布的射频电压和瞬时直流电压的作用下,离子通过漂移管向前运动的同时还会上下震荡,从而增加了离子的迁移时间,实现更加高效的分离。FAIMS-MS 又称为拆分离子淌度质谱法(differential mobility spectrometry-mass spectrometry,DMS-MS),在漂移管的平行电极之间施加非对称的射频电压和补偿电压,利用离子在高低电场中迁移速率的不同实现分离。

IMS-MS 结合了 IMS 灵敏度高、分析速度快、可提供离子结构相关信息与 MS 可提供精准质量信息的特点,在代谢组学、脂质组学等研究中具有独特的优越性。将 UPLC 和 IMS-MS 联用,是一种具有广阔发展前景的分析技术。在这项技术中,化合物依次根据极性、形状、质量的不同在色谱、离子漂移管和质谱中实现分离,从而实现了三种分析技术的互补。有文献报道在不同的实验室中用 TWIMS-MS 获得了 125 种常见代谢物的 CCS,结果显示 99% 的化合物的 CCS 在 3 个独立实验室间的 RSD<5%,表明 CCS 在不同实验室间具有高度的可重复性。将 UPLC 与 TWIMS-MS 结合对血浆、尿液、血小板与红细胞等样品进行检测,发现 97% 的化合物的 CCS 的 RSD<2%,而保留时间中 RSD<2% 的化合物比例为80%,这表明 CCS 与保留时间相比具有更好的重现性。

(二) 质谱成像技术

质谱成像(mass spectrometry imaging,MSI)技术将质谱技术与成像软件相结合,可在无标记的情况下实现对生物组织内不同化合物的同时检测,获取其含量和空间分布信息。常用的质谱成像技术包括:基质辅助激光解析电离质谱成像(MALDI-MSI)、解析电喷雾电离质谱成像(DESI-MSI)和次级离子质谱成像(SIMSI)等。MSI 中通常使用 TOF、FT-ICR、Orbitrap 等高分辨质量分析器,以提供准确的空间分辨率和质量准确度,准确区分不同组织中的代谢物。随着质谱技术的发展,质谱成像也取得了很大的进步,并在代谢组学研究领域显示独特的优势。

MALDI-MSI 是最成熟、应用最为广泛的质谱成像技术,MALDI-MSI 中通常使用 TOF、QTOF、FT-ICR 等高分辨质谱,具有高空间分辨率,常用于对蛋白质等生物大分子进行成像分析。近年来,MALDI-MSI 也被应用在小分子成像分析领域,在疾病诊断、疾病机制研究与疗效预测等方面发挥作用。有报道应用 MALDI-MSI 对结直肠癌组织和相邻的非肿瘤性黏膜组织进行分析,发现结直肠癌组织中磷脂酰胆碱(16∶0/16∶1)水平明显升高。另一项研究应用 MALDI-MSI 鉴定高级肉瘤的预后相关代谢标志物。使用 9-氨基吖啶作为基质,以 MALDI-FT-ICR 对 33 例高级肉瘤(包括骨肉瘤、平滑肌肉瘤、黏液纤维肉瘤与未分化的多形性肉瘤)患者的肿瘤组织切片进行分析,发现肌醇环磷酸酯、肉碱与患者的存活率显著相关,可作为高级骨瘤的预后代谢标志物。

DESI-MSI 是一种在大气压环境下的质谱成像技术。与 MALD-MSI 相比,DESI-MSI 不需要添加基质,样品前处理简单且操作便捷,更适用于小分子化合物的成像分析。采用 DESI-MSI 对乳头状肾细胞癌肿瘤组织与癌旁组织的切片进行成像分析,比较了两种组织中甘油磷脂和游离脂肪酸的空间分布与相对丰度,结果显示肿瘤组织与癌旁组织的代谢轮廓存在显著差异,表明 DESI-MSI 可以用于癌症的病理学诊断。另外使用 DESI-MSI 结合电子手术刀 iKnife 可以在手术过程中实时区分病变组织与正常组织,辅助医生手术切除病变组织。

其他一些质谱成像技术,如 SIMSI、空气辅助电离质谱成像(air flow assisted ionization-mass spectrometry imaging,AFAI-MSI)、表面解吸大气压化学电离质谱成像(surface desorption atmospheric pressure chemical ionization-mass spectrometry imaging,SDAPCI-MSI)和纳米结构启动质谱成像(nanostructure-initiator mass spectrometry imaging,NIMSI),因适用于不同分析对象,在 MSI 分析中也得到应用。

第三节　代谢组学在医药研究中的应用

代谢是生命活动的基础,并处于生命活动调控的终端,而代谢组学是对机体内源性代谢物进行定性定量分析的技术。因此,与基因组学、转录组学和蛋白组学相比,代谢组学反映的是已经发生的生物事件,更接近于表型。代谢组学的迅猛发展导致其越来越广泛地被应用于各个领域。代谢组学在疾病诊断、疾病机制研究、新药研发与精准用药等医药研究中发挥了重要作用。

一、代谢组学与疾病诊断

代谢物处于生命活动的终端,与基因、蛋白质相比,更接近于表型。因此,代谢组学与基因组学、转录组学、蛋白组学等相比,更适用于疾病的诊断与生物标志物的发现。目前代谢组学在癌症、心血管疾病、糖尿病、肝脏疾病、肥胖、抑郁症等疾病的诊断中均有广泛的应用。

(一)癌症

2019 年美国癌症报告显示,在预计新发病例中,男性中居于前三位的分别是前列腺癌、肺癌、结直肠癌;女性中发病率最高的是乳腺癌,其次是肺癌与结直肠癌;在预计死亡病例中,男性、女性中排名首位的均是肺癌。目前癌症诊断的"金标准"仍是组织病理学检测,但大多数患者确诊时已进入晚期,导致错过治疗的最佳时间,因此,早期诊断成为临床癌症研究的重点。代谢在癌症的发生发展中发挥重要作用,为寻找诊断相关生物标志物提供新的突破口。近年来,代谢组学广泛应用于恶性肿瘤研究领域,许多肿瘤相关内源性小分子代谢物不断被发现与报道可作为潜在的生物标志物辅助癌症的早期诊断,其中最具代表性的是癌代谢物 2-HG 的发现。异柠檬酸脱氢酶基因 IDH1 与 IDH2 突变在恶性神经胶质瘤中频繁发生,该突变会导致内源性代谢物 2-HG 的产生,2-HG 的蓄积导致癌变的发生。应用优化的 ^{1}H-MRS 技术对 30 名恶性胶质瘤患者的活体肿瘤组织中的 2-HG 含量进行了无创检测,结果显示 2-HG 水平与 IDH1、IDH2 突变相关,表明 2-HG 可作为极有价值的生物标志物用于癌症的诊断与预后评价。

以下将分别介绍代谢组学在肺癌、乳腺癌和结直肠癌诊断中的应用。

1. 肺癌 用 LC-MS 技术对 141 例治疗前的非小细胞肺癌患者和 423 例健康受试者的血浆样本的氨基酸浓度进行了测定,研究发现非小细胞肺癌患者与健康志愿者的血浆氨基酸代谢谱存在显著差异,以丙氨酸、缬氨酸、异亮氨酸、组氨酸、色氨酸和鸟氨酸建立的预测模型的受试者工作特征曲线(receiver operating characteristic curve,ROC)的药 - 时曲线下面积(AUC)>0.8,表明血浆氨基酸分析可用于非小细胞肺癌的筛查。利用 NMR 对 85 名早期肺癌患者和 78 名健康志愿者的血浆样品进行代谢组学分析,结果显示癌患者血浆中乳酸、丙酮酸水平升高,而葡萄糖、柠檬酸、甲酸、乙酸、甲醇与多种氨基酸(丙氨酸、谷氨酸、组氨酸、酪氨酸、缬氨酸)水平降低。另一项基于高分辨 LC-MS 技术的研究分析了 50 例肺癌早期患者和 25 例健康志愿者的血清样本,结果显示有 36 种代谢物在早期肺癌患者和健康志愿者间有显著差异,包括肉碱、酰基肉碱、苹果酸、焦谷氨酸、组氨酸与组胺等。另外以 12 种代谢物建立的预测模型的 ROC 的 AUC 等于 0.836,可以用于区分早期肺癌患者与健康志愿者。

2. 乳腺癌 代谢组学在乳腺癌早期诊断中有较为成熟的研究。应用基于质谱技术的靶向代谢组学方法对 55 名乳腺癌患者与 25 名健康志愿者的血浆样品进行检测,将其中 30 例患者和 20 名年龄匹配的健康志愿者作为训练集(training set)以建立诊断模型并鉴定潜在的生物标志物,其余样本作为验证集(validation set)以评估所建立的预测模型的预测准确性。基于 OPLS-DA,鉴定了 39 种差异代谢物,发现乳腺癌患者血浆中溶血磷脂酰胆碱水平降低,鞘磷脂水平升高。进一步使用逻辑回归分析构建了基于 3 种代谢物的诊断模型,该模型的诊断灵敏度为 98.1%,特异性为 96.0%,能够成功区分乳腺癌患者与健康志愿者。利用 GC-TOF 研究了 271 例乳腺癌肿瘤组织和 98 例正常组织样品,发现与正常组织相比,肿瘤组织中嘌呤代谢和甘油酯代谢显著增加。用 5- 单磷酸 - 胞嘧啶核苷 / 十五烷酸的比值可以很好地区分肿瘤组织与正常组织,诊断灵敏度和特异性均在 90% 以上。采用 LC-MS 与 GC-MS 对 96 名乳腺癌患者和 79 名健康志愿者的血浆样品进行代谢组学分析,鉴定了乳腺癌患者与健康志愿者之间的 64 个差异代谢物。此外,与人类表皮生长因子受体 2(HER2)阴性患者相比,HER2 阳性患者显示有氧糖酵解、糖异生与脂肪酸合成增加,三羧酸循环代谢减少;雌激素受体(ER)阳性患者与 ER 阴性患者相比丙氨酸、天冬氨酸、谷氨酸代谢与嘌呤代谢增加,甘油酯分解代谢减少。这项研究证明代谢组学不仅可以用于诊断乳腺癌,也可用于乳腺癌的分子分型。

3. 结直肠癌 有报道建立了基于 LC-MS 的靶向代谢组学方法,该方法能够监测 25 条代谢通路中的 158 个代谢物,用这个方法分析 66 例结直肠癌患者、76 例息肉患者与 92 例健康志愿者的 234 份血清样品,结直肠癌患者、息肉患者与健康志愿者的血清代谢谱存在显著差异,多种代谢物的含量在 3 组中显著发生变化。结直肠癌患者血清中组氨酸、苹果酸、甲硫氨酸、亚麻酸等代谢物水平显著降低,甘氨胆酸、马尿酸、甘氨鹅脱氧胆酸、亮氨酸等代谢物水平显著升高,可用于区分结直肠癌患者和健康志愿者。与息肉患者相比,结直肠癌患者血清中腺苷、N-乙酰甘氨酸、丙氨酸等代谢物水平显著降低,甘油醛、甘氨鹅脱氧胆酸、TMAO、亮氨酸、泛酸等代谢物水平显著升高,可以区分结直肠癌患者和息肉患者。应用 CE-MS 对 8 例早期结直肠癌患者、12 例晚期结直肠癌患者与 14 例健康志愿者的尿液样本中的 20种游离氨基酸和 9 种有机酸进行靶向代谢组学分析,结果显示早期结直肠癌患者、晚期结直肠癌患者与健康志愿者 3 组尿液样本的代谢轮廓存在明显差异。结直肠癌患者尿液中的支链氨基酸(亮氨酸、异亮氨酸、缬氨酸)和精氨酸、乳酸水平与健康志愿者相比显著升高,而组氨酸、甲硫氨酸、丝氨酸、天冬氨酸等氨基酸和柠檬酸、琥珀酸、苹果酸等三羧酸循环代谢中间产物水平显著降低。另外晚期结直肠癌患者尿液中的两种支链氨基酸——异亮氨酸和缬氨酸水平与早期结直肠癌患者相比显著降低。

(二) 心血管疾病

心血管疾病是全球发病率与死亡率最高的疾病,其主要原因是心脏能量代谢的异常。此外,与心血管疾病相关的并发症可以改变心脏代谢,导致心脏功能异常。随着基因组学、转录组学、蛋白质组学及代谢组学等方法的发展,我们对心血管疾病涉及的分子、细胞、功能的改变与这些改变如何影响代谢有了进一步的了解,尤其通过代谢组学方法能够同时测定生物体液或组织样品中的数千种代谢物,获得患者的代谢信息,从而用于心血管疾病的诊断或预后评价。

1. 缺血性心脏病　是最常见的心血管疾病之一,同时也是心血管疾病死亡的主要原因。缺血缺氧导致心肌能量代谢发生明显变化,主要表现为氧化代谢下降,为应对这种变化,糖原分解与糖酵解增加,通过代谢组学方法检测心肌缺血期间的代谢变化对于诊断缺血性心脏病具有重要价值。通过 LC-MS对 18 名可诱导性心肌缺血患者与 18 名健康志愿者运动负荷试验前后的血浆样品进行代谢组学分析,结果显示心肌缺血患者中草酰乙酸等三羧酸循环代谢物明显减少,并以三羧酸循环中的 6 个代谢物建立预测模型对心肌缺血进行诊断,准确率可达 83%。

2. 动脉粥样硬化　是冠心病的主要原因,严重威胁人类生命与健康。根据对患者的代谢组学分析已经发现许多潜在的生物标志物,可用于预测动脉粥样硬化。其中最值得注意的是,TMAO 的发现可用于预测心血管疾病发生的风险。通过非靶向代谢组学分析发现血清胆碱、TMAO 与甜菜碱水平可用于预测心血管疾病的发病风险。同样,一项 4 007 例受试者的研究发现,与健康志愿者相比,心血管不良患者血清中 TMAO 的基线水平显著增加。

3. 心力衰竭　心力衰竭(简称心衰)是许多心血管疾病的终末期阶段,冠心病是引起心衰的主要原因。心衰患者的氧化磷酸化过程受损,ATP 产生减少,研究显示衰竭心脏中的 ATP 水平比正常心脏降低 30%。单独使用代谢组学方法或结合标准心衰生物标志物(如 B 型尿钠肽)在心衰的诊断和预后中显示重要的应用价值。代谢组学可用于区分心衰患者与非心衰患者、区分心衰的严重程度,以及区分射血分数保留的心衰患者和射血分数降低的心衰患者。应用基于 LC-MS 的脂质组学研究发现,与非心衰患者相比,晚期心衰患者心肌组织中多种酰基肉碱等代谢物的含量显著减少提示晚期心衰患者脂肪酸氧化发生明显下调。除脂肪酸代谢发生改变外,心衰患者的糖代谢、酮体代谢、氨基酸代谢均显示明显异常。

(三) 糖尿病

糖尿病分为胰岛素依赖型(1 型)和胰岛素非依赖型(2 型)两种,其中 2 型糖尿病占 90% 以上。利用代谢组学方法可以找到糖尿病的潜在生物标志物,为其早期诊断提供依据。近年来,代谢组学广泛应用于 2 型糖尿病研究,并取得了一系列进展。2 型糖尿病的发生发展涉及糖代谢、脂代谢、氨基酸代谢、核苷酸代谢等代谢异常。运用代谢组学方法发现了多种 2 型糖尿病相关的潜在生物标志物,包括芳香氨基酸(酪氨酸、苯丙氨酸)、支链氨基酸(亮氨酸、异亮氨酸、缬氨酸)、3-甲基-2-氧代戊酸、三酰甘油等,在 2 型糖尿病的预测与早期诊断方面具有很好的应用价值。

利用基于 LC-MS 的代谢组学方法可以评价糖尿病发生的风险,寻找预测疾病的生物标志物。有研究对 2 422 例血糖正常的非糖尿病受试者进行了 12 年的随访研究,其中 201 例受试者进展至糖尿病。对受试者的基线血浆样本中的氨基酸、胺类与其他极性代谢物进行靶向代谢组学分析,结果显示支链氨基酸(亮氨酸、异亮氨酸、缬氨酸)和芳香氨基酸(酪氨酸与苯丙氨酸)的含量与糖尿病的发生风险具有显著相关性,另外利用异亮氨酸、酪氨酸和苯丙氨酸构建的逻辑回归模型能够用于预测糖尿病发生的风险。这项研究表明了氨基酸代谢在糖尿病中的重要性,并且提示我们氨基酸可用于预测糖尿病发生的风险。利用 GC×GC-TOF-MS 对糖尿病患者和健康志愿者的血浆样品进行非靶向代谢组学分析,发现糖尿病患者的代谢物浓度发生了显著变化,并鉴定了葡萄糖、2-羟基异丁酸、亚油酸、棕榈酸和磷酸等 5 种潜在的生物标志物,可以用于糖尿病的诊断。

二、代谢组学与疾病机制研究

许多疾病的病因与发病机制被认为与小分子代谢物水平的失调或功能紊乱密切相关,应用代谢组学方法对体内的代谢物进行检测,可以帮助理解体内物质代谢途径与疾病发生发展过程。近年来,代谢组学广泛应用于疾病机制的研究,如癌症、心血管疾病、糖尿病、神经系统疾病等。

(一)癌症

1. 癌代谢物 长期以来,一直认为癌症主要是由关键致癌基因或抑癌因子突变引起的遗传性疾病。近年来越来越多的研究表明,癌症的发生与代谢紊乱密切相关。代谢组学研究结合分子生物学技术在理解癌症中代谢重编程的分子机制方面发挥了重要作用。代谢途径中代谢酶的基因突变会导致相关癌代谢物(oncometabolite)的异常蓄积,进而诱发或维持肿瘤细胞生长,导致癌症的发生。癌代谢物出现为理解癌症发生发展的机制提供了新方向。

第一个被发现的癌代谢物是 2-HG,于 2010 年在一项针对恶性神经胶质瘤的非靶向代谢组学研究中发现。IDH1 和 IDH2 突变后能够催化 α-KG 氧化生成 2-HG,而 2-HG 与 α-HG 结构类似,因此 2-HG 的蓄积对依赖于 α-KG 的双加氧酶的活性造成抑制。组蛋白去甲基化酶(KDM)和 10-11 易位蛋白(ten-eleven translocation protein,TET)家族 5-甲基胞嘧啶羟化酶的抑制分别导致组蛋白甲基化上调和 CpG 岛(CpG island)甲基化上调,从而阻断谱系特异性细胞分化;胶原蛋白脯氨酰羟化酶和赖氨酰羟化酶的抑制导致胶原蛋白成熟受损并破坏基底膜形成;2-HG 还可以刺激低氧诱导因子(hypoxia inducible factor,HIF)和脯氨酸羟化酶(prolyl hydroxylase)的活性,导致 HIF 降解增强、HIF 反应减弱,促进人星形胶质细胞的增殖。以上这些过程均对细胞信号传导和基因表达产生影响,进而导致 IDH1 或 IDH2 突变细胞癌变的发生发展。

除 IDH1 和 IDH2 外,另外两种三羧酸循环中的代谢酶基因琥珀酸脱氢酶(SDH)和富马酸水合酶(FH)的突变也在许多肿瘤中发生:SDH 突变常见于遗传性副神经节细胞瘤和嗜铬细胞瘤,FH 突变多发于遗传性平滑肌瘤病与肾细胞癌综合征。与 IDH 突变不同的是,SDH 和 FH 突变后会导致酶功能丧失,进而导致相应底物琥珀酸和富马酸的异常蓄积。琥珀酸、富马酸结构与 α-KG 类似,因此与 2-HG 相似,其异常蓄积也会抑制 α-KG 依赖性的双加氧酶的活性。体外细胞实验表明,琥珀酸和富马酸能够抑制 KDM 和 TET 酶,导致组蛋白甲基化增加与 5-羟甲基胞嘧啶水平降低,进而引起细胞表观遗传的改变从而影响细胞增殖,促进肿瘤的发生。

除 2-HG、琥珀酸、富马酸外,肌氨酸、葡萄糖、谷氨酰胺、胆碱、天冬酰胺、乳酸等多种癌代谢物均也被证实在某些肿瘤中水平升高,并且在肿瘤的发生发展过程中起到重要调节作用。

2. 癌症转移 转移是指癌细胞从原发部位向身体其他部位传播的过程,是许多癌症中导致死亡的主要因素,应用代谢组学结合生物学方法可以为研究代谢重编程如何影响转移提供新见解。有研究从黑色素瘤患者分离出的肿瘤细胞在重症免疫缺陷型小鼠(NSG)中构建了人源肿瘤异种移植瘤(patient derived tumor xenograft,PDX)模型。结果显示来自 25 名患者的 PDX 模型鼠中黑色素瘤的自发转移率表现出可重复性的差异,并且这些差异与患者的临床结果具有相关性。用代谢组学方法对 PDX 模型鼠中不同部位(皮下、血液、内脏器官)的黑色素瘤细胞间的代谢差异进行了分析,结果显示与皮下相比,血液和内脏器官部位的黑色素瘤细胞中氧化应激增加。为对抗氧化应激,这些黑色素瘤细胞中叶酸代谢途径更加活跃,合成 NADPH 的酶水平上调,从而产生更多的 NADPH,以此来重生氧化型谷胱甘肽为还原型 GSH。应用抗氧化剂 N-乙酰半胱氨酸(NAC)对荷瘤小鼠进行治疗增加了血液中肿瘤细胞的数量与肿瘤转移,而用低剂量甲氨蝶呤或敲低 ALDH1L2、MTHFD1 基因等方法抑制叶酸代谢能够有效抑制黑色素瘤细胞在血液循环中的转移。这项研究表明黑色素瘤细胞中叶酸途径增强,产生了更多的 NADPH,以重生谷胱甘肽、有效抵御氧化应激,进而促进了肿瘤细胞的转移。

另一项研究中用代谢组学与代谢流方法对鼠类肉瘤病毒癌基因同源物 B1(v-raf murine sarcoma viral oncogene homolog B1,BRAF)突变型与野生型的黑色素瘤 PDX 模型鼠中的肿瘤组织进行检测,发现 BRAF 突变型 PDX 模型鼠中糖酵解增加,并且转移部位与原发部位相比组蛋白甲基化相关代谢物——三甲基赖氨酸(TML)和二甲基精氨酸(DMA)含量增加。TML 与 H3K9me3 和 H3K27me3 的组蛋白 H3 甲基化相关,通过基因沉默或者抑制剂抑制组蛋白甲基转移酶(SETDB1)、Zeste 基因增强子同源物 2(EZH2)活性,对原发部位肿瘤的生长没有影响,但会降低肿瘤细胞的侵袭性和转移性扩散。由此可见应用代谢组学可以灵敏地检测表观遗传状态的变化,有助于理解转移相关机制。

3. 癌基因　通过癌基因信号通路诱导的代谢重编程能够促进肿瘤的发生发展,应用代谢组学方法可以识别癌症特定分子亚型中的代谢变化,进而揭示癌症发生发展的作用机制。

癌基因 kraS 和编码 LKB1 激酶的抑癌基因 stk11 可以调控细胞的代谢,并且在非小细胞肺癌(NSCLC)中频繁发生突变。应用代谢组学对 NSCLC 的不同分子亚型的肿瘤细胞进行研究,结果显示与具有突变型 kraS 和野生型 lkb1 的肿瘤细胞相比,具有 kraS/lkb1 双突变基因型(KL)的肿瘤细胞中氮代谢途径显著发生变化并且氨基甲酰磷酸合成酶 1(CPS1)水平显著增加。CPS1 在线粒体中利用氨和碳酸氢盐生成氨甲酰磷酸,是尿素循环通路中的限速酶。在 KL 细胞中,LKB1 通过腺苷酸活化蛋白激酶(AMPK)抑制 CPS1 转录,并且 CPS1 的表达与 NSCLC 细胞中的 LKB1 呈负相关。在 KL 细胞中沉默 CPS1 基因可以诱导细胞死亡进而抑制肿瘤生长。值得注意的是,细胞的死亡是由嘧啶消耗引起的而不是由于氨毒性造成的,因为 CPS1 使氨通过非常规途径由氨流向嘧啶。抑制 CPS1 会导致 KL 细胞中嘧啶合成减少,使嘧啶 / 嘌呤比例降低,影响 S 期进展,并导致 DNA 聚合酶停滞与 DNA 损伤。通过外源性补充嘧啶可以逆转 DNA 损伤,挽救细胞生长。

(二)动脉粥样硬化

动脉粥样硬化是缺血性心脏病的主要诱因之一,其发病机制复杂,之前的研究主要将其归因于基因调控与胆固醇水平的升高。然而,2011 年以来的一系列研究表明,肠道菌群代谢产物氧化三甲胺(trimethylamine N-oxide,TMAO)在动脉粥样硬化的发生与发展中发挥重要作用。

应用非靶向代谢组学方法对心血管疾病患者与健康志愿者的血浆样品进行检测分析,发现有 18 种小分子代谢物的含量与心血管疾病发生风险显著相关,其中 3 种经鉴定分别是胆碱、TMAO 和甜菜碱。用氘标记的磷酸胆碱喂食广谱抗生素预处理的小鼠与常规饲养小鼠 3 周后,只在常规饲养小鼠血浆中检测到了氘标记的 TMAO。而将抗生素预处理小鼠与常规小鼠同笼常规饲养一段时间后,在两组小鼠的血浆中均检测到氘标记的 TMAO。由此可见,肠道菌群代谢的存在是 TMAO 产生的前提。进一步给出生不久的小鼠饲喂含胆碱、TMAO 的饲料或直接饲喂胆碱、TMAO,于 20 周后观察到小鼠体内出现了动脉粥样硬化斑块,并且小鼠血浆中 TMAO 的水平与动脉粥样硬化斑块的大小呈正相关。进一步研究表明,FMO3 的肝脏表达与小鼠血浆中 TMAO 水平呈显著正相关趋势。人体本身不能合成 TMAO,其来源主要是鱼类、鸡蛋、肉类等食物。这些食物中富含的胆碱、左旋肉碱、磷脂酰胆碱等物质,经肠道消化吸收后代谢产生 TMA,TMA 在肝脏进一步被 FMO3 或其他黄素单加氧酶迅速氧化为 TMAO。为进一步研究膳食胆碱与其代谢产物促进动脉粥样硬化发生的机制,对小鼠饲喂添加胆碱、TMAO 或甜菜碱的饲料,发现腹腔巨噬细胞中与动脉粥样硬化相关的巨噬细胞清道夫受体 CD36 和 SR-A1 的 mRNA 水平与表面蛋白水平显著升高。补充胆碱饮食的小鼠表现出显著增加的富含脂质的巨噬细胞发育,而广谱抗生素处理则显著抑制了内源性泡沫细胞的发育,表明胆碱与 TMAO 很可能是通过扩大泡沫细胞的产生而促进动脉粥样硬化的发生,进而增加心血管疾病的发生风险。

(三)糖尿病

2 型糖尿病是一种众所周知的代谢性疾病,但其发病的潜在分子机制仍然知之甚少。高糖饮食和缺乏运动都可能会导致糖尿病的发生,然而健康人也可能患上糖尿病,这表明遗传因素可能起作用。采用靶向和非靶向代谢组学发现氨基酸是 2 型糖尿病的致病因子。很多研究表明,血清中高水平的支链氨基酸(亮氨酸、异亮氨酸和缬氨酸)、芳香族氨基酸(苯丙氨酸和酪氨酸)和氨基己二酸可用于预测 2 型糖尿病的发生风险。这些氨基酸含量增加有饮食因素的影响,也有肠道菌群代谢的影响。研究发现肥胖大鼠和小鼠中线粒体支链转氨酶与支链 α-酮酸脱氢酶复合物的活性均降低,肥胖患者和 2 型糖尿病患者的支链氨基酸和苯丙氨酸、酪氨酸含量增加,此外高瓜氨酸、丙氨酸、色氨酸等氨基酸水平也有所升高。研究发现肥胖 2 型糖尿病患者脂肪组织中的支链氨基酸氧化酶活性降低,进一步研究显示支链氨基酸转氨酶敲除小鼠脂肪组织中的支链氨基酸代谢减少,进而导致血清中支链氨基酸的含量增加。

三、代谢组学与新药研发

在过去的四十余年中,标准的新药研发模式是用全基因组关联研究(genome-wide association studies,GWAS)或全基因组测序等方法鉴定疾病致病基因,纯化靶蛋白后高通量筛选先导化合物,之后在动物模型与临床试验中检测药物作用。然而这种模式效率低,耗时长久且费用昂贵。每 5 000~10 000 种化合物中仅有一种研发成功并最终进入市场,一个新药从开始研发到投入市场的周期约需要 15 年,成本超过 10 亿美元。为提高新药研发的效率,基因组学、蛋白组学、代谢组学等生命科学前沿技术越来越广泛地应用到药物研发领域。

(一)药物靶点

大多数疾病的发生发展进程中都涉及代谢的改变,代谢与疾病之间的联系提供了新的药物治疗靶点。临床上使用的许多药物是酶抑制剂,它们通过调节代谢物水平保持代谢稳态。代谢组学已在发现新的药物靶点中发挥重要作用。

异柠檬酸脱氢酶(IDH)是三羧酸循环代谢中的限速酶,能够催化异柠檬酸氧化脱羧产生 α-酮戊二酸(α-KG),为细胞提供 ATP 与生物合成的前体物质。人体中有三种 IDH,分别是存在于细胞质的 IDH1,与存在于线粒体的 IDH2、IDH3。IDH1 与 IDH2 突变在许多胶质瘤、急性髓性白血病、软骨肉瘤等多种人类癌症中发生,IDH1 突变主要是 R132 突变,IDH2 突变主要是 R172 与 R140 突变。有研究在针对 IDH1 突变与未突变的 U87MG 恶性胶质瘤母细胞的非靶向代谢组学研究中发现,IDH1 突变的恶性神经胶质瘤细胞中 2-羟基戊二酸(2-HG)含量与未突变细胞相比明显升高。在针对 α-KG、2-HG 与三羧酸循环代谢物的靶向代谢组学研究中发现,人恶性神经胶质瘤样本中的 α-KG、三羧酸循环代谢物含量无显著变化,而 2-HG 含量明显增加。进一步研究表明 IDH 突变后会催化 α-KG 代谢生成 2-HG,而 2-HG 与 α-KG 结构相似,会竞争性抑制 α-KG 依赖性酶的活性,从而引起细胞分化阻滞和表观遗传失调,导致细胞增殖,诱发肿瘤。现已研制出的 IDH1 突变抑制剂 AGI-5198,已证实其能够抑制 2-HG 的产生,具有抗肿瘤活性。急性骨髓性白血病(AML)中也存在 IDH1 与 IDH2 突变。2017 年美国 FDA 批准 IDH2 抑制剂 AG-221(Enasidenib)用于复发性和难治性 AML 的治疗。紧随其后,IDH1 突变抑制剂 AG-120(Ivosidenib)也于 2018 年获得 FDA 批准用于复发性和难治性 AML 的治疗。

氧化三甲胺(TMAO)含量增加会导致脂质蓄积,增加心血管疾病发生的风险。有研究采用非靶向代谢组学研究发现心血管疾病患者血浆中 TMAO 水平明显升高。食物中的胆碱、磷脂酰胆碱等物质能被肠道菌群中胆碱-三甲胺裂解酶代谢生成三甲胺(TMA),TMA 进一步在肝脏中被黄素单加氧酶 3(flavin monooxygenase 3,FMO3)代谢生成 TMAO。TMA 和 FMO3 可作为新的治疗靶点,通过降低其水平,可降低 TMAO 含量,从而治疗或预防动脉粥样硬化。有报道筛选出 TMA 强效抑制剂 3,3-二甲基丁醇(3,3-dimethyl-1-butanol,DMB),其结构与胆碱类似,能够竞争性抑制 TMA 裂解酶,从而抑制 TMA 的产生,进而降低 TMAO 水平。

ASCL1 是神经内分泌发育过程中非常重要的转录因子,小细胞肺癌(SCLC)可分为 ASCL1 低表达亚型和 ASCL1 高表达亚型。有报道运用代谢组学和转录组学等研究方法对小细胞肺癌细胞系进行检测分析,结果发现 ASCL1 低表达的小细胞肺癌细胞系中嘌呤核苷酸水平显著升高,同时嘌呤合成途径的关键限速酶——次黄嘌呤脱氢酶(IMPDH)的表达显著上调。代谢流分析结果也显示嘌呤合成途径的反应速率显著增加。进一步机制研究表明,ASCL1低表达的SCLC中致癌基因 *myc* 表达水平显著上调,进而激活IMPDH的转录促进了嘌呤合成。抑制IMPDH的活性能够降低ASCL1低表达的小细胞肺癌细胞、基因工程小鼠与临床原发肿瘤组织的生长速度。因此,IMPDH可作为潜在的靶向治疗靶点,为小细胞肺癌的治疗提供了新策略。

通过靶向和非靶向代谢组学结合的方法对妊娠糖尿病、2型糖尿病与非糖尿病对照者的血浆样本进行分析,发现与非糖尿病对照者血浆相比,妊娠糖尿病和2型糖尿病患者血浆中糖、氨基酸、脂质代谢显著改变。其中一种特定的脂肪酸代谢产物3-羧基-4-甲基-5-丙基-2-呋喃丙酸(3-carboxy-4-methyl-5-propyl-2-furanpropanoic acid,CMPF)含量在妊娠糖尿病和2型糖尿病患者血浆中显著增加。CMPF直接作用于胰岛B细胞引起线粒体功能损伤,降低ATP的积累,诱导氧化应激,导致关键转录因子失调,进而导致胰岛素生物合成减少,最终引发糖尿病。进一步研究发现通过抑制有机阴离子转运多肽(OAT-3)可以阻断CMPF向胰岛B细胞转运进而避免CMPF引起的胰岛B细胞损伤,因此,CMPF与其转运蛋白OAT-3可以作为糖尿病预防和治疗的潜在药物靶点,具有很好的应用前景。

缺血再灌注损伤是指缺血的器官组织在恢复血流后损伤反而加重,甚至发生不可逆损伤的现象,是心脏病、卒中等许多疾病发生的基础。运用靶向和非靶向代谢组学方法对缺血再灌注小鼠模型的心脏、肝、肾、脑组织进行分析,发现缺血再灌注小鼠组织中三羧酸循环中间代谢物琥珀酸的水平显著升高。进一步研究表明,缺血组织中琥珀酸脱氢酶(succinate dehydrogenase,SDH)活性异常升高导致琥珀酸的异常蓄积是由于缺血组织中的琥珀酸脱氢酶活性异常升高导致的。琥珀酸蓄积进而导致活性氧类(reactive oxygen species,ROS)的产生与蓄积,引起线粒体功能损伤,最终导致缺血再灌注损伤的产生。进一步研究表明,通过抑制剂对SDH的活性进行抑制可以显著改善缺血再灌注组织的线粒体ROS蓄积,进而缓解组织损伤。以上结果表明,SDH是缺血再灌注损伤的潜在治疗靶点,通过抑制SDH活性以减少琥珀酸的蓄积与氧化,有望成为治疗缺血再灌注损伤的新方法。

发热伴血小板减少综合征(SFTS)是由新型布尼亚病毒科白蛉病毒属病毒(SFTSV)引发的新发传染病,于2009年首次在我国被发现,具有起病急骤、死亡率高等特点。由于是新发传染病,目前关于其疾病机制研究及临床治疗手段均非常有限。有报道用靶向代谢组学方法对SFTS患者的血液进行分析,结果发现患者体内的精氨酸水平显著下降。研究发现在精氨酸水平降低的同时,血小板内精氨酸代谢产物一氧化氮含量明显减少,且血小板数目明显减少,血小板活化程度增加。随机对照临床试验发现补充精氨酸能够促进血小板一氧化氮的生物合成,移植血小板活化并促进血小板数量恢复。该研究结果显示精氨酸有望成为SFTS的治疗靶点,为更好地理解和治疗该疾病提供新见解。

(二) 药物安全性评价

在药物研发中,药物安全性评价是一项至关重要的研究内容。因为安全性问题被淘汰的候选药物占有很大比例,药物的不良反应也是药物召回的主要原因,因此药物安全性评价至关重要。毒性药物会破坏细胞的结构与功能,改变内源性代谢物的稳态与代谢物水平。通过代谢组学方法对药物作用前后机体的代谢谱进行检测,可以确定毒性作用的靶器官与作用靶点,发现毒性相关的生物标志物,研究药物产生毒性的机制,进而对药物安全性进行评价。

1. 药物临床前安全性评价 药物临床前安全性评价是确定新药安全性指标并降低其毒副作用的重要方法,可为新药的安全性提供科学依据,并预测药物对人体可能产生的毒副作用。2001年1月,英国帝国理工学院与6家制药公司(Bristol-Meyers-Squibb、Eli Lilly、Hoffmann-La Roche、Novo Nordisk、Pfizer、Pharmacia)共同组建了代谢组学毒理学联合会(Consortium for Metabonomic Toxicology,COMET),将代谢组学方法应用于药物安全性评价中。该项目的主要目标是建立实验动物的血清、尿液与组织中代谢物的NMR图谱数据库,从而对药物毒性进行动态评价。该项目于2005年顺利完成,在完成147种不同模式的毒物的实验研究之后,建立了包含35 000张谱图的NMR图谱数据库,并建立起第一个基于代谢组学研究的实验室啮齿动物肝脏和肾脏毒性预测的专家系统。COMET项目的成功充分证明了代谢组学在药物临床前安全性评价中的重要作用,并且毒性预测专家系统的建立使代谢组学应用于药物临床前安全性评价更加方便快捷。

2. **毒性作用机制研究**　药物的毒性作用机制研究是研究药物在毒性损伤中所起的作用及发挥作用的方式。用代谢组学方法测定毒性作用不同阶段机体内源性代谢物的变化,可以通过代谢信息表征毒性物质导致的机体改变和损伤。

有研究在大鼠体内开展对乙酰氨基酚的急性毒性和长期毒性实验并应用基于 NMR 和 UPLC-MS 的代谢组学方法对大鼠尿液样品进行了分析。结果显示单次和多次给药后大鼠尿液中均存在抗氧化剂(如阿魏酸)、葫芦巴碱、S- 腺苷 - 甲硫氨酸与能量代谢相关代谢物含量减少的情况,说明对乙酰氨基酚急性与慢性肝毒性产生机制是药物诱发的肝脏氧化应激引起的。该研究应用代谢组学方法揭示了对乙酰氨基酚毒性发生机制,并且为对乙酰氨基酸急性毒性与长期毒性研究提供了科学依据。

罗格列酮和非诺贝特是过氧化物酶体增殖物激活受体(peroxisome proliferator-activated receptors,PPAR)激动剂。通过转录组学和代谢组学研究结合发现,罗格列酮和非诺贝特能够导致肥胖和高脂血症小鼠的肝脂肪变性程度加剧。该研究显示,罗格列酮和吉诺贝特给药 12 周后,与对照组相比,肥胖和高脂血症模型小鼠中肝脏甘油三酯水平显著升高,且肝脏脂滴的数量和体积都有所增加。这两种药物同时激活了促进脂肪变性和抗血管生成的代谢途径,进而促进了肝脏脂肪蓄积。这项研究为 PPAR 激动剂作用机制研究提供了新思路。

3. **确定药物毒性靶器官**　通过代谢组学对药物作用前后机体的代谢谱进行检测,可以研究药物毒性对机体代谢的影响,确定药物毒性作用的靶器官。肝脏和肾脏分别是药物代谢和排泄的主要器官,也是药物毒性的主要靶器官,机体生物体液与组织中葡萄糖、丙酮酸、乳酸、牛磺酸等小分子代谢物的变化可作为评价药物肝肾毒性的重要指标。

对乙酰氨基酚具有肝毒性。有研究通过基于 NMR 的代谢组学方法对 20 名服用对乙酰氨基酚的受试者尿液样本进行检测以评价其对人体的肝脏毒性。结果显示尿液中 TMAO、柠檬酸、苯丙氨酸与甘氨酸,血浆中乳酸、葡萄糖、异亮氨酸、谷氨酰胺等内源性代谢物的水平在服药前后有明显变化。生化检测结果显示服药 7 天后谷草转氨酶、乳酸脱氢酶活性有所增加,但谷草转氨酶、谷丙转氨酶、碱性磷酸酶、总胆红素、γ- 谷氨酰转肽酶与乳酸脱氢酶等血清生化指标水平均仍在肝功能正常范围内。以上研究结果表明,应用内源性代谢物指示肝毒性比常见血清生化指标更为敏感,这也为研究对乙酰氨基酚的肝毒性机制提供了新策略。

环孢素(cyclosporin)是钙调磷酸神经酶抑制剂,广泛应用于肝脏、肾脏、心脏等实体器官移植后的免疫抑制治疗,然而环孢素具有较强的肾脏毒性。有报道构建了以环孢素诱导的 SD 大鼠肾毒性模型,基于 NMR 的代谢组学数据显示尿液中葡萄糖、醋酸、琥珀酸与 TMA 含量增加,而 TMAO 含量减少;基于 HPLC-TOF-MS 的代谢组学数据显示尿液中的犬尿喹啉酸、柠檬酸、黄尿酸与核黄素含量减少。推测上述代谢物的变化可能与肾毒性有关。通过 NMR 技术对单独服用环孢素,环孢素与西罗莫司或环孢素与依维莫司联合用药的大鼠血清样品进行代谢组学研究。结果表明单独服用环孢素后大鼠血清中谷胱甘肽含量降低,葡萄糖、TMAO、胆固醇等物质含量升高,环孢素与西罗莫司联用代谢物变化较单独服用环孢素更为显著,而环孢素与依维莫司联用后代谢物变化与单独给予环孢素相比较小。以上结果证明环孢素与西罗莫司联用会增加药物毒性,而环孢素与依维莫司联用会使药物毒性减小。

4. **寻找药物毒性生物标志物**　利用代谢组学研究代谢指纹图谱,发现药物引起的内源性代谢变化,并将其与病理生理过程中的生物学事件相关联,可以发现与药物毒性相关的生物标志物,并将其作为药物毒性评价的依据。

在丙戊酸诱发 SD 大鼠肝毒性的研究中,应用基于 GC-MS 的代谢组学方法发现模型大鼠尿液中 8-羟基 -2′- 脱氧鸟苷和辛酰基肉碱含量在高剂量丙戊酸组均显著增加,可作为丙戊酸的肝毒性生物标志物。以四氯化碳、对乙酰氨基酚、阿托伐他汀诱导大鼠肝毒性模型,并通过基于 UPLC-TOF-MS 的代谢组学对大鼠血浆中的小分子代谢物进行检测,筛选出 10 个特征性生物标志物并建立肝毒性预测模型,模型的准确度高达 94.9%，为肝毒性评价提供了有力工具。

5. 中药毒性评价　与化学药不同，中药的多组分、多靶点性质使其毒理学研究更为复杂。运用代谢组学方法可以整体地研究中药对机体代谢造成的影响，进而对中药的毒性进行评价。附子是一个临床常见的有毒中药。通过基于 UPLC-QTOF-MS 的脂质组学研究附子对小鼠的心脏毒性，结果显示与磷脂代谢、脂肪酸氧化相关的 14 种脂类代谢物在给药前后含量发生明显变化。该研究表明作为代谢组学的分支，脂质组学在寻找附子心脏毒性生物标志物方面有很大的应用潜力。通过基于 UPLC-TOF-MS 的代谢组学方法发现，给予川乌后，大鼠尿液中与氨基酸代谢、脂肪酸代谢、核苷酸代谢等途径相关的 17 种代谢物含量变化显著。代谢组学结果结合生化指标与组织病理学检测结果，表明川乌会导致严重的心脏毒性与肝毒性。

（三）代谢组学在药物研发中的其他作用

除开发靶点与药物安全性评价外，代谢组学也可用于临床试验或药物研发的其他方面。包括动物模型评价、监测药物代谢、监测患者依从性、评估疗效、确定药物剂量、对患者分层和选择最佳受试者等。

药物研发中需要采用各种实验动物以研究药物的毒性、药效与疾病机制。代谢组学研究可以区分不同种属、不同品系动物模型的代谢状态，鉴别其与人体疾病状态的差异，寻找研究人类疾病、药物疗效和药物毒性的适宜动物模型。目前应用代谢组学方法对动物模型进行研究主要集中于不同种属、不同品系动物模型代谢状态的比较，动物突变体异常代谢鉴别，疾病动物模型与正常动物的代谢组比较等。有报道对 TASTPM 转基因小鼠和野生型 C57BL/6J 小鼠的脑组织和血浆样品进行非靶向代谢组学分析以发现疾病和药物药效的生物标志物。结果显示 TASTPM 小鼠的脑组织（果糖、缬氨酸、丝氨酸等）和血浆（葡萄糖、半乳糖、亚油酸等）中多种代谢物的水平均发生了显著变化。该研究运用代谢组学鉴定了 TASTPM 小鼠中与阿尔茨海默病（AD）相关的特定疾病代谢表型，进一步证明了转基因 AD 小鼠模型在药物研发中的应用价值。患者的依从性是影响疗效的重要因素。依从性差是高血压患者血压控制不佳的重要原因。应用基于 HPLC-MS 的代谢组学对 208 例高血压患者的尿液样品进行检测，通过检测患者尿液中 40 种抗高血压药物与其代谢物的含量对患者的用药依从性进行评价。结果显示 25% 的患者不依从抗高血压治疗，并且患者的血压水平与患者依从性程度直接相关。这项研究表明利用代谢组学可以监测患者的依从性，减少药物研发的成本。

四、代谢组学与精准用药

个体差异会影响药物的体内行为，即药物在体内的吸收、分布、代谢、排泄过程，进而影响药物的体内水平，使药物无效或产生毒副作用。精准用药或个体化治疗就是充分考虑每个患者的个体特征，包括遗传、年龄、性别、生理、病理特征与用药情况等，制定安全、合理、经济、有效的药物治疗方案。2015 年 1 月，美国总统奥巴马宣布启动"精准医学计划"，致力于治疗癌症与糖尿病等复杂疾病。该计划的短期目标是为肿瘤提供精准的治疗；长期目标是实现健康管理，即扩大精准医学计划的实践规模，提升对疾病风险评估、疾病机制把握与许多疾病最佳治疗方案的预测。

自个体化治疗概念提出后，大量研究报道了各种先进的分子监测技术在个体化治疗中的应用，如药物基因组学、蛋白质组学、代谢组学等。这些先进的组学技术为个体化治疗的发展起到了推进作用。药物反应的个体差异是由遗传因素、性别、年龄、生理病理状态、饮食、肠道菌群与用药情况等因素综合作用的结果，其中遗传因素的影响比较大，因此长期以来以基因多态性为核心的药物基因组学研究在临床精准用药中占据核心地位，然而药物基因组学的局限性在于不能反映遗传因素之外的其他因素对个体差异的影响。

越来越多的研究表明，遗传因素之外的其他因素对个体药物反应会产生很大的影响进而导致药物反应个体差异。基因（遗传因素）可用于指示机体可能发生的情况，而代谢物反映机体已经发生的生物事件，因此代谢物与基因相比，即代谢表型与遗传因素相比更接近药物反应表型。应用代谢组学对用药前后个体的代谢表型进行检测分析，能够更加直观地反映出药物反应个体差异，更满足精准用药的"个体化"要求。代谢组学已成为推进个体化治疗的有力工具。

（一）代谢组学在疾病监测中的应用

随着代谢组学分析技术的迅速发展,现在已经可以实现数百至数千个代谢物的靶向或非靶向代谢组学分析,为发现新的疾病相关代谢标志物提供了可能,促进了个体化用药在疾病监测中的应用。

1. 癌症　利用 LC-MS 和 GC-MS 对前列腺癌患者的 42 例组织样本、110 例血浆样本与 110 例尿液样本进行代谢组学分析,结果显示通过代谢组学方法能够成功区分良性前列腺、前列腺原位癌和前列腺转移癌,并在尿液样本中发现在前列腺原位癌向转移癌发展的过程中肌氨酸水平明显升高。肌氨酸是甘氨酸经甘氨酸 N- 甲基转移酶催化后代谢产生的 N- 甲基衍生物,敲除甘氨酸 N- 甲基转移酶基因后,前列腺癌的侵袭性减弱;而添加外源性肌氨酸或敲除肌氨酸脱氢酶(可降解肌氨酸)则会在良性前列腺上皮细胞中诱导侵袭性表型。该研究表明,肌氨酸是癌细胞侵袭和攻击的重要潜在中间代谢物,可通过肌氨酸含量的变化判断前列腺癌的侵袭性,为前列腺癌的诊断与治疗提供了新方向。

运用 NMR 结合 OPLS-DA 分析方法对 100 例口腔白斑病(癌前病变)、100 例口腔鳞状细胞癌与 75 例健康志愿者的血清样本进行代谢组学分析,筛选出 8 种差异代谢物,其中以谷氨酰胺、丙酸、丙酮、胆碱等代谢物建立预测模型能精确地将 93.5% 的口腔白斑患者与其他两组区分,而以谷氨酰胺、丙酮、乙酸和胆碱建立的预测模型能区分 92.4% 的口腔白斑患者和口腔癌患者。该研究表明基于 NMR 的血清代谢组学分析可以准确区分口腔癌发展的不同阶段,为口腔癌的诊治提供了重要信息。

2. 肥胖症　肥胖症是能量的摄入大于消耗而造成体内脂肪过度蓄积而引发的疾病,是 2 型糖尿病、心血管疾病等疾病的高危因素,同时也是儿童和青少年中发病率最高的慢性疾病。肥胖造成机体代谢紊乱,引发脂代谢、糖代谢、氨基酸代谢等多种物质代谢异常,运用代谢组学发现肥胖发生发展进程中的生物标志物,可以为肥胖症的预防、诊断与治疗提供依据。

运用代谢组学方法对肥胖儿童和正常体重儿童的血清样品进行了分析。结果显示与正常体重儿童相比,肥胖儿童中 2 种酰基肉碱含量增加,3 种氨基酸、6 种酰基 - 烷基磷脂酰胆碱和 3 种溶血磷脂酰胆碱含量减少。对肥胖小鼠模型和偏瘦小鼠模型的血浆和尿液进行代谢组学检测,结果显示肥胖小鼠和偏瘦小鼠间的氨基酸代谢、葡萄糖代谢、脂代谢、三羧酸循环与肌酸代谢均存在明显差异。此外该研究还显示肥胖症存在明显的性别差异:雄性肥胖小鼠的代谢与胰岛素相关信号密切相关,而雌性肥胖小鼠的代谢与脂质代谢显著相关。

3. 新生儿筛查　遗传性代谢疾病是由于遗传性代谢途径的缺陷引起异常代谢物的蓄积或重要生理活性物质缺乏的疾病,通常涉及氨基酸、有机酸、脂肪酸、维生素、碳水化合物等多种物质的代谢异常,进而导致系统损伤。目前,我国每年有 40 万 ~50 万的儿童患者有遗传性代谢疾病,给患者家庭与社会带来了巨大的负担。对新生儿进行遗传性代谢疾病筛查,可以及早发现遗传性代谢疾病,并及早进行治疗或饮食干预,避免后遗症的发生。

尽管新生儿筛查出现的比代谢组学要早,但其概念与所采用的分析技术平台与靶向代谢组学基本相同。通过 LC-MS 或 GC-MS 对新生儿滤纸干血斑样品进行检测,可以在几分钟内完成数百种代谢物的高通量分析,进而对遗传性代谢疾病进行筛查。酰基肉碱是脂肪酸氧化缺陷和有机酸血症的标志物,氨基酸是氨基酸代谢障碍的标志物。经过丁酯化衍生后,肉碱大多产生 m/z 85 的特征子离子,而氨基酸则通常丢失 m/z 102 的中性碎片,通过 LC-MS 或 GC-MS 一次扫描可获得多种肉碱与氨基酸的信息,进而对多种代谢疾病进行筛查。可筛查的疾病包括但不局限于氨基酸类代谢疾病(苯丙酮尿症、酪氨酸血症等);脂肪酸类代谢疾病(短链、中链、长链、极长链脂肪酸代谢异常等);有机酸类代谢疾病(戊二酸血症、甲基丙二酸血症等)。

（二）药物代谢组学

2006 年 Nicholson 教授首次提出"药物代谢组学"的概念,并将其定义为"基于数学模型,通过对药物干预前内源性物质的定量分析来预测药物或外源性物质给药后的体内结果"。药物代谢组学是代谢组学的重要分支与延伸。与代谢组学类似,药物代谢组学同样也是基于 LC-MS、GC-MS、NMR 等分析技术平台,获得机体的内源性代谢谱,并通过多变量数据分析手段进行数据挖掘。与代谢组学不同的是,药物代谢组学更侧重于药物干预前机体的代谢表型,并以其预测用药后的个体反应。

1. 药物代谢组学理论基础　遗传、年龄、性别和其他环境因素的综合作用是造成药物反应个体差异的根本原因。代谢物是生命调控活动的终端产物,其含量的变化反映了遗传和环境综合作用的结果。个体的基因组、转录组、蛋白组的差异最终都将表现在代谢组上。代谢组除了能反映代谢酶基因多态性的遗传因素的贡献,还可以反映包括饮食、环境、生活方式、用药情况等其他因素的影响。

个体化给药侧重于研究外源性药物,而代谢组学重点研究内源性代谢物的变化。外源性药物和内源性代谢物可能通过相同或相似的途径被代谢或消除。药物的代谢和排泄对药物发挥疗效起到很大的影响。研究表明,外源性药物和内源性代谢物的代谢、消除具有很高的相似性与一定的重合。细胞色素 P450 酶系负责 90% 以上的药物代谢,同时也介导许多内源性物质的代谢,如 CYP3A4 可代谢多种甾体类激素、CYP7A1 可代谢胆固醇、CYP2D6 可代谢 5- 甲氧基色胺等。在排泄方面,有机阴离子多肽转运体(OATP)对药物的吸收、分布、消除具有重要的影响,但 OATP 也负责内源性物质的转运。如 OATP1B1 可以将胆汁酸、甲状腺激素、前列腺素等内源性物质转运进入肝细胞进行代谢与消除。由此可见,可用内源性代谢物或基线代谢谱表征代谢酶或转运体的活性和功能的差异,而这些代谢酶与转运体的活性和功能会影响药物的代谢和消除,进而影响药物发挥疗效。

通过药物代谢组学研究可以预测个体对药物的药效、毒性等反应的差异,有望实现根据患者的疾病表型制订针对性的治疗方案,并根据疾病进程调整药物剂量,在真正意义上实现个体化治疗。药物代谢组学可作为指导个体化治疗的有力工具,具有巨大的应用潜力。

2. 药物代谢组学在精准用药中的应用　药物代谢组学的出现很好地弥补了药物基因组学的不足,经过十余年的发展,药物代谢组学在个体化治疗领域不断取得成功,显示出广泛的应用前景。

(1)药物疗效预测:运用基于 GC-MS 和 LC-MS 的代谢组学平台研究了辛伐他汀给药前后患者的血浆代谢谱,结果显示可根据患者的基线代谢谱与对辛伐他汀治疗后的效果进行分组,并且患者服药前的血浆脂质水平与服药后低密度脂蛋白胆固醇降低程度显著相关,可用于预测患者服用辛伐他汀后的治疗效果。

运用基于 GC-MS 的分析技术平台对服用西酞普兰前后的抑郁症患者的血浆样品进行了代谢组学分析,结果显示可根据基线代谢表型对用药后患者的治疗效果进行分组,并且中枢神经递质甘氨酸能够预测患者的治疗效果。

用 LC- 电化学阵列分析技术对 25 名精神分裂症患者的基线血清样本与服用药物治疗 4 周后的血清样本进行检测。结果显示患者基线血清中的 3- 羟基犬尿氨酸浓度与治疗效果具有显著相关性,能用于预测精神分裂症患者的药物治疗效果。

应用药物代谢组学评估阿替洛尔在白种人和非裔美国人受试者之间的疗效差异。结果显示,给药9 周后,白种人受试者血浆中游离脂肪酸的水平显著降低,3- 羟基丁酸的含量也下降了 33%,而非裔美国人受试者血浆代谢物无明显变化。以上结果表明阿替洛尔对白种人的疗效显著优于非裔美国人,并且后续研究证实该疗效差异是由不同种族间基因型的差异造成的。由此可见,药物代谢组学可以和药物基因组学互为补充,更加全面、可靠地对药物疗效进行评价。另外,通过药物代谢组学结合药物基因组学,可以进一步研究药物疗效个体差异的机制。

(2)药物毒性预测:有研究构建了对乙酰氨基酚诱导的大鼠肝毒性模型,采用基于 NMR 的代谢组学方法分别比较药物干预前后的大鼠尿液代谢谱,并对大鼠的肝脏样本进行病理分级。结果显示药物干预前大鼠的尿液代谢谱与给药后肝脏损伤的程度之间存在相关性,并成功鉴别出与肝脏损伤相关的内源性代谢物。该研究首次证实给药前机体的代谢表型可以预测给药后的药物体内行为和药物效应,并首次提出了药物代谢组学的概念。

有报道应用 NMR 开展了人体药物代谢组学研究。对健康受试者服用对乙酰氨基酚前后的尿液代谢谱进行了分析,并测定了给药后尿液中对乙酰氨基酚葡糖醛酸化(G)和硫酸化(S)代谢产物的含量。结果显示基线尿液中一种含硫代谢物(即 p-cresol sulfate,PCS)的含量与给药后对乙酰氨基酚硫酸化 / 葡糖醛酸化代谢产物比值(S/G)呈负相关,推测对甲酚(p-cresol)经肠道菌群硫酸化代谢产生 PCS 时,与对乙酰氨基酚的硫酸化代谢反应产生了竞争。硫酸化代谢是许多药物在机体内都会经历的代谢过程,并且对内源性激素、神经递质的活性具有重要的影响,因此建议在新药研发与个体化治疗中考察肠道菌群的影响。

应用 NMR 对 54 名结肠直肠癌患者的基线血清进行了代谢轮廓分析,并通过美国国家癌症研究所常用的毒性标准将患者使用卡培他滨治疗后产生的相应不良反应程度划分为 4 个等级。结果显示给药前患者血清中的低密度脂蛋白衍生脂质(包括多不饱和脂肪酸和磷脂酰胆碱等)水平与给药后产生的毒性具有显著正相关性,可用于对卡培他滨的毒性程度进行预测。该研究证明了用药物代谢组学方法预测药物毒性反应的可行性。

(3)药动学性质预测:应用基于 LC-MS 的代谢组学方法对 29 名健康志愿者的基线尿液样本进行了检测,并对受试者服用他克莫司后血浆中的药物浓度进行测定并进行了相关药动学参数的计算。以基线代谢谱为 x 变量,药动学参数为 y 变量,构建偏最小号二乘法(partial least-square method,PLS)模型筛选出变量权重值(variable important in projection,VIP)>1.5 的代谢物。进一步构建 PLS 模型对筛选出的代谢物与药动学参数进行拟合,最终筛选出 4 个能够预测他克莫司 AUC 的基线尿液代谢物,并以这 4 个代谢物构建线性方程来预测他克莫司给药后的 AUC,结果显示所建立的方程具有较高的灵敏度。该研究首次实现了基线尿液代谢物对他克莫司药动学参数的预测,为他克莫司的临床安全应用提供了理论依据。

有报道利用 GC-MS 对 48 名健康志愿者的基线血浆样本进行了代谢轮廓分析,并使用 LC-MS 对志愿者服用阿托伐他汀后的血浆药物浓度进行了测定。结果显示基线血浆代谢物与阿托伐他汀的药动学具有很好的相关性。此外,基线血浆中的色氨酸、丙氨酸、花生四烯酸、2-羟基丁酸、胆固醇、异亮氨酸等代谢物对阿托伐他汀的药动学参数具有较好的预测能力。该研究为临床个体化治疗提供了借鉴方法。

将 24 名健康女性受试者分为 CYP3A 酶诱导组与抑制剂对照组,运用代谢组学方法对静脉注射咪达唑仑前后的受试者尿液样品进行检测分析。结果显示基线尿液样品中的脱氢表雄酮(DHEA)、7β-OH-DHEA/DHEA 等指标可以预测咪达唑仑的清除率与 CYP3A 酶活性。该研究表明利用药物代谢组学能够鉴定出表征代谢酶活性的内源性代谢标志物。

(4)个体差异研究:应用药物代谢组学方法研究了阿司匹林个体反应差异的发生机制。结果显示阿司匹林低反应受试者与高反应受试者相比,腺苷和肌酐的水平显著升高,表明阿司匹林的个体反应差异可能与嘌呤代谢有关。进一步应用"药物代谢组学-药物基因组学"研究策略发现阿司匹林的个体反应差异与个体的腺苷酸激酶基因的变异相关。该研究表明结合药物代谢组学和药物基因组学,可以更深入地解释个体差异产生的机制,推进个体化治疗。

阿托伐他汀的药动学性质存在很大的个体差异。通过基于 GC-MS 的分析技术平台对 48 名健康受试者的基线血浆样品的代谢轮廓进行分析,并用 LC-MS 测定服用阿托伐他汀后受试者血浆中的药物浓度,并进行药动学参数拟合。结果显示受试者的基线代谢谱与用药后阿托伐他汀的药动学参数具有很好的相关性。研究者通过 36 个受试者数据构建的 PLS 预测模型对另外 12 个受试者具有良好的预测能力。此外,该研究还筛选出色氨酸、丙氨酸、花生四烯酸、2-氰基丁酸、胆固醇和异亮氨酸作为预测阿托伐他汀药动学性质的代谢标志物,这些代谢标志物与常规的生化指标相比,对阿托伐他汀的个体化差异具有更好的预测与解释能力。

重度抑郁症患者对选择性 5-羟色胺再提取抑制剂(SSRI)的反应存在很大的个体差异,导致抗抑郁治疗效果相差较大。运用药物代谢组学发现给药前的血清代谢谱可以预测患者对于舍曲林的反应差异,基线 5-甲氧吲哚醇和褪黑素与疗效显著相关,基线血清中两者水平升高则预示着会有较好的疗效。有报道用药物代谢组学方法发现患者基线血清中甘氨酸的水平与西酞普兰的疗效呈负相关。进一步药物基因组学研究显示甘氨酸脱氢酶基因单核苷酸多态性(SNP)位点 rs10975641 与治疗效果显著相关。该研究不仅表明了甘氨酸在 SSRI 治疗效果中的重要性,也再次证实了药物代谢组学与药物基因组学结合可以深入解释个体差异产生的机制,推进个体化治疗的发展。

(胡泽平)

第九章　药学统计学在药物分析学中的应用

传统的统计学（statistics）常被定义为研究数据的收集、描述、分析、综合和解释，以获得新信息、做出新推断的学科。计算机技术与现代药物分析仪器的结合促进了化学及药学测量数据获取方法的重大进步，这一进步不仅实现了分析仪器数据的自动采集、传递和储存，而且使分析仪器的自动化操作成为现实。在药学科研领域不断提出的越来越高的各种分析要求面前，人们认识到计算机科学融入信息技术的新型分析工具和分析方法，将为解决药学及生命科学等许多学科所提出的复杂研究体系辨识难题及自动化地提取和解析仪器分析实验数据，提供强有力的技术工具。药学统计学在药物分析中的应用已成为现代药物分析学科的重要内容，有助于解决生命科学等学科目前面临的复杂混合物体系定性、定量分析的共同任务。开展药学统计学在药物分析应用中的研究必将有力地促进药物分析学科的发展。

第一节　统计估计和假设检验

统计学的主要任务之一是依据样本推断总体。推断的基本内容包括两个方面：一是依据样本寻找总体未知参数的近似值和近似范围；二是依据样本对总体未知参数的某种假设做出真伪判断。前者叫统计估计，后者叫假设检验。

一、统计估计

假设按 2020 年版《中国药典》对一批制剂进行含量均匀度检查，测定了一个样本 30 个个体的含量，其均值为 49.8mg。虽然可以肯定其总体均值不恰好是 49.8mg，但却能肯定它的最佳估计值是 49.8mg。这里是点估计。点估计有使用方便、直观等优点，但并没有提供关于估计精度的任何信息，为此提出了未知参数的区间估计法。这里就提出了用样本统计量作为总体统计量的可靠性问题。这个问题，可在报告估计值时陈述其置信区间（confidence interval）来回答。

置信区间是对统计量如总体均值的区间估计。置信区间是由总体的性质，如分布的类型、参数的样本估计值和想达到的置信度决定的。人们在统计工作中最关心的是均值的置信区间。如果把置信概率 P 定为 95%、风险 α 为 5% 即 1/20，则从一个总体抽取 20 个样本测定了该样本均值，每个都有一个对应的置信区间，共 20 个，其中平均有 19 个包括总体均值，有一个不包括。如果把置信概率定为 99%、风险为 1% 即 1/100，则在测定了 100 个样本均值后，在 100 置信区间中，平均有 99 个包括总体均值，只有一个不包括。

二、假设检验

为引出假设检验的概念，先举一个例子。计划进行一项临床研究，以比较一个降血压药和空白对照剂的药效。把该新药用于患者未加控制的初步研究表明,其活性大约使舒张压降低 10~15mmHg。计划进行的双盲方法(double-blind method)——一种试验药效的方法,给药者和服药者在给、服药物的当时,都不知道所给和所服的是活性药物还是空白对照剂——第一组高血压患者每天给予该药一定剂量的片剂一次,第二组患者在相同的条件下服用空白对照剂。在研究开始前每组患者都要测量血压,以后每 2 周测量一次,共进行 8 周。在这里只陈述有关的基线血压(即给药前的血压)和治疗 8 周后的血压。实验完成时活性药物组和空白对照剂组血压基线的变化称为差值 δ。

粗略地考虑,似乎只要比较活性药物组和空白对照剂组血压的平均变化并与过去的经验结合起来,就能做出该降压新药是否有效的结论,见表 9-1。活性药物组降低血压 10mmHg,而空白对照剂组只降低 1mmHg。这是一个令人振奋的结果,只是受试患者少一些。但仔细考虑,表中两组标准差都很大,说明数据缺乏一致性。这会使不同研究人员做出不同结论;至少会认为数据中潜在的不一致足以使结论变得模糊。但对数据这样的主观研究再仔细,也难以把药效和随机变异分清楚。如果两组数据的均值差异大而这种差异的标准差小,则可以做出明确的结论。在向国家药品监督管理部门提出报告时更要有这样的明确规范,以保证用药的安全、有效。假设检验就是这样一个评价观测差异是否能归于实验变异即误差的客观方法。

表 9-1　在一项高血压研究中对活性药物组和空白对照剂组均值和标准差的比较

	活性药物组	空白对照剂组
患者数	11	10
平均血压降低 /mmHg	10	1
标准差	11.1	7.8

疗效差异的统计评价基础,是观测的疗效差异——活性药物疗效 - 空白对照剂疗效——与这个差异的变异程度之比。前者愈大,后者愈小,这个比值愈大,药效愈显著。这个比值可以用认同未知药效的概率或统计语言陈述:这个比值比有关值规定得还要大,才能被认为是“统计显著”的。这就是通常说的“统计显著”即两种治疗存在真差异。

做出上述推断要进行假设检验。假设检验中的零假设(null hypothesis),是关于两个总体在某一参数如均值上一致(实际上差异为零)的假设 H_0。零假说也称为原假设,因为同时还提出了备择假设 H_2(alternative hypothesis)。如果经过一系列的统计量计算和推断,拒绝 H_0 而接受 H_2,则零假设就是虚设的。

以上讨论所涉及的是对给药和空白两个组获得的两个均值进行比较,见表 9-2。数据来自单一总体,需要把其样本均值或比率与某一假设值或标准值进行比较的实验。它们在药学研究中都具有典型性。为说明这类假设检验,试考虑一个研究评价工艺改革对片剂产品批平均含量影响的实验。为研究片剂配方中的药物含量,多年来收集了大量数据。该制造工艺给出的平均含量 5.01mg、标准差 0.11mg,可认为就是工艺的真参数。对该传统工艺进行改进后制造了一批新片剂,取 20 片进行含量测定,见表 9-3。进行含量测定的目的,是确定工艺改革是否改变了传统工艺的含量均值 5.01mg 即零假设中的 μ_0 值。

表 9-2　观测单一总体均值的实验结果

样本均值	假设值或标准值
药片片剂的平均含量	标示量
药片片剂平均崩解时限	崩解时限的规定
临床前研究中 n 只大鼠血压降低均值	值得临床研究重视的血压降低标准值
新药的治愈率	同类药物的治愈率

表 9-3　传统工艺改革后的 20 片片剂含量测定结果（mg）

单片含量				均值		标准差	
				$\overline{X}$	μ_0	S	σ_0
5.13	5.04	5.09	5.00				
4.98	5.03	5.01	5.18				
5.20	5.08	4.96	4.99	5.066	5.01	0.081	0.11
5.08	5.06	5.02	5.24				
4.99	5.17	5.06	5.00				

对表 9-2 中所述例子的问题,可以提出三个假设检验:

① $H_0: \mu = \mu_0, H_\alpha: \mu \neq \mu_0$

② $H_0: \mu = \mu_0, H_\alpha: \mu < \mu_0$

③ $H_0: \mu = \mu_0, H_\alpha: \mu > \mu_0$

①称为双尾或双侧检验;②③称为单尾或单侧检验。

概括地说,假设检验中的零假设是虚设的(一般提出与期望的实验结果相反的假设)。如果它与实验数据矛盾,就拒绝它;如果不矛盾,就无理由拒绝它。在这里用的是反证法。不过在这个反证法中的合理或不合理,不是绝对的,不是形式逻辑中的绝对肯定或绝对否定,而是根据人们在实践中广泛应用的一个原则:小概率事件实际上是认为不可能发生的。假设检验是具有概率性质的反证法。

第二节　回 归 分 析

回归分析(regression analysis)是研究随机变量(因变量)与一些变量(自变量)关系的统计方法。主要思想是用最小二乘法拟合因变量与自变量间的回归模型,从而把具有不确定关系的若干变量转化为有确定关系的方程模型进行分析,可以通过自变量的变化预测因变量的变化趋势。如果因变量与自变量呈直线关系称为线性回归;如果因变量与自变量呈非线性关系称为非线性回归;如果研究因变量与多个自变量的关系称为多元回归。这里只讨论简单线性回归分析。回归分析所要解决的问题就是如何利用变量 x,y 的观测值建立回归方程,并对回归函数进行统计推断、估计和假设检验等。

回归分析在药物分析领域中有着广泛的应用。例如,在药物分析工作中确定药物吸光度与其浓度间的线性关系;希望用一个简单的线性方程式描述血药浓度与时间的关系等。

一、基本原理

以简单线性回归分析介绍回归分析的基本原理。回归直线是根据若干个数据对绘制的,每个数据对代表 X, Y 坐标中的一个点 (x, y)。两点确定一条直线。一条直线可以表示为:

$$Y = \beta_0 + \beta_1 X \qquad \text{式 (9-1)}$$

在所有点中,找到一条距所有点都近的直线,所用的客观方法叫最小二乘法(method of least squares)。给定 n 个数据对 (x, y),找到一条规定 X, Y 关系的直线,使所有数据对 (x, y) 与拟定的直线在 Y 轴方向的距离平方和最小——用数学的语言表示就是 $\sum_{i=1}^{n}(Y_i - Y)^2$ 最小——这样的一条直线就是描述 X, Y 间关系的最佳直线。这样的直线称为最小二乘线。用微分求极小值的方法,可以算出该直线的斜率和截距:

斜率　　$$\hat{\beta}_1 = \frac{\sum_i (X_i - \overline{X})(Y_i - \overline{Y})}{\sum_i (X_i - \overline{X})^2} = \frac{n \sum_i X_i Y_i - (\sum_i X_i)(\sum_i Y_i)}{n \sum_i X_i^2 - (\sum_i X_i)^2} \qquad \text{式 (9-2)}$$

截距 $$\hat{\beta}_0 = \overline{Y} - \hat{\beta}_1 \overline{X}$$ 式(9-3)

式 9-2 与式 9-3 中,计算出的斜率和截距为参数的估计值。有些计算器装有计算回归直线参数的程序。也可以使用 SAS(statistical analysis system)等商业软件包进行更全面的数据分析。

二、应用

用考马斯亮蓝法测定某溶液中可溶性蛋白的含量,用牛血清蛋白作标准物制作标准曲线,实验中测定不同浓度的牛血清蛋白标准溶液的吸光值(分光光度法),每个平行做 3 次,数据见表 9-4。

表 9-4　牛血清蛋白标准溶液的吸光值

牛血清蛋白浓度 /(mg/ml)	吸光值 1	吸光值 2	吸光值 3	平均值
0.2	0.13	0.175	0.162	0.156
0.4	0.296	0.291	0.260	0.282
0.5	0.413	0.418	0.397	0.409
0.8	0.542	0.530	0.490	0.521
1.0	0.621	0.574	0.617	0.604

以平均值作为因变量,牛血清蛋白浓度作为自变量进行回归分析,利用 SAS 软件的回归过程(REG)建立两变量的回归分析方程。得到参数估计,见表 9-5。

表 9-5　带截距的参数估计结果

变量	自由度	参数估计	标准误差	t 值	$Pr>|t|$
截距(Intercept)	1	0.073 78	0.041 17	1.79	0.171 1
A	1	0.552 79	0.063 68	8.68	0.003 2

其中变量 A 是显著的,$Pr>|t|$=0.003 2<0.05 ;但截距在模型中不显著,所以将截距项去掉,重新拟合。得到变量 X 参数估计 $Pr<0.05$ 具有显著性,于是可以得到回归直线方程:$Y=0.655\ 2X$。回归方程的显著性检验见表 9-6。拟合图见图 9-1。

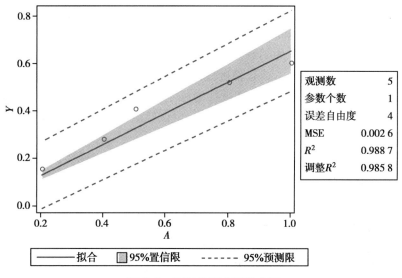

图 9-1　回归分析方程拟合图

表9-6 方差分析结果

源	自由度	平方和	均方	F值	$Pr > F$
模型	1	0.897	0.897	349.2	<0.000 1
误差	4	0.010 28	0.002 57		

由表9-6方差结果分析可知,$Pr>F<0.000\ 1$,回归方程显著性高。并且得到R^2为0.988 7,调整R^2为0.985 8,残差和为0.072 01,残差平方和为0.010 28,预测残差SS(PRESS)为0.019 31,进一步说明模型拟合程度和预测能力较好。

第三节 实验设计与最优化

在药物分析实验设计过程中,需要进行实验设计,以达到预期的实验目的。如何收集数据,取决于所采用的取样方案和实验设计。药学统计工作的这一部分,对整个工作的质量起决定性作用。实验设计可以很简单,也可以很复杂,但都有一个花费人力、物力和时间最少而提供的答案最准确的目标,都有一个效率高低的问题。实验设计是以数学原理和最优化等方法为理论基础,按照预定目标制订适当的实验方案,经济、科学地安排实验,并对实验结果进行有效的统计分析。一个实验的设计,即对实验的一种安排,需要考虑实验所要解决的问题类型、对结论赋予何种程度的普遍性、希望以多大功效作检验、试验单元的齐性、每次试验的耗资耗时等方面,选取适当的因子和相应的水平,从而给出实验实施的具体程序和数据分析的框架。

一、基本原理

生产和实验过程常是复杂的,结果受许多因素大小不同的影响而有差异,这些差异在统计学中称为变差。为减免变差以做出正确的结论,必须进行实验设计。实验设计最重要的作用就是减小误差、提高效率。为了实现这一目的,实验设计遵循的三个基本的原则,即重复原则、区组化原则和随机化原则。

1. 重复(replication) 是指在相同的实验条件下,进行多次测量或多次研究,是基本实验的重复。由于存在实验误差和变异,即使在相同的实验条件下也可能产生不同的实验结果。为了保证结果可靠,通常在相同的实验条件下,进行一定数量的重复观察和测量,即通常所称的样本量。一般来说,样本量越大,抽样相对误差较小,但样本量过大时,会增加实验的规模,造成时间、人力和物力的浪费,还增加了系统误差出现的可能性。所以估计一个实验的实验次数显得尤为重要,也是实验设计的重要内容。实验设计中重复原则与重复测量(repeated measurement)不同,重复测量是对同一实验结果的多次重复测量,通常是为了保证结果的精度,或是为了观测某指标随时间变化的情况。

2. 区组化(blocking) 是用来提高试验精确度的一种方法。一般一个实验数据被分为几个部分,每个部分的性质和特征更为类似,这个部分就被称为区组。区组化涉及在每个区组内部对感兴趣的实验条件进行比较。例如,进行药物分析实验时,有给药组(试验组),并设对照组,有阴性对照和阳性对照,还有正常对照和模型对照等。

3. 随机化(randomized) 是实验设计的基石。随机化意味着对实验材料和实验次序都随机地运作。把实验进行适当的随机化有助于"平均掉"可能出现的外来因素的效应,使非处理因素在实验组与对照组中的影响较为一致,是保证区组间具有良好均衡性的重要手段之一。

二、实验设计的分类

实验设计由于其因素的相互地位(是平等互相交叉的还是分等上级覆盖下级的)、性质(是固定的还是随机的),以及完整性的不同具有多样性。设计实验应以能从样本得到关于总体足够的信息为目标,而由研究对象的性质所决定。但为了节省人力、物力和时间,应尽可能采用简单的实验设计。

1. 两种基本的实验设计 根据因素相互地位的不同,实验有两种分类(classification):等级的(hierarchic)和交叉的(cross)。

许多实验设计是等级分类和交叉分类两种基本设计的组合。例如,双向配置中每个交叉点中会有两个以上的观测值。

2. 两种不同性质的因素 在所有实验设计中,因素的水平可以有两种不同的性质:固定的和随机的。现以单因素实验线性模型说明这个问题。在这个模型中,观测值为:

$$X_{ij} = \mu + \alpha_i + \varepsilon_{ij} \quad \begin{cases} i=1,2,\cdots,I \\ j=1,2,\cdots,J \end{cases} \qquad \text{式(9-4)}$$

式 9-4 中,X_{ij} 为 i 水平上第 j 个观测值,μ 为全部观测值所共有的参数,称为总体均值;α_i 是 i 水平效应的参数;ε_{ij} 是 i 水平上第 j 个观测值的随机误差即模型误差。实验的目的是检验水平效应的假设并估计它们。在这样的假设检验中,模型误差被假定是一个独立的正态分布随机变量 $N(0, \sigma^2)$,它对该因素的所有水平是相同的。这个模型称为单向方差分析模型。

在上述单向方差分析中,因素是固定的。在这种情况下,I 个水平会是实验人特意选定的,检验后做出的关于 α_i 的结论只适用于所考虑的水平,而不能推广应用于未考虑的相似水平。这种方差分析模型称为固定效应方差分析模型或 Ⅰ 型方差分析。但 I 个水平是从水平的总体中抽出的 I 个随机样本。在这种情况下,实验的目的是把结论推广到总体的所有水平,而不论它们在分析中是否明确考虑过。在这里水平效应是随机变量。这时知道水平效应的特定值并无大用,而估计它的变异性确有意义。于是实验设计就改为对水平效应的变异性进行假设检验和估计。这种模型称为随机效应方差分析模型或 Ⅱ 型方差分析模型。单向配置随机效应的模型是:

$$X_{ij} = \mu + \gamma_i + \varepsilon_{ij} \qquad \text{式(9-5)}$$

注意在这里水平效应是随机变量 γ_i,并且服从正态分布 $N(0, \sigma_\gamma^2)$。ε_{ij} 是观测值的随机误差,并且 ε_{ij} 服从正态分布 $N(0, \sigma_\varepsilon^2)$。这意味着:

$$E(X_{ij}) = \mu \qquad \text{式(9-6)}$$
$$\text{Var}(X_{ij}) = \sigma_\gamma^2 + \sigma_\varepsilon^2 \qquad \text{式(9-7)}$$

3. 配置完整和不完整 无论因素的地位是分级或交叉、性质是固定或随机,其配置都有完整、不完整之分。例如,5 因素 5 水平的全面实验法,需要做 5^5 次实验。这样多的实验减少一些是否对结论无影响;这些撒大网、面面俱到的实验是否抓住了关键;这样做是否符合因素间有交互作用的复杂体系,这些都是问题。因而不完整的实验设计应运而生,包括析因实验设计、正交试验法、均匀设计、筛选设计、响应面设计等。

在进行实验设计之后要进行统计分析,原始数据要录入计算机,利用计算机软件进行数据分析。实验设计常用的分析软件有 SAS、Minitab、JMP 等。

三、正交设计

正交设计(orthogonal design)是多处理因素的设计方法。正交设计不是全面组合,而是各因素水平的部分组合,是从全面实验中挑选出部分有代表的点进行处理组合,这些组合具备“均匀分散,整齐可比”的特点,通过代表性的组合可以取得与全面组合相近的效率,是一种高效、快速、经济的实验设计方法。正交设计是用一系列规格化的正交表来安排各实验因素及其水平组合的过程。

1. 正交表与交互表 正交表是运用组合数学理论在拉丁方和正交拉丁方基础上构造的一种规格化表格,它是正交设计的基本工具。正交表的符号为 L,例如,$L_9(3^4)$ 称为 4 因素 3 水平 9 次正交表,9 表示行数,即所需做实验的次数,3 表示因素的水平数,4 表示表的列数。

由于正交设计是因素水平的部分组合,因此如何从全面实验中选择部分实验是正交设计的关键。

目前已经发展出一套成熟的正交表,可直接根据已有的正交表来安排实验。表9-7是一个简单的4因素3水平的正交表。

表9-7　4因素3水平的正交表

处理	实验因素			
	A	B	C	D
1	1	1	3	2
2	1	2	1	1
3	1	3	2	3
4	2	1	2	1
5	2	2	3	3
6	2	3	1	2
7	3	1	1	3
8	3	2	2	2
9	3	3	3	1

从表9-7可以看出,4个因素的组合仅仅是部分组合,但这些部分组合并不是随意选择的,而是考虑到了各个实验点在空间分布的均匀性和可比性。因此尽管实验点远远少于所有情况组合,但分析效率并不会降低。

正交表具有以下特性:

(1)表中任意一列中不同数字出现的次数相同,出现次数 $\lambda = n/m_i$,m_i 为因素水平数,见表9-7,每一列的1、2、3均出现9/3=3次。

(2)任意两列中,各种不同水平的所有组合均出现,而且出现的次数相等,即任一两因素的组合为全面组合。出现次数 $\lambda = n/m_i m_j$,其中 n 为处理数,m_i 为第 i 列因素的水平数,m_j 为第 j 列因素的水平数。

(3)任一列中任一水平下都均匀包含着其他列的各个水平。表9-7中第一列的 A 因素共有3个水平1,这3个水平1中包含了B、C、D 三个因素的所有水平。同理,A 因素的水平2也包含了B、C、D 三个因素的所有水平,充分体现了正交设计的均衡性。

正交表分为齐水平的正交表和混水平的正交表。如果各因素的水平数均相等,称为齐水平的正交表。齐水平的正交表通常表示为 $L_t(n^q)$ 的形式,L 表示正交表,t 表示处理数,n 表示因素的水平数,q 表示最大可容纳的因素个数。如果各因素的水平数不等,称为混水平正交表。混水平正交表表示为 $L_t(m^p \times n^q)$,其中 t 表示处理数,m、n 表示因素的水平数,p、q 表示最大可容纳的因素数。如果不考虑因素的交互效应,直接根据正交表安排相应的因素即可。如果要考虑交互效应,还需结合与正交表配套的交互表,查看交互项应放的位置。在正交设计中,交互项需要放到固定的列上,不可以随意安排。

2. 正交设计步骤　正交设计的关键是实验设计方案的确定,应综合考虑实验的因素数、因素水平、可接收的实验处理数等因素,选择合适的正交表,达到既可以实现实验要求又可以节省成本的目的。

(1)确定实验目的和要求。

(2)确定实验指标。

(3)确定实验因素和水平。正交设计通常用于研究初期指标的筛选,因此水平数不易设置过多,一般两水平或三水平,这样可以在一次实验中安排更多的因素,达到筛选的目的。待筛选出重要因素后,可根据实际情况详细设置水平数。

(4)设计表头。根据正交表列出实验方案,将各研究因素安排在正交表相应列中。如果实验数据无重复,即每一处理只有一个数据,通常留出一个空白列,用于估计误差;如果实验数据有重复,可以不设空白列,获得更多信息。

(5)建立实验方案。

(6)输入实验结果。

(7)进行实验结果分析。进行实验结果分析有粗略的分析方法——极差分析,通过计算 K 值和极差 R 值确定所有水平和因素的次序,得出结论。还有方差分析,通过计算各列偏差平方和、自由度,进而进行 F 检验,进行分析检验结果,得出结论。

以考察毛细管电泳色谱实验条件为例说明正交设计在药物分析实验中的应用过程。

用正交设计考察毛细管电泳色谱实验条件,确定其最佳实验条件。毛细管电泳色谱实验需要考察溶剂倍量、溶剂浓度、提取时间、提取次数 4 个因素,某实验确定考察因素及其范围如下:A. 溶剂倍量 10~50;B. 溶剂浓度(%)25~100;C. 提取时间(min)30~90;D. 提取次数 1~2。

(1)选择正交表,设计表头,记录正交实验见表 9-8。

表 9-8 正交设计实验安排表

| 水平 | 因素 | | | |
	溶剂倍量 A	溶剂浓度 /% B	提取时间 /min C	提取次数 D
1	10	25	30	1
2	10	50	60	2
3	10	75	60	1
4	10	100	90	2
5	30	25	60	1
6	30	50	30	2
7	30	75	90	1
8	30	100	60	2
9	40	25	60	2
10	40	50	90	1
11	40	75	30	2
12	40	100	60	1
13	50	25	90	2
14	50	50	60	1
15	50	75	60	2
16	50	100	30	1

(2)用表 9-8 安排的实验条件做实验,实验结果见表 9-9,其中 Y 表示分离度。

表 9-9 正交实验结果

水平	A	B	C	D	Y
1	10	25	30	1	11.7
2	10	50	60	2	17.5
3	10	75	60	1	17.5
4	10	100	90	2	23.7
5	30	25	60	1	13.4
6	30	50	30	2	18.4

续表

水平	A	B	C	D	Y
7	30	75	90	1	19.3
8	30	100	60	2	25.7
9	40	25	60	2	15.2
10	40	50	90	1	21.2
11	40	75	30	2	21.4
12	40	100	60	1	26.1
13	50	25	90	2	16.9
14	50	50	60	1	22.1
15	50	75	60	2	23.5
16	50	100	30	1	30.2

（3）用直观法计算各因素的水平平均值和极差,确定因素影响主次顺序、每个水平中的优水平,粗略地确定最佳实验条件,见表9-10。

表9-10 直观法计算极差和最佳实验条件结果

名称	结果			
极差 R 值	5.575	12.125	0.3	3.037 5
因素影响主次顺序	B>A>D>C			
每个水平中的优水平	A_4	B_4	C_1	D_2
最佳实验条件组合	$B_4A_4D_2C_1$			

简单地进行分析,影响因素中 B>A>D>C,其中在溶剂浓度为100,溶剂倍量为50,提取次数为2,提取时间为30分钟时,效果最好。

（4）利用SAS软件的proc glm过程实现方差分析,Type Ⅰ和Type Ⅲ方差分析结果见表9-11和表9-12。

表9-11 Type Ⅰ方差分析结果

源	自由度	Ⅰ型SS	均方	F值	$Pr>F$
A	3	68.822 500 0	22.940 833 3	74.65	<0.000 1
B	3	1.187 500 0	0.395 833 3	1.29	0.361 0
C	2	294.281 250 0	147.140 625 0	478.83	<0.000 1
D	1	1.102 500 0	1.102 500 0	3.59	0.107 0

表9-12 Type Ⅲ方差分析结果

源	自由度	Ⅲ型SS	均方	F值	$Pr>F$
A	3	68.822 500 0	22.940 833 3	74.65	<0.000 1
B	3	1.187 500 0	0.395 833 3	1.29	0.361 0
C	2	294.281 250 0	147.140 625 0	478.83	<0.000 1
D	1	1.102 500 0	1.102 500 0	3.59	0.107 0

由于正交设计是均衡的,因此 Type Ⅰ 方差分析和 Type Ⅲ 方差分析所得结果相同。Type Ⅲ 方差分析结果显示,在显著水平为 0.05 的条件下,我们可以推断 A、C 对结果的影响具有统计学意义,而我们无法推断出 B、D 对结果的影响有统计学意义。如果要进一步考察哪种溶剂倍量、哪种提取时间对结果影响大、计算不同水平下的均值、进行两两比较,见表 9-13 和表 9-14。在表 9-14 中显示溶剂倍量之间两两比较的统计量 t 和对应的 P 值。由表 9-14 可以看出溶剂倍量在 10、30、40、50 时 Y 的差异均具有统计学意义。

表 9-13　效应 A 不同水平的最小二乘均值

A	$Y_{最小二乘值}$	最小二乘均值号
10	17.641 666 7	1
30	19.241 666 7	2
40	21.016 666 7	3
50	23.216 666 7	4

表 9-14　效应 A 水平间两两比较

i/j	1	2	3	4
1		−4.081 87	−8.610 2	−4.081 87
		0.006 5	0.000 1	0.006 5
2	4.081 874		−4.528 33	−10.140 9
	0.006 5		0.004 0	<0.000 1
3	8.610 203	4.528 329		−5.612 58
	0.000 1	0.004 0		0.001 4
4	14.222 78	10.140 91	5.612 577	
	<0.000 1	<0.000 1	0.001 4	

对于效应 C,见表 9-15 和表 9-16。由表 9-16 两两比较结果显示,提取时间在 30、60、90 时 Y 的差异具有统计学意义。

表 9-15　效应 C 不同水平的最小二乘均值

C	$Y_{最小二乘值}$	最小二乘均值号
30	14.300 000 0	1
60	20.112 500 0	2
90	26.425 000 0	3

表 9-16　效应 C 水平间两两比较

i/j	1	2	3
1		−17.122 7	−30.933
		<0.000 1	<0.000 1
2	17.122 69		−18.595 6
	<0.000 1		<0.000 1
3	30.932 95	18.595 61	
	<0.000 1	<0.000 1	

利用方差分析方法可得,本次实验分析结果显示,研究的 4 个因素中,A(溶剂倍量)和 C(提取时间)对结果有显著影响。

四、均匀设计

均匀设计是基于回归分析方法的一种实验设计方法,主要适用于多因素、多水平的试验场合和系统模型完全未知的情况。通过合理的实验设计方法,让实验点在高维空间内具有均匀分布的统一特性,使每个因素的每个水平仅做一次实验,不仅使有限的数据具有广泛的代表性,同时大幅度地减少了实验次数。如某项试验影响因素有 5 个,水平数有 10 个,全面实验的次数为 10^5 个;正交设计的次数是 10^2 次试验;而均匀设计只做 10 次试验,可见其突出的优越性。

以流动注射分析法进行硫酸阿托品片的含量均匀度检查,分析条件的优化为例进行均匀设计在药物分析中的应用。采用 FIA(flow injection analysis)-流动注射分析法进行硫酸阿托品片的含量均匀度检查,分析条件的优化。在硫酸阿托品片含量均匀度检查中,在分析条件下的优选中需要安排较多的水平进行考察。考察因素范围确定如下:A. 采样环长(cm)5~30,B. 萃取管长(cm)40~240,C. 载流流速(ml/min)0.88~2.64,E. 三氯甲烷流速(ml/min)0.88~2.64。根据优化的需要,将 B 因素的考察范围平均分成 11 个水平,A 因素分成 6 个水平,C 因素、D 因素和 E 因素都分成 5 个水平;水平少的因素用拟水平的办法拟合成 11 个水平。选择 $U_{11}(11^{10})$ 表,根据其使用表的规定,选取其中的 1、2、3、5、7 列组成 $U_{11}(11^5)$ 表。把 A、B、C、D、E 五个因素分别放在 $U_{11}(11^5)$ 表的 5 列上面,将对应的各因素的各水平填入表中并安排实验方案,见表 9-17。

表 9-17　$U_{11}(11^5)$均匀设计实验方案和结果

水平	A	B	C	D	E	A/T
1	5	60	0.88	1.215	1.77	0.246
2	5	100	1.77	2.64	0.88	0.259
3	10	140	2.24	1.15	2.64	0.865
4	10	180	0.88	2.24	1.77	0.219
5	15	200	1.15	0.88	0.88	0.392
6	15	40	1.77	2.24	2.24	0.527
7	20	80	2.64	0.88	1.15	0.782
8	20	120	0.88	1.77	0.88	0.309
9	25	160	1.15	0.88	2.24	0.428
10	25	200	2.24	1.77	1.15	0.593
11	30	240	2.64	2.64	2.64	0.888

利用 SAS 软件通过多元逐步回归运算,由于变量 A 和变量 B 变化范围大,首先对其进行取对数处理,然后建立回归方程,以 A、B、C、D、E 及其二次项作为自变量进行变量筛选和系数见表 9-18。

表 9-18　逐步回归分析参数估计结果

变量	参数估计	标准误差	Ⅱ型 SS	F 值	Pr > F
A	0.961 21	0.353 15	0.006 36	7.41	0.052 9
E	−0.413 47	0.110 22	0.012 08	14.07	0.019 9
A^2	−0.396 01	0.164 51	0.004 98	5.79	0.073 8

变量	参数估计	标准误差	Ⅱ型 SS	F 值	Pr > F
C^2	0.076 90	0.004 64	0.236 17	275.03	<.000 1
D^2	−0.022 54	0.004 20	0.024 74	28.81	0.005 8
E^2	0.153 04	0.032 30	0.019 28	22.45	0.009 1

由表 9-18 可得,在显著水平为 0.1 的前提下,其中变量 A、E、A^2、C^2、D^2、E^2 是显著的,因为 $Pr>F<0.1$。于是可以得到回归方程:

$$Y=0.961\,2\log(A)-0.413\,5E-0.396\,0\log^2(A)+0.076\,90C^2-0.022\,54D^2+0.153\,0E^2$$

回归方程的显著性检验见表 9-19。由表 9-19 方差结果分析可知,$Pr>F<0.1$,回归方程显著性高。并且得到 R^2 为 0.994 5,调整 R^2 为 0.986 3,残差和为 0,残差平方和为 0.003 43,预测残差平方和(PRESS)为 0.042 45,进一步说明模型拟合程度和预测能力较好。逐步回归分析方程预测值见表 9-20。

表 9-19　逐步回归方差分析

源	自由度	平方和	均方和	F 值	Pr > F
模型	9	0.626 99	0.069 67	124.55	0.069 4
误差	1	0.000 559 35	0.000 559 35		
校正合计	10	0.627 55			

表 9-20　逐步回归分析方程预测值

观测	因变量	预测值	预测均值标准误差
1	0.246 0	0.219 8	0.025 8
2	0.259 0	0.284 4	0.025 9
3	0.865 0	0.863 8	0.026 9
4	0.219 0	0.226 8	0.023 1
5	0.392 0	0.389 1	0.020 4
6	0.527 0	0.519 8	0.019 4
7	0.782 0	0.793 1	0.025 1
8	0.309 0	0.291 3	0.021 0
9	0.428 0	0.463 3	0.023 0
10	0.593 0	0.579 4	0.018 3
11	0.888 0	0.877 2	0.026 2

五、响应曲面设计

响应曲面法(response surface methodology,RSM)也称为回归设计,是一种用于过程优化的实验设计方法。主要是寻找实验指标与各因子间的定量规律,建立连续变量多维空间曲面模型,对影响该过程的因子和其交互作用进行评价,确定最佳水平范围。以 JMP 软件为例,介绍响应曲面的步骤。

采用响应曲面法对影响丙酮酸的发酵培养基配方的 3 个显著因素:硫酸铵、葡萄糖和烟酸进行优化设计。

确定各因素水平及相应指标。以丙酮酸的产量为响应指标 Y,影响因素分别为硫酸铵(X_1)、葡萄糖(X_2)、烟酸(X_3),见表 9-21。为使拟合响应方程具有旋转性和通用性,选择中心点试验数为 6,星号臂长为 1.682。

表 9-21　中心组合试验因素水平

因素	水平				
	−1.628	−1	0	1	1.682
X_1	8.318	9	10	11	11.682
X_2	83.18	90	100	110	116.28
X_3	5.818	6.5	7.5	8.5	9.182

选择试验设计中的响应面设计、添加因子,且双击修改因子名称(因子名不可重复),修改上、下限的值(X_1 11,9;X_2 110,90;X_3 8.5,6.5)参数设置,选择中心复合设计,轴值选择"可旋转",实验顺序选择"保持相同",中心点数修改成"6",点击制表。输入如表 9-22 的实验数据,选择"模型"下拉下的"运行脚本"。运行结果,见图 9-2,表 9-23 为拟合汇总,表 9-24 为方差分析和表 9-25 为失拟情况。预测刻画器见图 9-3。

表 9-22　实验数据

序号	模式	X_1	X_2	X_3
1	---	9	90	6.5
2	--+	9	90	8.5
3	-+-	9	110	6.5
4	-++	9	110	8.5
5	+--	11	90	6.5
6	+-+	11	90	8.5
7	++-	11	110	6.5
8	+++	11	110	8.5
9	a00	8.318	100	7.5
10	A00	11.682	100	7.5
11	0a0	10	83.182	7.5
12	A00	10	116.82	7.5
13	00a	10	100	5.818
14	00A	10	100	9.182
15	000	10	100	7.5
16	000	10	100	7.5
17	000	10	100	7.5
18	000	10	100	7.5
19	000	10	100	7.5
20	000	10	100	7.5

注:模式列中,"−"表示水平为 −1 时对应因素的取值,"+"表示水平为 1 时对应因素的取值,"0"表示水平为 0 时对应因素的取值,"a"表示水平数为 −1.628 时对应因素的取值,"A"表示水平为 1.628 时对应因素的取值。

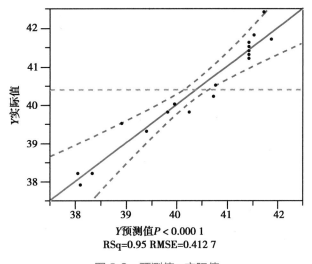

Y预测值$P < 0.000\ 1$
RSq=0.95 RMSE=0.412 7

图 9-2　预测值 - 实际值

表 9-23　拟合汇总

参数	参数值
R^2	0.948 345
调整 R^2	0.901 856
均方根误差	0.412 729
响应均值	40.375
观测数（或权重和）	20

表 9-24　分析方差

源	自由度	平方和	均方和	F 值
模型	9	31.274 050	3.474 89	20.399 2
误差	10	1.703 450	0.173 05	$Pr>F<0.000\ 1$
校正总和	19	32.977 500		

表 9-25　失拟情况

源	自由度	平方和	均方和	F 值
失拟	5	1.603 450 3	0.320 690	16.034 5
纯误差	5	0.100 000 0	0.200 00	$Pr>F<0.000\ 43$
总误差	10	1.703 450 3		

在图 9-3 中的预测刻画器界面，用鼠标拖动虚线观察 Y 值随 X_1、X_2、X_3 的变化趋势，寻找使 Y 值达到最大的 X_1、X_2、X_3 值。结果为当 X_1=10.75，X_2=108.83，X_3=7.883 时，Y 的预测值为 42.16。

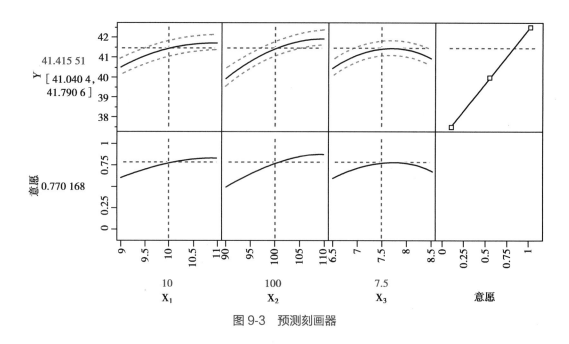

图 9-3 预测刻画器

第四节 常用药学统计方法

近年来,由于计算机与统计软件的普及,而且在药学数据实践处理中遇到的问题越来越复杂,往往涉及许多因素,需要探讨各因素之间的关系与变化趋势,以便尽可能全面地了解事物的本质,这就需要多元统计分析方法进行数据处理。随着现代分析仪器的出现,可获得高通量、高维的数据,如中药指纹图谱数据、代谢组学数据等等,需要多元统计分析方法进行分类和降维等处理。多元统计学中的各个模型在不断发展中,为了与经典统计加以区别,往往称之为现代多元统计,现侧重于对常用多元统计方法进行介绍与应用。多元统计分析方法常用软件主要有 SAS、SPSS、R 和 MATLAB 等软件。

一、聚类分析

聚类分析(cluster analysis)是研究物以类聚的思想进行分类的一种多元统计分析方法,通过样本的分类指标,把性质相近或相似的样本归为一类。这些类或组不是事先给定的,而是根据数据特点而定的。聚类分析在药物的研究、中药的鉴别与质量评价和代谢组学代谢轮廓的分析中已获得广泛的应用。例如,采用 HPLC 测定不同产地的药材样品的指纹图谱,应用聚类分析和相似度计算方法对所得指纹图谱进行定性、定量评价;采用原子吸收分光光度法测定菊科维药微量元素的含量,探讨同科不同种维药微量元素的含量与药效作用的关系的可行性;采用傅里叶变换红外光谱法并结合聚类分析法对不同产地的枸杞进行快速、准确的鉴别,为客观评价中药材的来源提供了一种新方法;通过高效液相色谱 - 串联四极杆飞行时间质谱,对收集的癌症患者和健康者的尿液样品中多胺含量进行检测和确定,并结合聚类分析法根据多胺含量对癌症患者和健康者进行聚类。

研究样品间的聚类通常有两种方法:距离法和相似系数法。距离法首先假设各样本点自成一类(如 n 个样本点一共有 n 类),再计算各样本点之间的距离,然后将距离最近的样本点并成一类,而距离较远的点归为不同的类,重复以上步骤,直到分类完成为止。相似系数法是将相似系数绝对值接近于 1 的相近样品归为一类,而相似系数接近于 0 彼此无关的样品归为不同的类。

聚类分析的实质是寻找能反映样本元素间亲疏关系的统计量,根据统计量对样本进行分类,常用的聚类统计量有距离系数统计量和相关系数统计量。

1. 距离公式　设有 n 个样本,每个样本观测 p 个变量,可用如下矩阵表示。

$$\begin{bmatrix} x_{11} & x_{12} & \cdots\cdots & x_{1p} \\ x_{21} & x_{22} & \cdots\cdots & x_{2p} \\ \cdots\cdots & \cdots\cdots & \cdots\cdots & \cdots\cdots \\ x_{n1} & x_{n2} & \cdots\cdots & x_{np} \end{bmatrix}$$

有以下几种距离定义:

绝对距离:
$$d_{ij} = \sum |x_{ik} - x_{jk}| \tag{式(9-8)}$$

欧氏距离:
$$d_{ij} = \sqrt{\sum_{k=1}^{p} (x_{ik} - x_{jk})^2} \tag{式(9-9)}$$

切比雪夫距离:
$$d_{ij} = \max_{1 \le k \le p} |x_{ik} - x_{jk}| \tag{式(9-10)}$$

马氏距离:
$$d_{ij} = \left[(X_i - X_j)' S^{-1} (X_i - X_j) \right]^{\frac{1}{2}} \tag{式(9-11)}$$

其中, $X_i = (x_{i1}, x_{i2}, ..., x_{ip})$, $i = 1, 2, ..., n$。

S 是样本数据矩阵相应的样本协方差矩阵,即 S 的元素。

$$S_{ij} = \frac{1}{n-1} \sum_{k=1}^{n} (x_{ki} - \bar{x}_i)(x_{kj} - \bar{x}_j) \tag{式(9-12)}$$

2. 相似系数公式　对于相关系数统计量,常用的有夹角余弦和相关系数。对于第 u 与第 v 个指标间的相似系数统计量,有如下计算方法:

夹角余弦:
$$c_{uv} = \frac{\sum_{i=1}^{n} x_{iu} x_{iv}}{\sqrt{\sum_{i=1}^{n} x_{iu}^2 \sum_{i=1}^{n} x_{iv}^2}} \tag{式(9-13)}$$

相关系数:
$$r_{uv} = \frac{\sum_{i=1}^{n} (x_{iu} - \bar{x}_u)(x_{iv} - \bar{x}_v)}{\sqrt{\sum_{i=1}^{n} (x_{iu} - \bar{x}_u)^2 \sum_{i=1}^{n} (x_{iv} - \bar{x}_v)^2}} \tag{式(9-14)}$$

其中, $\bar{x}_u$ 和 $\bar{x}_v$ 为 n 个样品中第 u 与第 v 个指标的均值。

以代谢组学代谢轮廓数据分析为例说明聚类分析在药物分析学中的应用过程。为了通过研究人体尿液中多胺指标及其代谢物的含量来进行癌症的诊断,通过高效液相色谱 - 串联四极杆飞行时间质谱,对收集的 14 名癌症患者和 14 名健康者的尿液样品中多胺含量进行检测和确定,同时确定了 1,3- 二氨基丙烷(DAP)、亚精胺(SPD)、尸胺(CAD)、精胺(SPM)和腐胺(PUT)5 种含量,见表 9-26,其中编号 1~12、25、26 为癌症患者(1 表示患癌),13~24、27、28 为健康者(0 表示健康)。

表 9-26　28 个健康者和癌症患者的多胺含量 /(ng/ml)

No.	PUT	DAP	CAD	SPD	SPM	是否患病 *
1	108.0	8.92	28.11	22.37	9.10	1
2	140.0	8.03	1.180	18.01	10.96	1
3	109.1	9.15	0.261 0	6.300	10.25	1
4	178.9	18.03	0.355 0	11.31	5.930	1
5	196.4	30.97	1.440	9.54	19.16	1
6	179.2	37.01	1.600	19.91	12.33	1
7	192.9	37.86	1.520	15.84	14.16	1

No.	PUT	DAP	CAD	SPD	SPM	是否患病 *
8	178.8	7.542	1.450	4.810	5.980	1
9	194.0	37.54	1.580	6.410	14.15	1
10	104.5	15.22	2.590	9.97	8.83	1
11	182.1	37.27	4.030	29.51	22.23	1
12	187.8	32.35	2.080	16.77	13.28	1
13	16.55	1.140	0.219 0	8.03	3.910	0
14	14.88	0.792 0	0.244 0	11.39	5.190	0
15	14.22	0.790 0	0.244 0	9.47	7.150	0
16	14.19	0.847 0	0.268 0	3.680	3.600	0
17	13.60	1.110	0.251 0	3.370	3.890	0
18	16.55	1.490	0.388 0	4.190	5.480	0
19	15.98	1.150	0.291 0	6.500	4.190	0
20	14.97	0.920	0.312 0	4.380	4.210	0
21	14.89	1.420	2.000	16.34	17.14	0
22	19.16	2.640	0.559 0	5.400	5.860	0
23	13.07	0.830	0.373 0	4.460	4.400	0
24	14.78	1.010	0.596 0	3.800	8.14	0
25	150.0	17.86	0.960	10.74	10.97	1
26	194.8	29.84	1.230	11.95	13.09	1
27	15.09	0.890	0.414 0	5.700	3.870	0
28	14.05	0.690 0	0.251 0	8.21	0.820	0

注:* 此列中,1 表示癌症患者,0 表示健康者。

　　利用 SAS9.2 的 CLUSTER 过程的平均法(AVERAGE),依据 14 个癌症患者和 14 个健康者的多胺指标进行聚类分析。设编号 1~12(癌症患者),15~26(健康者)为已知样本。13、14(癌症患者),27、28(健康者)设为未知样本,首先对 1~28 号进行聚类分析,看是否分为两类,与此同时得出 13、14、27、28 与哪一类接近。

　　采用平均聚类法进行聚类分析,开始将 14 个健康者和 14 个患者各视为一类,然后将聚类最近的两类合并,并计算新类与其他类的距离,再按最小距离合并,每次缩小一类直至所有样品都成为一类,则聚类过程停止。表 9-27 给出了特征值矩阵。

表 9-27　平均聚类法的特征值矩阵

	特征值	差值	比例	累积率
1	3.152	2.037	0.630 3	0.630 3
2	1.114	0.685 0	0.222 8	0.853 0
3	0.429 2	0.212 7	0.085 80	0.939 0
4	0.216 5	0.128 1	0.043 30	0.982 0
5	0.088 4		0.017 70	1.000 0

表9-27列出了5个代表多胺指标变量的相关矩阵信息,给出了相关矩阵的特征值,两相邻特征值之差、各个特征值占总方差的百分比和累计百分比。

对28个样品,依次聚成27到1类的聚类图见图9-4。

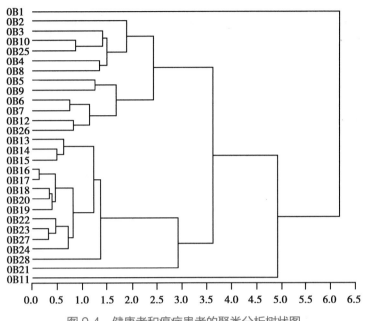

图 9-4 健康者和癌症患者的聚类分析树状图

从图9-4的聚类分析树状图可以看出,聚成2类是比较合适的,按图中纵轴方向自上而下样品排序的序号,若聚成2类,则各类所包含的样品分别为Ⅰ类1,2,3,10,25,4,8,5,9,6,7,12,26;Ⅱ类13,14,15,16,17,18,20,19,22,23,27,24,28,21,11。因为已知1~12为癌症患者,根据25、26的5个多胺指标,与1~12聚成一类,可以得出25、26被判断为癌症患者。已知13~24为健康者,根据27、28的5个多胺指标,与13~24聚成一类,可以得出27、28被判断为健康者。由此可见聚类分析方法可以在代谢组学代谢轮廓中根据代谢指标进行分类,并且对于未知样本,若给定代谢指标可以初步判断。聚类分析算法可以用在疾病的诊断上,对癌症的诊断具有一定的指导意义。

二、判别分析

判别分析(discriminant analysis)又称分辨分析法,是指在一系列多因子(如x_i)观测值的基础上,根据许多观测到的某些指标对所研究对象进行分类的一种多元统计模式识别分析方法。判别分析在药物分析,中药质量控制方面和代谢组学分析中已获得广泛的应用。例如,通过对植物类中药所含元素多少和该药"味"之间关系的分析,建立药物的定量判别方程,再按照判别函数鉴别药物的真伪和对药物进行质量评定;在代谢组学中主要用于疾病诊断,用健康者和患者的特定生物标志物数据作为训练集,然后建立判别函数,再将未知样本的特定生物标志物指标数据代入判别函数,最后进行疾病诊断。

假设有k个总体,记作$G_1,G_2\cdots\cdots G_k$,它们的分布函数分别为$F_1,F_2\cdots\cdots F_k$,建立一个准则,对给定的任意一个样本x,通过代入准则来判断x属于哪个总体。判别分析常用方法有距离判别分析、费歇尔判别分析和贝叶斯判别分析等。

1. 距离判别 设有k个总体,分别记为$G_1,G_2\cdots\cdots G_k$,定义样品到总体$G_1,G_2\cdots\cdots G_k$的距离分别为$d^2(x,G_1),d^2(x,G_2)\cdots\cdots d^2(x,G_k)$,可用如下数学模型进行判断:

若$d^2(x,G_i)>d^2(x,G_j)$,其中i,j分别为1至k中的一个总体,$i=1\cdots\cdots k;j=1\cdots\cdots k$且$i\neq j$,则$x\in G_i$。

若$d^2(x,G_i)<d^2(x,G_j)$,则$x\in G_j$。

若$d^2(x,G_i)=d^2(x,G_j)$,则待判断。

当总体均值向量为 μ，协方差为 V，则任意随机向量 x 与总体的马氏距离的平方为：

$$d^2(x, \mu) = (x - \mu)'V^{-1}(x - \mu)$$ 式(9-15)

当 V 为单位矩阵时，则为欧式距离。

2. 费歇尔(Fisher)判别　通过将总体与总体之间尽可能分开的原则，把多维数据进行投影到某个方向上，再选择合适的判别规则，将需要判断的样品进行分类。以两个总体为例来简单说明费歇尔判别原理。

设两个总体分别为 G_1 和 G_2，它们的均值分别为 μ_1 和 μ_2，协方差矩阵分别为 V_1 和 V_2，设 $V_1 = V_2 = V$，y 是 x 的线性组合：$y = L'x$。寻求 L 向量，使得来自两个总体的数据间的距离较大，来自同一总体的数据间的差异较小。当选择 $L = cV^{-1}(\mu_1 - \mu_2)$，其中 $c \neq 0$ 时，投影满足要求。当 $c=1$，y 可表示为：

$$y = L'x = (\mu_1 - \mu_2)'V^{-1}x$$ 式(9-16)

式 9-16 为费歇尔线性判别函数。可由如下规则进行判断：

若 $y > m$ 时，判断 $x \in$ 总体 G_1。

若 $y < m$ 时，判断 $x \in$ 总体 G_2。

其中，m 为两个总体均值在投影方向上的中点。

$$m = \frac{L'\mu_1 + L'\mu_2}{2} = \frac{1}{2}(\mu_1 - \mu_2)'V^{-1}(\mu_1 + \mu_2)$$ 式(9-17)

3. 贝叶斯(Bayes)判别　若对研究的对象已有一定的认识，已知总体的先验概率，然后抽取一个未知总体的样本，用样本来修正已有的先验概率分布，得到后验概率分布，再结合误判损失函数，可以得出期望误判损失，使平均损失最小的判别方法称为贝叶斯判别法。设每一个总体 G_i 的概率密度函数为 $f_i(x)$，$i=1 \cdots\cdots m$，来自总体 G_i 的样品 x 被错判为来自总体 $G_j(i, j=1 \cdots\cdots m)$ 时所产生的损失为 $C(j/i)$，并且 $C(i/i)=0$，$C(j/i) \geqslant 0$，对于任意的 $i, j=1 \cdots\cdots m$。由于一个判别规则的实质是对 p 维样本空间做了一个划分，$R_1, R_2 \cdots\cdots R_m$，所以我们可以简记一个判别规则为 $R=(R_1, R_2 \cdots\cdots R_m)$ 那么，对于判别规则 $R=(R_1, R_2 \cdots\cdots R_m)$ 产生的误判概率记为 $P(j/i, R)$，有：

$$P(j/i, R) = \int_{R_i} f_i(x)dx$$ 式(9-18)

如果已知样品 x 来自总体 G_i 的先验概率为 $q_i(i=1 \cdots\cdots m)$，则在规则 R 下，误判的平均损失为：

$$g(R) = \sum_{i=1}^{m} q_i \sum_{j=1}^{m} C(j/i)P(j/i, R)$$ 式(9-19)

为寻找划分 R 使得 $g(R)$，即误判平均损失最小。以简单情况为例，假设总体 G 被分为 G_1、G_2 两类，密度函数分别为 $f_1(x)$、$f_2(x)$，先验概率分布分别为 $q_1(x)$、$q_2(x)$，误判损失函数分别为 $c_1(G_2|G_1)$、$c_2(G_1|G_2)$，误判概率分别为 $p_1(G_2|G_1)$、$p_2(G_1, G_2)$，则样品 X 误判的平均损失为：

$$G(R) = q_1(x)\left[c_1(G_2|G_1)p_1(G_2|G_1)\right] + q_2(x)\left[c_2(G_1|G_2)p_1(G_1|G_2)\right]$$ 式(9-20)

如果把 X 判入 G_1 的损失为 g_1，把 X 判入 G_2 的损失为 g_2，则当 $g_1 < g_2$ 时，X 应属于 G_1；当 $g_1 > g_2$ 时，X 应属于 G_2。

无论是距离判别分析、费歇尔判别分析，还是贝叶斯判别分析，判别分析都有如下步骤：

(1)根据研究目的确定研究对象(样本)及所用指标。对若干已明确分类的样本进行指标检测，收集数据，得到训练样本，即训练集。

(2)用判别分析方法得到判别函数，根据训练样本，用判别分析方法可建立判别分析函数。

(3)对判别函数是否有实用价值进行考核。

(4)未知样品的指标代入判别函数，将未知类别样品的判别归类。判别分析步骤见图 9-5。

以当归药材的中药指纹图谱分析为例，说明判别分析方法在药物分析中的应用过程。用 MATLAB 统计分析工具箱对药物分析实验数据进行判别分析，将不同产地 15 批当归药材的中药指纹图谱作为实验样本，将经筛选得 15 个样本中共有的 10 个峰的相对峰面积作为统计指标，可对当归样品进行分类，结果分为两大类，以此为依据，用于对新测得的 4 个样本进行判别分析，数据见表 9-28。

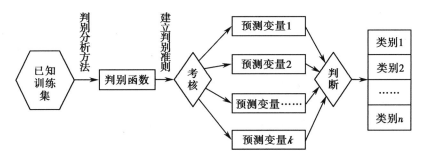

图 9-5 判别分析步骤

表 9-28 药学实验数据类别分析

相对峰面积										类别
0.28	1.40	1.44	1.11	1.22	1.90	1.44	1.05	0.86	1.28	1
0.36	2.68	2.45	3.45	2.62	2.61	2.66	2.50	2.50	2.42	1
0.49	0.34	0.34	0.31	0.37	0.37	0.37	0.37	0.23	0.28	2
0.50	0.21	0.21	0.21	0.17	0.22	0.20	0.24	0.24	0.21	2
0.52	0.33	0.31	0.33	0.31	0.30	0.30	0.28	0.26	0.28	2
0.86	1.07	0.66	1.22	1.08	1.08	1.14	0.97	0.65	0.89	1
0.91	1.20	0.71	1.23	1.14	1.14	0.92	1.00	1.15	1.22	1
1.09	1.97	1.81	2.70	2.31	2.59	2.55	1.92	2.33	1.99	1
1.18	0.34	0.35	0.48	0.57	0.39	0.51	0.57	0.54	0.58	2
1.18	0.34	0.35	0.48	0.57	0.39	0.51	0.57	0.54	0.58	2
1.20	1.42	0.40	0.44	0.55	0.39	0.49	0.55	0.69	0.58	2
1.37	0.34	0.33	0.30	0.47	0.37	0.38	0.47	0.36	0.49	2
1.41	1.01	0.94	1.59	1.75	1.90	1.66	1.63	1.21	1.52	1
1.48	0.62	0.66	0.61	0.73	0.69	0.68	0.62	0.97	0.60	2
1.69	0.11	0.11	0.13	0.09	0.11	0.07	0.14	0.12	0.11	2
1.70	0.21	0.16	0.22	0.13	0.17	0.12	0.27	0.21	0.20	
1.73	0.10	0.10	0.12	0.09	0.12	0.05	0.13	0.12	0.13	
1.81	0.09	0.07	0.09	0.07	0.08	0.05	0.07	0.08	0.10	
1.82	0.23	0.17	0.22	0.16	0.20	0.14	0.15	0.17	0.21	

启动 MATLAB 应用程序,新建一个 M 文件。在 M 文件上编写程序代码,输入训练集和预测集。运行调试该程序,将得到的类别结果填入表 9-29。

表 9-29 类别判断结果

样本号	类别
16	2
17	2
18	2
19	2

三、主成分分析

在药物分析试验研究中,常常需要在众多指标当中确定一些指标来描述某些特征。虽然指标之间有一定的独立性,但也常常存在相关性,且指标之间关系复杂。需要一种进行简化的方法,在不损失或较少损失原有信息前提下,将原来个数较多且彼此相关的指标转化为个数较少但彼此独立或不相关的综合指标,也称降维。主成分分析(principle component analysis)是把高维空间降为低维空间的一种主要统计学方法,主要是将相关性强的指标压缩,从而得到几个综合性指标,通过原数据协方差矩阵的结构,寻找新的原变量线性组合,并且得到主成分。在药学数据分析中,主成分分析经常被用在中药质量控制特征峰的提取;代谢组学数据的生物标志物识别研究,把高维的信息压缩到几个综合指标(主成分)上,通过主成分进行描述机体代谢变化的情况。

1. 基本原理　如果设有 p 个指标 $X_1, X_2 \cdots\cdots X_p$,为了寻找可以概括这 p 个指标主要信息的 m 个综合指标 $Z_1, Z_2 \cdots\cdots Z_m (m \leqslant p)$。从数学意义上讲,就是寻找一组常数 $a_{i1}, a_{i2} \cdots\cdots a_{im} (i=1,2\cdots\cdots m)$,使这 m 个指标的线性组合如下:

$$\begin{cases} z_1 = a_{11}x_1 + a_{12}x_2 + \cdots\cdots + a_{1p}x_p \\ z_2 = a_{21}x_1 + a_{22}x_2 + \cdots\cdots + a_{2}\ x_p \\ \cdots\cdots \\ z_m = a_{m1}x_1 + a_{m2}x_2 + \cdots\cdots + a_{mp}x_p \end{cases}$$

可以概括出这 m 个原始指标 $X_1, X_2 \cdots\cdots X_m$ 的主要信息[其中,各个 $Z_i(i=1,2\cdots\cdots m)$ 互不相关],这些矢量被称为主成分,也叫荷载向量。其实质就是根据样本特点,选取最相关的特征来参与分类的。z_1 是 $x_1, x_2 \cdots\cdots x_p$ 的一切线性组合中方差最大的荷载向量;z_2 是与 z_1 不相关的 $x_1, x_2 \cdots\cdots x_p$ 的一切线性组合中方差最大的荷载向量;z_m 是与 $z_1, z_2 \cdots\cdots z_{m-1}$ 不相关的 $x_1, x_2 \cdots\cdots x_p$ 的一切线性组合中方差最大的荷载向量。$z_1, z_2 \cdots\cdots z_m$ 分别称为原变量指标 $x_1, x_2 \cdots\cdots x_P$ 的第一,第二……第 m 主成分,在实际问题的分析中,经常挑选前几个最大的主成分,每个主成分代表了具有相似特征的变量的综合特点。

主成分分析的实质就是确定原来的 p 个指标 $X_1, X_2 \cdots\cdots X_p$ 在 $Z_1, Z_2 \cdots\cdots Z_m (m \leqslant p)$ 上的荷载 $a_{i1}, a_{i2} \cdots\cdots a_{im} (i=1,2\cdots\cdots m)$。对于每一个荷载向量 Z_i,相对应的特征值表示数据的变化被荷载向量 Z_i 解释多少。把原始的数据 $X_1, X_2 \cdots\cdots X_p$,投影到荷载向量 Z_i 的平面上,与 Z_i 相对应的坐标叫作得分,得分图能够显示数据的分类。

2. 主成分分析计算步骤

(1) 对于 $\begin{cases} z_1 = a_{11}x_1 + a_{12}x_2 + \cdots\cdots + a_{1p}x_p \\ z_2 = a_{21}x_1 + a_{22}x_2 + \cdots\cdots + a_{2}\ x_p \\ \cdots\cdots \\ z_m = a_{m1}x_1 + a_{m2}x_2 + \cdots\cdots + a_{mp}x_p \end{cases}$

计算相关系数矩阵

$$R = \begin{bmatrix} r_{11}, r_{12} \cdots\cdots r_{1p} \\ r_{12}, r_{22} \cdots\cdots r_{2p} \\ \cdots\cdots \\ r_{p1}, r_{p2} \cdots\cdots r_{pp} \end{bmatrix} \qquad \text{式}(9\text{-}21)$$

$r_{ij}(i,j = 1,2\cdots\cdots p)$ 为原指标 x_i 与 x_j 的相关系数,$r_{ij} = r_{ji}$,

$$r_{ij} = \frac{\sum\limits_{k=1}^{n}(x_{ki} - \bar{x}_i)(x_{kj} - \bar{x}_j)}{\sqrt{\sum\limits_{k=1}^{n}(x_{ki} - \bar{x}_i)^2(x_{kj} - \bar{x}_j)^2}} \qquad \text{式}(9\text{-}22)$$

(2) 对于特征方程 $|\lambda I - R| = 0$，求解出特征值，并按由大到小的顺序进行排列，即 $\lambda_1 \geq \lambda_2 \geq \cdots\cdots \geq \lambda_p > 0$。

(3) 分别求出特征值 $\lambda_i, i = 1, 2\cdots\cdots p$ 所对应的特征向量 $U_i (i = 1\cdots\cdots p)$，且满足 $|U_i| = 1$，即 $\sum\limits_{j=1}^{p} U_{ij}^2 = 1$，其中 U_{ij} 表示特征向量 U_i 的第 j 个分量。

(4) 计算第 k 个主成分的方差贡献率为：$\lambda_k \Big/ \sum\limits_{i=1}^{p} \lambda_i$；前 k 个主成分的累计方差贡献率为：$\sum\limits_{i=1}^{k} \lambda_i \Big/ \sum\limits_{i=1}^{p} \lambda_i$。通常情况下，如果前 k 个主成分的累计贡献率达到 85%，则表明取的前 k 个主成分就能基本包含原指标中的信息了，从而达到减少变量个数的目的。另一种选择主成分个数的方法是选择大于 1 的特征根所对应的主成分。

(5) 计算 k 个样本主成分与第 j 个变量样本之间的相关系数 a_{ij}，即主成分荷载。

$$a_{ij} = r(Z_i, x_j) = \sqrt{\lambda_i} U_{kj} (i, j = 1, 2\cdots\cdots p) \tag{式 (9-23)}$$

(6) 根据 (1) 和 (2)，计算各个成分与 Z_i 相对应的坐标，即各个成分的得分。

以代谢组学代谢图谱数据分析为例，说明主成分分析方法在药学数据分析的过程。用 UPLC/MS 技术研究芫花引起大鼠肝毒性变化的代谢组学研究得到的代谢图谱数据作为数据集。数据集有两组数据：芫花治疗大鼠模型组（模型组）和健康大鼠组（控制组）。

代谢组学数据导入 Micromass 软件 Markerlynx 中进行数据预处理（峰对齐和识别）。经过预处理后的数据表示的是芫花治疗大鼠模型组和健康大鼠组在不同保留时间的质荷比。解释变量由从色谱试验得到的代谢组指纹图谱数据组成，响应变量由相对应的保留时间升序排列组成。每个数据集包含 878 个变量，保留时间为 0.3~7.6 分钟，每隔 0.001 分钟进行变化。每一个代谢物（特征）由同一行的数据决定，而芫花治疗大鼠模型组和健康大鼠组的区别由定量数据决定。

利用 R 程序对数据进行主成分分析，芫花治疗大鼠模型组和健康大鼠组代谢组学图谱数据的得分图和荷载图见图 9-6 和图 9-7。图 9-6 中可以看到芫花给药组和健康组数据被清楚的分为两组。图 9-7 中的荷载图中的点代表的变量（用 X 标记），表示它们的浓度和相应的保留时间（也称作质子对），选择荷载图中离群远的点（对分类贡献大）作为潜在生物标志物，所以从 878 数据中选出 16 个数据作为潜在的生物标志物。

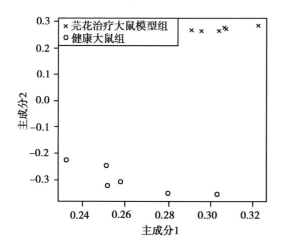

图 9-6 芫花治疗大鼠模型组和健康大鼠组的代谢指纹图谱得分图

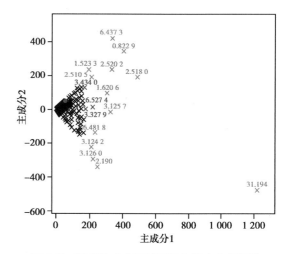

图 9-7 芫花治疗大鼠模型组和健康大鼠组的代谢指纹图谱荷载图

在潜在的生物标志物中，通过一级质谱全扫然后选择离子二级质谱扫描碎片信息检索代谢物。搜索 MS/MS 图谱或数据库 KEGG、METLIN、SciFinder 和 HMDB 进行生物标志物识别。

四、人工神经网络

人工神经网络(artificial neural network)是由大量处理单元广泛互连而组成的人工网络,用来模拟人脑神经系统的功能和结构而建立的模型,进行分类和预测,是处理非线性问题的多元统计分析方法。尤其在处理规律不明显、组分变量多的问题方面具有其特殊的优越性。人工神经网络模型分为:感知器(perception)神经网络模型、误差反向传输神经网络模型(BPNN)、径向基函数(RBF)神经网络模型和自组织映射(SOM)神经网络模型等。

1. 基本原理 人工神经网络主要模拟过程是:输入的多个变量(信息)$x_1, x_2 \cdots x_n$,它们与本处理单元的互相作用强度即连接权值($w_{i1}, w_{i2} \cdots w_{in}$),通过调整适当的连接权值,当作用达到一定的阈值(A_i)后,以传递函数$f(x)$的方式输出。数学神经元模型见图9-8。当完成对网络的训练之后,向网络输入一组特定的输入值,则网络能通过对该组的输入值的特征概括提取,进而给出其相应的输出值。

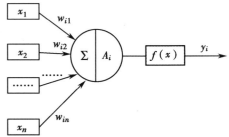

图9-8 人工神经网络数学神经元模型

2. 人工神经网络计算方法 BPNN是一种有监督学习的人工神经网络,也是目前应用最广泛的人工神经网络方法。BPNN是多层的人工神经网络,由输入层、隐含层(隐含层可以是多层或单层)和输出层组成,以BPNN为代表,介绍人工神经网络的计算方法。

一个BPNN神经元由n个输入组成,通过调整适当的连接权值($w_{i1}, w_{i2} \cdots w_{in}$)和阈值,使其与隐含层连接,再次通过调整适当的连接权值($w_{i1}, w_{i2} \cdots w_{in}$)和阈值,使其与输出层连接。BPNN的神经元模型及网络结构见图9-9。

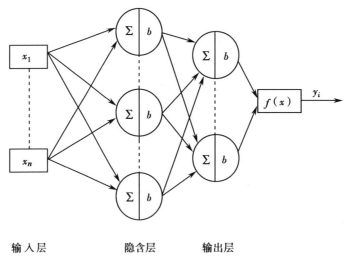

输入层　　　　　　隐含层　　　输出层

图9-9 BPNN的神经元模型及网络结构

BPNN之所以被称为误差反向传播算法,主要是学习过程由正向传播和反向传播两个过程。在正向传播中,输入信息由输入层,通过隐含层传向输出层;如果输出层不能达到输出的标准,则逆过来进行反向传播,沿原来的连接路线返回;重新设置修改各层节点间的权值;通过如此反复来调整参数,使得达到精度要求为止或误差函数达到最小。最后得到一组固定的权值,未知样本进行参数输入,通过这组权值,进行结果输出。

以考察不同配比的处方,以期获得缓释制剂处方理想的释放度为例介绍人工神经网络在药学中的应用。考察的因素、目标及实验样本见表9-30。

表 9-30　因素目标考察实验结果

	$X_1(A)$	$X_2(B)$	$X_3(C)$	$X_4(D)$	$Y(\min)$
1	1.000	2.250	3.750	2.500	63.3
2	1.125	2.750	4.750	2.000	174.4
3	1.250	3.250	3.500	1.500	124.0
4	1.375	3.750	4.500	1.000	185.7
5	1.500	2.000	3.250	2.750	99.4
6	1.625	2.500	4.250	2.250	176.6
7	1.750	3.000	3.000	1.750	142.6
8	1.875	3.500	4.000	1.250	168.2
9	2.000	4.000	5.000	3.000	121.6

　　利用 MATLAB 的人工神经网络工具箱进行数据分析。网络结构的确定:由于处方中影响释放度的组分有 4 个,对应 BP 神经网络应有 4 个输入节点(释放度作为一个输出节点)。将实验中的 9 组数据作为训练样本,为防止出现拟合不完全过早终止循环,导致输出误差过大和网络训练误差太小的过拟合两种情况,设定期望输出误差为 0.005。

　　定义输入向量和输出向量。利用 BP 神经网络构建函数,用 minmax( )函数自动搜索输入向量中每个要考察因素的范围,隐含层节点个数为 10 及层数为 1,隐含层和输出层的传递函数分别为 tansig(S型)和 purelin(线型),网络训练次数设为 3 000 次。当网络训练结束达到误差要求时,对 4 和 7 两个样本进行仿真预测。设置不同的隐层节点数,训练网络,结果见表 9-31。

表 9-31　不同隐层节点数时网络预测值和实验值结果比较

隐层节点数	预测值	实验值
8	$Y_4=173.344\ 0$	185.7
	$Y_7=142.945\ 6$	142.6
12	$Y_4=185.692\ 3$	185.7
	$Y_7=142.593\ 9$	142.6
15	$Y_4=185.700\ 1$	185.7
	$Y_7=142.601\ 9$	142.6
18	$Y_4=185.700\ 0$	185.7
	$Y_7=142.600\ 0$	142.6
20	$Y_4=185.699\ 3$	185.7
	$Y_7=142.599\ 5$	142.6

　　这样就可以选择预测值与实验值最接近的隐层节点数,再选择其他与训练集相同的参数设置,通过输入不同配比的处方(X_1,X_2,X_3,X_4)预测缓释制剂处方的释放度(Y)。

第五节　数据分析方法展望

　　随着药学科研工作更加深入和广泛的开展,药学科研工作者需要使用各种新型的仪器设备与先进的分析技术,需要缩短新药开发周期和处理大量的多变量数据。计算机技术与分析仪器的结合促进了化学及药学测量数据获取方法的重大进步,这一进步不仅实现了分析仪器数据的自动采集、传递和存储,而且使分析仪器的自动化操作成为现实。在药学科研领域不断提出的越来越高的各种分析要求面前,人们认识到计算机科学和融入了信息技术的新型分析工具和分析方法,将为解决药学与生命科学等许多学科所提出的复杂体系辨识难题及自动化地提取和解析仪器分析实验数据,提供强有力的技术工具。随着信息技术的快速发展,大数据时代冲击着各个行业。在生物医药领域,基因组测序技术的革新使得低成本、高通量、快速度成为现实,与此相关数据信息也出现了高通量增长,如何对这些海量的、复杂的数据信息进行处理,提取有效数据,为药物研发提供支撑是人们十分关心的问题。

一、大数据

1. 概念　大数据(big data)是指"无法用现有的软件工具提取、存储、搜索、共享、分析和处理的海量的、复杂的数据集合"。这些数据超过了传统数据库系统的处理能力。它的数据规模和传输速度要求很高,或者其结构不适合原本的数据库系统。为了获取大数据中的价值,必须选择另一种方式来处理它。数据中隐藏着有价值的模式和信息,在以往需要相当的时间和成本才能提取这些信息。

大数据的特征,可以用四个 V 开头的关键词来描述。

(1)规模性(volume):规模性指的是数据巨大的数据量以及其规模的完整性。数据的存储从 TB 扩大到 ZB。这与数据存储和网络技术的发展密切相关。在药物研发过程中,随着高通量技术和数据加工处理技术的提高和发展,网络宽带的成倍增加,使得基因组、染色体组的数据具有完整性。

(2)高速性(velocity):蛋白质组及代谢组数据产生量和存储量成倍增长。实质上,在某种程度上来说,数据的数量级的大小并不重要,高速性是大数据区分于传统数据挖掘的最显著特征,主要表现为数据流和大数据的移动性。现实中则体现在对数据的实时性需求上。随着移动网络的发展,人们对数据的实时应用需求更加普遍,比如可穿戴医疗设备对患者基本生理指标进行实时监控采集。高速性要求具有时间敏感性和决策性的分析——能在第一时间抓住重要事件发生的信息。例如,几个小时的监控数据中可能只有几秒钟的有用的异常数据。对此大数据进行分析需要排除无用数据,第一时间抓住异常信息,做出快速准确的判断。

(3)多样性(variety):多样性指有多种途径来源的关系型和非关系型数据。这也意味着要在海量、种类繁多的数据间发现其内在关联。在互联网时代,各种设备通过网络连成了一个整体。这个阶段,不仅使数据量开始了爆炸式增长,数据种类也开始变得繁多。相对于以往便于存储的以文本为主的结构化数据,非结构化数据越来越多,包括音频、视频、图片等,这些多类型的数据对数据的处理能力提出了更高的要求。

(4)价值性(value):价值性的高低与数据总量的大小成反比。以全基因组关联分析为例,通过分析全基因组多态位点的方法寻找药物靶点。成千上万个多态位点中,可作为药物靶点只有几个。又如,对老年病、慢性病患者的实时监控,一天 24 小时连续采集的数据中,有用的数据可能只有几秒钟产生。如何通过强大的机器算法更迅速地完成数据的价值"提纯",成为目前大数据背景下亟待解决的难题。

2. 应用　大数据可以帮助研发人员提高新药研发效率。由于药物的生物过程和药物模型越来越复杂,大数据可以通过利用分子和临床数据,预测建模来帮助识别那些具有很高可能性被成功开发为药物的安全有效的潜力备选新分子。利用大数据可以帮助提升临床试验的效率。例如,筛选临床试验受试者的筛选标准通过大数据,可以瞄准特定人群,这样临床试验就可以规模更小、时间更短、成本更低,更加有效。同时可以通过大数据分析来实时监控临床试验,及早发现可能出现的问题,避免试验过程中成本增加或出现不必要的延误。相对于原来僵化的数据孤岛,使用大数据可以帮助数据在不同功能单元之间顺畅流动。通过打破内部各功能之间的信息壁垒并提升跟外部合作伙伴的协作,制药公司可以大幅扩展其知识和数据网络,如与外部合作伙伴——医生和新药研发合同外包服务机构(Contract Research Organization,CRO)共享关键数据。数据的这种顺畅流动,对能创造商业价值的实时预测性数据进行分析非常关键。

此外,为确保合理分配稀缺的研发资金,项目组合与产品线相关的快速决策至关重要。但制药企业经常发现,很难做出适当的决定。比如哪个项目该继续,或者有时更重要的是哪个项目。基于信息技术的项目组合管理能快速无缝地实现数据驱动的决策。通过大数据分析可以发现当前项目的商业开发机会,预测其市场竞争力,帮助企业客观地做出决定,以确保研发投入的合理性。

虽然大数据可以有效地帮助研发人员提升新药研发效率,但目前大数据技术还有一些方面需要改进。目前大数据技术面临的问题有三:①信息采集不足。大数据要发挥作用,首先要有足够的患者、药物等相关信息,这是数据分析的基础,然而许多患者可能出于隐私考虑不愿提供这些信息,制药企业也有可能因为商业利益不愿共享药物成分等敏感信息,这就直接导致信息采集不足。②要从海量信息中得出有用的结论,专业的数据分析必不可少,采集到足够信息后,需要由相关领域的专业人士与生物信息学专家一起对数据进行有针对性的归纳和分析,而这种跨学科、跨领域合作能否顺利实现,是大数据技术实际应用中的重要问题,而且正考验着制药企业的大数据整合能力。目前医疗信息物流系统非常分散,为了集成一个整体数据,常常需要连接多个分散数据库的数据,进行重新整合,这样操作会非常麻烦和浪费时间。③在技术层面还存在网络容量有限的问题。很多新药研发机构现有的基础设施无法满足海量信息分析和处理的需求,因此如何降低存储成本,以及提升应用价值就成为大数据所面临的关键技术难题。

二、真实世界证据数据

1. 概念　在进行药物研发过程进行临床试验中,最初采用的数据大部分来自于随机对照试验(randomized controlled trial,RCT),采用对照随机、盲法和对照设计的原则,对纳入的样本和选择的干预措施有明确的标准,有利于排除可能影响结果的混杂因素。相对于传统的临床试验来说,真实世界证据(real world evidence,RWE)是指通过分析从随机对照试验以外的其他来源获取与医疗产品的使用和潜在获益或风险相关的临床证据。传统的随机对照试验限定受试人群,限制特定环境证明药物的有效性,是药品在一个理想的临床情况下,以药品通过药监局审批上市为中心设计的。而RWE是基于药品临床真实情况采取的一种非随机、开放性、不适用安慰剂的研究。RWE数据来源广泛,可以是以特定研究目的开展的观察性研究数据,可以是基于真实医疗条件开展的干预性研究数据,也可以是非研究数据。数据来源包括电子病历、电子健康档案、医保数据、药品和疾病登记、个人健康设备收集的信息、出生死亡登记、公共健康监测数据、区域化数据等。

2. 应用　RWE数据之所以得到重视,一个很重要的原因是大数据的发展。很多零散的信息现在可以通过大数据得以整合。这些数据在过去不但无法收集,也无法进行合理的整理和分析。但随着大数据系统的完善,这些信息不但可以及时得以收集,并且可以通过一定的规范化而成为具有参考价值的"证据"。

为治疗重大疾病或满足临床需求,监管机构需要加快药物审评审批,相应地建立了一些新药特殊审批途径,如突破性疗法认定、快速通道、加速批准、适应性路径等。RWE能在日常临床实践中获取患者数据,使其成为监管机构判定药物安全性和有效性的首选证据和补充。RWE研究中存在一定的壁垒。因为RWE研究中不以药品上市为中心。并且药企投入意愿不强,也不愿意分享数据,分析人群数据异质性高,对统计方法的要求比传统研究高。多属于回顾性分析,事后观察分析,研究的证据等级不够强。RWE并非要取代传统的临床试验证据在药物评审中的地位,而是提供一种新的补充证据。如何充分合理地利用RWE数据,通过合适的数学和统计模型整合和分析RWE数据以达到为药物评审提供可靠的证据补充是今后科研工作的方向。

（李佐静）

主要参考文献

［1］国家药典委员会.中华人民共和国药典.2020年版.北京:中国医药科技出版社,2020.

［2］刘鹏.大数据导论.北京:清华大学出版社,2018.

［3］国家药典委员会.中国药典分析检测技术指南.北京:中国医药科技出版社,2017.

［4］徐亚杰,王笃学,林锐.药物分析与检验.2版.北京:化学工业出版社,2017.

［5］傅强,吴红.药物分析.北京:科学出版社,2017.

［6］毕开顺.药学导论.4版.北京:人民卫生出版社,2016.

［7］杭太俊.药物分析.8版.北京:人民卫生出版社,2016.

［8］杨工昶.中药制剂检验技术.郑州:郑州大学出版社,2015.

［9］孙立新,孙毅坤,甄汉深.药物分析.北京:人民卫生出版社,2014.

［10］毕开顺.实用药物分析.7版.北京:人民卫生出版社,2011.

［11］崔福德,龙晓英.药剂学.北京:人民卫生出版社,2011.

［12］贾伟.医学代谢组学.上海:上海科学技术出版社,2011.

［13］张成军.实验设计与数据处理.北京:化学工业出版社,2011.

［14］许国旺.代谢组学方法与应用.北京:科学出版社,2008.

［15］杨铁金.分析样品预处理及分离技术.北京:化学工业出版社,2007.